Leben LERNEN
Klett-Cotta

Zu diesem Buch

Seit einigen Jahren beginnt sich in verschiedenen therapeutischen Schulen die Erkenntnis durchzusetzen, dass Reden alleine in der Psychotherapie nicht genügt. Häufig gibt der Körper mehr Informationen preis als der Verstand und zugleich »lernt« der Körper oft müheloser als der Intellekt. Dieser Einsicht trägt der Band – ebenso wie das Buch der Autorin mit den *Aufbauübungen* – Rechnung. Beide Bände beinhalten eine umfangreiche Sammlung erlebnisorientierter Übungen und Informationen zur Umsetzung und Integration in ein therapeutisches Gesamtkonzept (Verhaltenstherapie oder andere Therapierichtungen). Im Zentrum dieses Buches stehen Basisübungen, wie: *Kontakt-, Entspannungs- und Besinnungsübungen, Phantasiereisen, Übungen zur Schulung der Körperwahrnehmung, der Gefühlswahrnehmung und des Gefühlsausdrucks.* Fragen der psychotherapeutischen Rahmenbedingungen, der Dauer, des Ablaufs und der Effekte der Übungen werden in einem einführenden Kapitel thematisiert, sodass auch weniger erfahrene TherapeutInnen in der Anwendung gut zurechtkommen können. Therapiematerialien und verschiedene Übungen eignen sich auch für interessierte Laien als »Hilfe zur Selbsthilfe«.

Die Reihe »Leben Lernen« stellt auf wissenschaftlicher Grundlage Ansätze und Erfahrungen moderner Psychotherapien und Beratungsformen vor; sie wendet sich an die Fachleute aus den helfenden Berufen, an psychologisch Interessierte und an alle nach Lösung ihrer Probleme Suchenden.

Alle Bücher aus der Reihe »Leben Lernen« finden sich unter
www.klett-cotta.de/lebenlernen

Gudrun Görlitz

Körper und Gefühl in der Psychotherapie – Basisübungen

Klett-Cotta

Leben Lernen 120

Die digitalen Zusatzmaterialien zu diesem Buch haben wir Ihnen zum Download auf www.klett-cotta.de bereitgestellt. Geben Sie im Suchfeld auf unserer Homepage den folgenden Such-Code ein: OM89229

Klett-Cotta
www.klett-cotta.de

Printed in Germany
Umschlag: Klett-Cotta Design
Unter Verwendung eines Fotos von © A. Boll
Gesetzt von Eberl & Koesel Studio, Kempten
Gedruckt und gebunden von Esser printSolutions GmbH, Bretten
ISBN 978-3-608-89229-1

Zehnte Auflage, 2023

Bibliografische Information der Deutschen Nationalbibliothek
Die Deutsche Nationalbibliothek verzeichnet diese Publikation in der Deutschen Nationalbibliografie; detaillierte bibliografische Daten sind im Internet über <http://dnb.d-nb.de> abrufbar.

Inhalt

Einleitung

Unser Körper
ist unser einziger wirklicher Besitz,
wenn wir ihn beachten und pflegen
und ihm nicht nur selbstverständliches Funktionieren abverlangen,
können wir ihn als unsere wichtigste Quelle für ein zufriedenes Dasein
und einen gesunden natürlichen Lebenskampf genießen.

G. G.

Viele meiner Patienten haben mich im Laufe der Jahre diesen Grundsatz gelehrt.

Diese Erkenntnis und die Absicht, im Psychotherapieraum veränderungswirksames körperliches Erleben und emotionale Beteiligung zu erzeugen, sind zwei meiner Motive, die mich zu einer Zusammenstellung körper- und gefühlsorientierter Übungen bewegt haben.

Seit vielen Jahren werde ich von *Psychologen* und *Ärzten*, die sich in der Aus- und Weiterbildung zum Psychotherapeuten befinden, um Material für die in den Seminaren durchgeführten Übungen gebeten.

Auch interessierte *Patienten* wünschen sich meist, schon vor Beginn der Therapie, Informationen über das, was im Verlauf der Psychotherapie auf sie zukommen könnte.

Gruppenteilnehmer bitten mich häufig gegen Ende des Gruppenprogramms um eine zusammenfassende Bilanz der erlernten Übungen.

Kollegen, Erzieher, Lehrer, Sozialpädagogen u. a., die an Supervision oder Seminaren teilgenommen haben, wünschen sich immer wieder Argumentationshilfen und Belege dafür, dass sich die moderne ganzheitliche Verhaltenstherapie nicht nur auf Lerntheorien und Verhaltensänderungen reduziert.

Im Laufe meiner langjährigen psychotherapeutischen Arbeit in unserer Praxisgemeinschaft, persönlichen Aus-, Weiter- und Fortbildungen in verschiedenen Therapierichtungen und durch die Erfahrungen aus Supervision und Selbsterfahrung haben sich zahlreiche bewährte Übungen und Therapiematerialien angesammelt.

Es war daher schwierig, diese Loseblattsammlung zu sortieren. Auch das Ausfindigmachen der Quellen einzelner Übungen, einschließlich entsprechender Literatur, kostete häufig besondere Mühen. Dies ist mir zwar größtenteils gelungen, für einige langjährig angewandte Übungen jedoch war es mir leider nicht immer möglich, sie einem bestimmten »Erfinder« oder Ursprungsautor zuzuordnen. Den Lesern wäre ich für mögliche weitere Quellenhinweise dankbar.

Bei den Recherchen war es für mich ganz besonders überraschend, manche Übungen nahezu wortgleich, ohne Angaben zur Herkunft, in Veröffentlichungen unterschiedlicher Therapieschulen zu finden.

Interessanterweise habe ich selbst während meiner Zusatzausbildung in **Hypnotherapie**, in der **gestalttherapeutischen Supervision**, in Seminaren zum **Neurolinguistischen Programmieren** (NLP) identische Übungen (z. B. *Reise zu den Stärken, Sieben Säulen** usw.) kennen gelernt, mit variierenden Bezeichnungen in unterschiedlichen Zusammenhängen.

In körpertherapeutischen Fortbildungsveranstaltungen verschiedener Schulen, wie **Bioenergetik** oder der **tiefenpsychologischen Körpertherapie,** begegnete mir Ähnliches (z. B. *Reise durch den Körper, Partneratmen* usw.).

Im **Psychodrama** habe ich ebenso wie in der **Gestalttherapie** oder **Familientherapie** ähnliche Übungen mit unterschiedlichen Namen kennen gelernt (z. B. *Dialog mit der Angst**, *Familie in Tieren** usw.).

Diese Aufzählung könnte ich weiter fortsetzen, möchte jedoch den Leser mit der Fülle von Therapieschulen nicht überstrapazieren. Damit möchte ich nur verdeutlichen, dass es seit einigen Jahren einen Trend gibt, den Körper und das emotionale Erleben stärker in den Mittelpunkt psychotherapeutischer Interventionen zu rücken.

Einzelne Praktiker und Forscher, die langjährig im Bereich der Selbstmanagement-Therapie, der Integrativen und Multimodalen

* Die mit * gekennzeichneten Übungen finden sich im Band: Gudrun Görlitz: Körper und Gefühl in der Psychotherapie – Aufbauübungen; alle übrigen Übungen sind im vorliegenden Band enthalten.

Verhaltenstherapie tätig sind, beschäftigen sich immer wieder damit, körper- und erlebnisorientiertes Vorgehen mit kognitiven und verhaltensorientierten Methoden zu verknüpfen und in ein lerntheoretisch orientiertes Gesamt-Behandlungskonzept zu integrieren. Beispiele hierfür sind:

- *Das Bewegungsprogramm von Hirzel (1986)**
- *Das von Hand (1986) sog. »Hypnoid« im Rahmen der Expositionsbehandlung*
- *Übungen zur Erregungsprovokation von Gerber, Birbaumer et al. (1989)**
- *Der Hyperventilationstest von Margraf und Schneider (1989)*
- *Das erlebnisorientierte Vorgehen im Rahmen der Selbstmanagement-Therapie von Kanfer, Reinecker, Schmelzer (1996/2004)*
- *Die Euthyme Therapie von Lutz (2009)*
- *Die emotionsfokussierte Therapie nach Greenberg (2006)*

Eine systematische Zusammenstellung dieser verschiedenen, für die verhaltenstherapeutische Arbeit wertvollen Übungen und Anregungen gibt es bei Röhricht (2000), Sulz (2000) und Lausberg (2021). Genau dies ist nun die Intention dieses Buches.

Dabei sind die *Information und Aufklärung* des Patienten sowie ein strukturierter und zielorientierter Behandlungsplan die Grundvoraussetzung, um die beschriebenen Einzelübungen als Bausteine in einem umfassenden Behandlungskonzept wirksam anwenden zu können. »Die Patienten sollten *maximal informiert und aufgeklärt* werden! Patienten sollten wissen, was die wissenschaftliche Forschung über ihre psychische Störung, körperliche Erkrankung oder Behinderung weiß – also z. B. über Ursachen und Entstehung, über Verlauf und Prognose, über fachkundige Behandlung und Rehabilitation. Auf der Grundlage des vorhandenen Störungs- und Änderungswissens sollten die Betroffenen *möglichst konkret, präzise und fundiert* zur Bewältigung ihrer Probleme angeleitet werden.« (*Fiedler* 2005).

Beispiele für ein solches Behandlungskonzept, für Einzel- und Gruppentherapie, sowie *Informationen* werden Sie in diesem Buch finden. Auch verschiedene *Patientenberichte* werden das Vorgehen in der Psychotherapie in verständlicher Sprache deutlich machen.

Der allgemeine psychotherapeutische Trend zur Methodenintegration wird oft auch positiv umgedeutet, als schulenübergreifende gesellschaftlich und wissenschaftlich notwendige Bewegung hin zu einer sog. *»Allgemeinen Psychotherapie«* (vgl. *Grawe 1994, 1998).*
Den Vorwurf mancher Kollegen, dass sich Verhaltenstherapeuten Methoden und Übungen anderer Schulen angeeignet haben, kann und möchte ich nicht zurückweisen. Im Gegenteil – ebenso wie Patienten und Weiterbildungsteilnehmer von der Methodenvielfalt profitieren, sind viele Verhaltenstherapeuten dankbar für diese zusätzlichen Möglichkeiten, des verhaltenstherapeutischen Zugangs.
Die Voraussetzung für die Anwendung der Übungen ist jedoch die Fähigkeit des gut ausgebildeten Psychotherapeuten, verantwortungsvoll und zielorientiert vorzugehen und die Übungen individuell, für jeden einzelnen Patienten bewusst auszuwählen. Die Übungen dürfen nicht verwechselt werden mit »schnellem esoterischen Heilsversprechen«.
Das theoretische Gerüst für die vorgestellten Übungen ist mir ein wichtiges Anliegen. Es gibt denjenigen, die sich für körper- und erlebnisorientierte Methoden in der Psychotherapie interessieren, die notwendigen Grundlagen.
Ein weiterer wichtiger Beweggrund für dieses Buch ist mein persönliches intensives Erleben von Wachstum, Bereicherung und *Schutz vor einem »Burnout-Syndrom«* durch erlebnisorientierte Methoden, die auch den Psychotherapeuten selbst ganzheitlich fordern.
Die ausgewählten *Sitzungsberichte* von Patienten (deren Namen und lebensgeschichliche Details anonymisiert wurden) sollen dem Leser die Wirkung einzelner Übungen auf Patienten verdeutlichen. Dabei wird auch die Einbettung der Übungen in kognitives und verhaltensorientiertes Vorgehen deutlich, einschließlich der notwendigen Förderung von Eigeninitiative.
Da ich selbst vorwiegend verhaltenstherapeutische Psychotherapie praktiziere und Kollegen auch in dieser Methode weiterbilde, werde ich – neben Hinweisen auf andere Psychotherapiemethoden – auch immer wieder den Bezug zur Verhaltenstherapie herstellen.
Ebenso wie viele der in diesem Buch genannten Autoren haben auch meine seit 1976 mit mir in Praxisgemeinschaft, Supervision und Lehre tätigen Kollegen, *Bernd Hippler* (1994, 2001) und

Werner Scholz (1994) wichtige Beiträge zu dieser Methodenvielfalt geleistet. Für diese Zusammenarbeit und die permanente gegenseitige Herausforderung und Befruchtung bin ich sehr dankbar.
Bevor Sie nun zu lesen beginnen, möchte ich noch eine kurze Anmerkung zum Thema der Geschlechteridentifizierung von im Text erwähnten Personen und Personengruppen machen.
Meist habe ich die gewohnte »männliche Form« (z. B. Therapeut, Weiterbildungsteilnehmer, Patient, Forscher usw.) gewählt. Da ich mich selbst beim Schreiben gefühlsmäßig und körperlich teilweise mitten in den mir so vertrauten Übungen befand, habe ich mich bei der Beschreibung der Übungen – auch zur Herstellung eines Gleichgewichts der Geschlechter – überwiegend für die weibliche Form »Therapeutin« entschieden. Dies soll jedoch nicht heißen, dass die Übungen nicht auch ebenso gut von männlichen Therapeuten durchgeführt werden können.

Augsburg, im Juni 1998

Vorwort zur 10. Auflage

Für die Resonanz auf die bisherigen Auflagen des Buches möchte ich mich bei Lesern, Patienten und Kollegen bedanken. Inzwischen gibt es weitere aktuelle Veröffentlichungen zum Thema Emotionen und körperorientiertes Vorgehen, die den zunehmenden Stellenwert von Körper und Gefühl in der Psychotherapie verdeutlichen. Diese habe ich nun versucht, auch in der vorliegenden Auflage zu berücksichtigen.
Ich freue mich sehr darüber, dass inzwischen bereits die 10. Auflage dieses Bandes erforderlich geworden ist und dass das Thema »Körper und Gefühl in der Psychotherapie« so viel Anklang bei den Lesern findet. Als »Lieblingsübungen«, die u. a. auch für die Anwendung in der Einzeltherapie sehr gut geeignet sind, haben sich *»Reise zu den Stärken«*, *»Einfühlen«*, *»Genießen«*, *»Gefühlstopf«* und *»Entspannung nach Weitzman«* in diesem Band **Basisübungen** herauskristallisiert. Im Band **Aufbauübungen**, der 2019 in sechster Auflage erschienen ist, werden die Übungen *»Selbstsicherheits-*

maschine«, »*Indianertrab«*, »*Energiekuchen«*, »*Angstanalyse«*, »*Sieben Säulen«* und »*Elternvorstellung«* besonders gerne angewandt. Für das Interesse bedanke ich mich nochmals herzlich bei allen Lesern, Kollegen und Patienten.

Augsburg, im Januar 2023, Gudrun Görlitz

Die digitalen Zusatzmaterialien zu diesem Buch haben wir Ihnen zum Download auf www.klett-cotta.de bereitgestellt. Geben Sie im Suchfeld auf unserer Homepage den folgenden Such-Code ein: OM89229

A) Grundlagen

Körper und Gefühl in der Psychotherapie

Wenn ihr's nicht fühlt
Ihr werdet's nicht erjagen!
(Goethe, Faust 1790)

1. Die Bedeutung des körper- und gefühlsorientierten Vorgehens in der Psychotherapie

Viele Jahre nach seiner ersten Gruppentherapie, die wir vor über 20 Jahren noch zu dritt in unserer Gemeinschaftspraxis durchgeführt hatten, stellte sich der damals sozial ängstliche, heute 52-jährige Patient Herr S. erneut, wegen einer akuten Krise mit depressiven Verstimmungszuständen angesichts lebenskritischer Ereignisse und Schicksalsschläge (Kündigung, Unfall des Sohnes, Trennung von der Ehefrau), bei mir vor. Gleich zu Beginn erzählte er, dass er sich heute noch, nach so vielen Jahren, in Stresssituationen die Übung *Entspannungsstern* vorstelle, und wie hilfreich für ihn diese Erinnerung in Anspannungssituationen sei. Auch die Übung *Drängeln* habe ihm bis heute oft geholfen, schwierige soziale Situationen zu bewältigen.
Dieses Beispiel soll deutlich machen, wie stark und nachhaltig sich erlebnisorientierte Übungen verankern. Hätten wir mit ihm damals nur kognitiv gearbeitet, hätte er sich wahrscheinlich 22 Jahre später nicht mehr so intensiv daran erinnern können.
Wenn wir einen Patienten fragen »Können Sie sich erinnern, welchen Gang und welche Körperhaltung Ihre Mutter hatte, als sie

mit Ihnen in Ihrer Jugendzeit zum Elternsprechtag in die Schule ging?«, so können viele Patienten diese Situation auf Anhieb emotional kaum wiedererleben. Stattdessen versuchen sie, ähnliche Situationen aus ihrer Kindheit, kognitiv gefiltert, zu erfassen und mit Worten zu beschreiben. Die meisten Therapeuten hören sich diese Worte an, nicken und machen sich ein eigenes inneres Bild von der Mutter des Patienten in dieser Situation. Das Verstehen des Patienten ist dadurch auf die innere visuelle Vorstellung des Therapeuten reduziert und der Patient bewegt sich lediglich auf einer reduzierten sprachlich-kognitiven Ebene.

- **Erlebnisorientiertes Vorgehen bedeutet, dass Patient und Therapeut immer wieder einmal »ihren Therapiesessel verlassen«, um die Verbindung zwischen Kopf, Körper und Gefühlen herzustellen.**

Körper- und gefühlsorientiertes Vorgehen würde in diesem konkreten Fall bedeuten, dass Patient und Therapeut zunächst nur auf der körperlichen Ebene (Mimik, Gestik, Körperhaltung, Atmung, Bewegung usw.) diese Situation gemeinsam »bearbeiten«, indem der Patient zunächst ohne Worte versucht, diese frühere Haltung seiner Mutter einzunehmen, ebenso wie seine eigene. Dabei geht er z. B. durch den Raum in verschiedenen Körperhaltungen, und der Therapeut spiegelt ihn immer wieder körperlich. Gleichzeitig fördert der Therapeut die Wahrnehmung und den Ausdruck von Gefühlen durch verschiedene gefühlsorientierte Übungen. Diese kombinierten körper- und gefühlsorientierten Interventionen können auch begleitend gefilmt werden und durch Videoanalyse und Rückmeldung ergänzt werden, um das genannte Vorgehen mit lösungsorientierten Methoden auf der Ebene der Kognitionen und des Verhaltens zu verknüpfen. Bei den genannten Methoden spielt es keine Rolle, ob der Patient den tatsächlichen oder den von ihm so erlebten oder verinnerlichten Gang seiner Mutter imitiert, denn es geht hier nicht um die Frage, was objektiv richtig ist oder wer Schuld hat, sondern nur um subjektiv belastendes Erleben.
Durch dieses kleine Beispiel für ein erlebnisorientiertes Vorgehen in der Verhaltenstherapie wird vielleicht schon deutlich, wie viel müheloser Therapeuten hierdurch Zugang zu Lernprogrammen, Einstellungen, Emotionen und den physiologischen Reaktionen

des Patienten bekommen können. Diese Intervention könnte auch in ihrem weiteren Verlauf für veränderungsorientierte *Rollenspiele* genutzt werden, z. B. zur Förderung der emotionalen Wahrnehmungs- und Expressionsfähigkeit, für Rollenspiele mit dem Ziel, eigene Wünsche und Bedürfnisse auszudrücken oder um lebensgeschichtlich bedingte und aktuelle Konflikte zu bearbeiten.
Für Menschen, die erhöhtem Stress ausgesetzt sind, die in ihrer Körperwahrnehmung, ihrem Körperbewusstsein und in ihrem körperlichen und emotionalen Ausdrucksverhalten beeinträchtigt sind, stellen körperzentrierte Methoden wie z. B. Entspannungs- und Besinnungsübungen, Übungen zur Förderung der Körperwahrnehmung oder zur körperlichen Aktivierung eine hilfreiche Ergänzung zu kognitiven Verfahren dar (vgl. auch *Langlotz-Weis*, 2002).
Gefühls- und körperorientierte Methoden haben das Ziel, die kreativen und körperlichen Fähigkeiten wieder zu entdecken, auszubauen und für die Problem- und Alltagsbewältigung zu nutzen.
Erlebnisorientierte Interventionen, die unterschiedliche Gefühle hervorrufen wie die in diesem Buch beschriebenen Übungen *Gefühlskreis, Selbstsicherheitsmaschine, Genießen, Reise zu den Stärken, Begrüßungskuss, Lebensspuren* u. a., können die emotionale Wahrnehmungs- und Ausdrucksfähigkeit verbessern. Diese Übungen helfen Menschen, mit Ängsten, depressiven Verstimmungszuständen, Kontaktstörungen, psychosomatischen Beschwerden, Menschen mit Gewalterlebnissen usw. mit sich selbst und ihrem Körper gesünder umzugehen (siehe z. B. *Disse*, 2004).
In ihrem Psychologischen Programm zur Gesundheitsförderung schreiben *Alexa Franke* und *Heidi Möller* (1993): »So heterogen die psychosomatischen Krankheitstheorien sind, so einheitlich liegt ihnen doch die Annahme zugrunde, dass das Nichterkennen und das ›Nicht-Ausdrücken-Können‹ von Emotionen entscheidende Prädispositionen für psychosomatische Erkrankungen sind. Emotionale Erregung, die nicht ausgedrückt wird, führt zu dauerhafter physiologischer Übererregung und damit schließlich zu organischen Dysfunktionen.« (S. 10)

- **Reden alleine genügt nicht in der Psychotherapie**

Durch bewusste Wahrnehmung verschiedener Körperempfindungen und Gefühle, durch körperorientierte Interventionen, durch

Arbeit mit und am Körper entstehen neue intensive Erfahrungen und Gefühle, die therapeutisch genutzt werden und die den Spielraum des Patienten erweitern können. Mit ausschließlichen »Therapie-Gesprächen« wird häufig nur über Gefühle hinweggeredet. Situationen werden gedanklich erfasst und emotional erlebt. Die Gefühle werden von direkten Reaktionen des Körpers begleitet, oder umgekehrt. Dies wirkt sich auf unser Verhalten aus. »Wenn sich beispielsweise jemand erschreckt, reagiert der ganze Körper, er zuckt zusammen, die Augen ziehen sich zusammen, die Schultern werden hoch- und der Kopf wird eingezogen. Dies sind nur die äußerlich sichtbaren Reaktionen. Im Körperinneren geschehen weitere Prozesse: die Atmung wird angehalten, das Zwerchfell zusammengezogen, Adrenalin wird ausgeschüttet, das Herz schlägt schneller, Schweiß wird abgesondert.« (*Bommert,* 2010, S. 41).

Da der Körper oft mehr Informationen preisgibt, als der Verstand dies tut, sollte der Körper auch unbedingt häufiger im psychotherapeutischen Prozess eine zentrale Rolle spielen, zumal wir häufig über den Körper müheloser lernen als mit dem Verstand.

Dabei geht es nicht um ein schnelles Heilsversprechen durch Körperübungen, wie das in manchen esoterischen Kreisen üblich ist, sondern um fundierte schrittweise Veränderungsarbeit. Die Entstehungsgeschichte der Symptomatik ist dabei ebenso wichtig wie die aktuellen aufrechterhaltenden Bedingungen und zukunftsorientiert Ziele. Die dargestellten Übungen sind hier als Bausteine und neue Einstiegsmöglichkeit gedacht, um diese Ziele zu verfolgen. Körper- und erlebnisorientierte Übungen sollten daher immer auch mit kognitivem und verhaltensorientiertem Vorgehen gekoppelt werden.

Beispiele von Menschen, die ihren Ärger schlucken, anstatt ihn auszudrücken, und dadurch im Laufe der Jahre durch erhöhte Produktion von Magensäure eine Magenschleimhautentzündung bekommen und im schlimmeren Fall Magengeschwüre, sind uns allen bekannt.

Auch der Manager, der nur noch mit dem Kopf arbeitet, seinen Körper und dessen Bedürfnisse nicht mehr wahrnimmt (ihn nicht entspannt, nicht bewegt, nicht regelmäßig ernährt und ihn überstrapaziert), kommt in unserer Gesellschaft häufig vor. Erst dann,

wenn sein Körper (z. B. durch einen Erschöpfungszustand) und die Seele (z. B. durch Leere-Gefühle, depressive Verstimmungen) streiken, rücken Körper und Gefühle wieder in den Mittelpunkt seiner Aufmerksamkeit.
Die Patienten dabei zu unterstützen, ihren Körper in einem gesunden Maße wichtig zu nehmen, ist unter anderem unsere Aufgabe als Psychotherapeuten.
Erlebnisorientiertes Vorgehen mit Körper und Gefühl in der Psychotherapie möchte ich in diesem Buch veranschaulichen und mich an folgendem Grundsatz orientieren:

- **Mehr Tun und Erleben als Denken und Reden**

Mir ist wohl bewusst, dass es ein äußerst schwieriges Unterfangen ist, erlebnisorientiertes Vorgehen zu Papier zu bringen, da sich die Sprache natürlich wieder v. a. an den Intellekt richtet. Ich hoffe jedoch, dass einzelne Passagen dieses Buches, verschiedene Patientenberichte, Therapiebeispiele und Übungen beim Leser auch Gefühle, Lust und Antrieb, vielleicht auch Widerspruch und neue kreative Handlungsideen auslösen, um einzelne Übungen auszuprobieren.

2. Patient Karl B.: Eine verkürzte Falldarstellung

Mit hochgezogenen Schultern, leiser Stimme und umfangreichen Erklärungen und Rechtfertigungen berichtet der 30-jährige Bankangestellte Karl B. von seinem dominanten, alkoholabhängigen Vater, der depressiven Mutter, den Schikanen der Lehrer und den Hänseleien seiner Klassenkameraden während seiner Schulzeit. Heute leidet er unter Angst vor Menschen, Durchsetzungsproblemen gegenüber seinem Chef und zeitweisem Alkoholmissbrauch. Sein Bericht und seine Erinnerungen an konfliktträchtige Lebensereignisse lösen in der aktuellen Therapiesituation auf verschiedenen *Erlebnisebenen* Folgendes aus (dies kann im *Kassenantrag* unter *Verhaltensanalyse* in ähnlicher Art und Weise dargestellt werden):

1. *Körperliche Ebene/Physiologie*
   Seine Hände werden feucht und zittern,

der Puls geht schneller,
er spürt einen Kloß im Magen und
ein unruhiges Kribbeln im ganzen Körper,
seine Stirn-, Kiefer- und Schulter-Muskulatur ist angespannt,
Arme und Beine sind krampfhaft verschränkt,
die Füße sind kalt und berühren nur mit den Zehenspitzen den Boden,
er errötet,
sein Rücken ist verspannt und schmerzt beim Sitzen.

2. *Gedankliche Ebene/Kognitionen*
hoffentlich sieht mir keiner meine Aufregung an,
allen anderen geht es gut, nur ich habe solche Probleme,
mich mag keiner,
ich kann nichts,
ich habe nur Pech im Leben,
mein Leben ist ohnehin versaut,
mich nimmt keiner ernst,
ich weiß nicht mehr, wie es weitergeht,
alle anderen lächeln nur über mich.

3. *Gefühlsebene/Emotionen*
Hilflosigkeit,
Traurigkeit,
Angst,
Unsicherheit,
Enttäuschung,
Wut,
Ärger,
Verzweiflung.

4. *Verhaltensebene/Motorik*
Hochziehen der Schultern,
leises schnelles Sprechen und Verhaspeln,
Rechtfertigen, Erklären, Entschuldigen,
Vermeidung von Blickkontakt,
und allgemein: Vermeidung von Konflikten

Welche Methoden welcher Therapieschulen scheinen nun für Herrn B. geeignet und hilfreich zu sein?

ad 1. *Körperliche Ebene*
Kann er durch eine der zahlreichen *Körpertherapien* geheilt werden?

ad 2. *Gedankliche Ebene*
Hilft ihm ein besseres gedankliches Verstehen durch Erforschung

seiner Problemursachen bis zurück in die frühe Kindheit mit Methoden der *Verhaltenstherapie*, der *Gesprächstherapie*, der *Psychoanalyse* oder der *Tiefenpsychologie*?

ad 3. *Gefühlsebene*
Kann er durch eine *Gestalttherapie* einen besseren Zugang zu seinen Gefühlen bekommen?

ad 4. *Verhaltensebene*
Sollte er an einem *Managertraining* teilnehmen, um sein Auftreten zu verbessern?

Oder gibt es Möglichkeiten, in einer Therapie alle vier Erlebnisebenen in ihrer gegenseitigen Wechselwirkung als Ganzes zu behandeln?
Welche Behandlung Herr B. erhielt, erfahren Sie in Teil (C) dieses Buches.

3. Die Erlebnisebenen des Menschen

In der modernen *ganzheitlichen Verhaltenstherapie* – der Name VERHALTEN ist irreführend, weil nicht nur am Verhalten angesetzt wird – wurde das Modell der vier Ebenen des menschlichen Erlebens aufgrund zahlreicher wissenschaftlicher Untersuchungsergebnisse eingeführt. Dieses Modell besagt, dass sich jedes menschliche Erleben sowohl körperlich als auch gedanklich, emotional und verhaltenswirksam äußert und daher auch jede wirksame Psychotherapie an diesen vier Ebenen gleichzeitig oder nacheinander ansetzen sollte.
»In der multimodalen Therapie werden seit langem alle vier grundlegenden Verhaltensvariablen – motorisches, emotionales, kognitives und physiologisches Verhalten – berücksichtigt (s. *Lazarus*, 1978). Die Interaktion dieser Variablen lässt sich ohne jeglichen theoretischen Anspruch vereinfacht darstellen. Der ›Einstieg‹ in eine Veränderung aller vier Verhaltensbereiche … kann, je nach persönlicher Ausgangssituation, in jedem dieser Bereiche erfolgen.« (*Hand*, 1986, S. 281).
Eine weitere wissenschaftliche Fundierung dieses Modells liefert die *Neuropsychotherapie*. *Grawe* (2004) beschreibt hierzu, dass von der Amygdala (*Gefühle*) aus viele Projektionsbahnen zu ande-

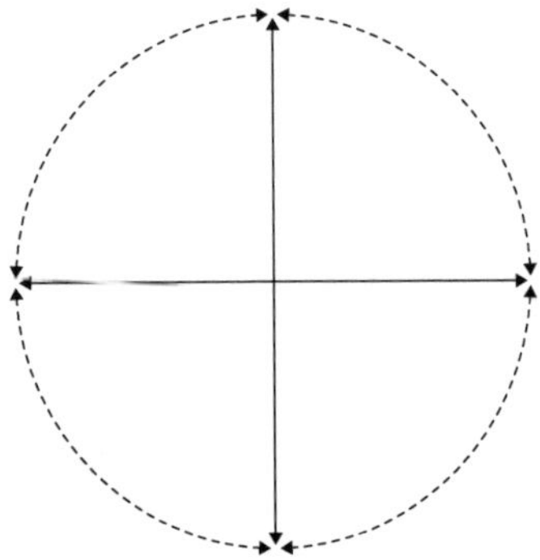

Die vier Erlebnisebenen beeinflussen sich gegenseitig

ren Gehirnregionen gehen und dass bei einem starken Gefühl auch der Cortex (*Gedanken*) insgesamt stark erregt ist. (S.99). Wenn die Amygdala aktiviert ist, führt dies auch zu körperlichen Reaktionen. Bei dem Gefühl »Angst« z.B. reagiert das motorische System mit Erstarrung, ängstlichem Gesichtsausdruck, Zittern sowie Flucht oder Kampf (*Verhalten*). Das autonome Nervensystem reagiert mit Anstieg des Blutdrucks, beschleunigtem Herzschlag und Schweißausbruch (*Körper*). »Darüber hinaus kommt es zu hormonalen Reaktionsketten. Es werden Adrenalin, Cortisol und eine Fülle von Peptiden ins Blut ausgeschüttet. All diese körperlichen Reaktionen wirken wieder auf das Gehirn zurück.« (S.100). Damasio (2002) betrachtet diese Rückmeldung des körperlichen Zustandes als »somatischen Marker«, welche Objekten, Situationen und Ereignissen ihre affektive Bedeutung verleihen (*Gefühle und Gedanken*). »Im orbitofrontalen Cortex werden die Gedächtnisspuren vergangener Ereignisse mit hoher affektiver Bedeutung assoziiert mit Repräsentationen der körperlichen Zustände, die sie damals ausgelöst haben.« Das Ereignis bekommt diesen somatischen Zustand als »Marker«, was dem Menschen intuitive Entscheidungen auf Grund früherer Erfahrungen ermöglicht.« (S.100) Diese Erkenntnisse veranschaulichen die lebenslange Wechselwirkung dieser vier *Erlebnisebenen* und die Notwendigkeit, sie auch in der psychotherapeutischen Arbeit gleichermaßen zu berücksichtigen.

4. Körperorientiertes Vorgehen in der Psychotherapie

Finde ich meinen Körper,
so finde ich mich (*Gross, 1984*)

Das Bedürfnis von Patienten und Psychotherapeuten nach erlebnisorientierten, körperbezogenen Methoden in Praxis und Ausbildung wächst. Das **Verstehen** der Zusammenhänge ist zwar nach wie vor ein wesentlicher Teil jeder anerkannten Psychotherapiemethode, Einsichten lassen sich jedoch nachhaltiger und besser durch körper- und erlebnisorientierte Methoden verankern.

Jeder von uns weiß, dass z. B. die »Vorstellung« einer Blumenwiese sehr angenehm sein kann, es aber einen sehr viel nachhaltigeren Eindruck hinterlässt, dort tatsächlich zu liegen, den Duft zu riechen, das Vogelgezwitscher zu hören, das Kitzeln eines Grashalms im Gesicht zu spüren, die vielfältigen Farben und Formen der Natur in der Realität zu sehen und vielleicht sogar noch Schmetterlinge im Bauch zu spüren, weil wir die Zärtlichkeiten eines geliebten Menschen genießen. Das Lernen in realen Situationen findet auf mehreren Ebenen statt, kognitives Lernen dagegen findet überwiegend nur auf der gedanklichen Ebene statt. Warum sollten nicht zunehmend mehr Verhaltenstherapeuten diese körperlich und emotional intensiven Erlebnismöglichkeiten nutzen, um die Sinne der Patienten zu schulen und ihre Motivation zu fördern für gesunde, verstärkende und körperliche Aktivitäten in der Natur?

Gerade verhaltenstherapeutisch geschulte Psychotherapeuten, die auf der Grundlage wissenschaftlich gesicherter Erkenntnisse der Theorien des menschlichen Lernens arbeiten, sollten für ihre psychotherapeutische Arbeit diese Erkenntnis verstärkt berücksichtigen. »Bei Verhaltenstherapeuten scheint dagegen eher Zurückhaltung in der Auseinandersetzung mit den Möglichkeiten körperorientierter Arbeit und der Integration entsprechender Verfahren zu bestehen. Die Gründe liegen vermutlich weniger in der grundsätzlichen Unvereinbarkeit beider Ansätze, sondern eher an Berührungsängsten und Vorbehalten auf beiden Seiten … Die Skepsis auf Seiten der Verhaltenstherapeuten scheint zunächst nicht unbegründet, betrachtet man das unüberschaubare, oft exotisch anmutende, Angebot an körperorientierten (Therapie-)Verfahren, das von Entspannungsverfahren oder Massagetechniken unterschiedlichster Provenienz bis hin zu umfassenden Körperpsychotherapien reicht, wobei Wirkweise und Effektivität vielfach unklar bleiben und auf wissenschaftliche Überprüfung meist kein Wert gelegt wird. Darüberhinaus sind Ausbildung und therapeutische Kompetenz der Anbieter oft fragwürdig, sodass sich auf diesem Gebiet viele Scharlatane zu tummeln scheinen.« *(dgvt* 2/1996, S. 181).

In seiner groß angelegten Untersuchung zum Thema *»Psychotherapie im Wandel. Von der Konfession zur Profession«* hat bereits *Grawe* (1994) auch die Wirksamkeit verschiedener körper- und erlebnisorientierter Methoden, insbesondere aus dem Bereich der **Humanistischen Therapien**, untersucht, so z. B. der Gestalttherapie, der Musiktherapie, der Tanz- und Kunsttherapie, der Bioenergetischen Therapie usw.

Zur **Gestalttherapie** bemerkt Grawe, dass das Wirkungspotential, trotz der noch zu geringen Zahl an überzeugenden Wirksamkeitsstudien, als eher positiv einzuschätzen ist und dass einiges dafür spricht, die innerhalb der Gestalttherapie entwickelten Vorgehensweisen (wie z. B. »experiential confrontation«) als wertvolle Bestandteile einer »Allgemeinen Psychotherapie« zu integrieren (S. 117–118).

Die Wirksamkeitsbelege für **Musik-, Tanz- und Kunsttherapie** sind bisher nicht ausreichend, dennoch interessieren sich v.a. für Musiktherapie in letzter Zeit anerkannte Psychotherapieforscher. »Es wäre aufgrund des gegenwärtigen Ergebnisstandes völlig ungerechtfertigt, einen Patienten statt mit Gesprächspsychotherapie oder Verhaltenstherapie mit einer Musik-, Tanz- oder Kunsttherapie zu behandeln. Die Indikation zu den zuletzt aufgeführten drei Therapieformen dürfte nur von breit ausgebildeten Therapeuten gestellt werden, und sie dürften nur nach oder zusätzlich zur Ausschöpfung der bewährten therapeutischen Möglichkeiten zur Anwendung gelangen. Es wäre auch völlig unangemessen, eine Ausbildung in diesen Therapieformen als ausreichende Ausbildung für eine psychotherapeutische Tätigkeit zu betrachten.« (S. 735) Nach Grawe können zwar Musik-, Tanz- und Kunsttherapie nicht als gleichrangig neben die wissenschaftlich anerkannten Therapieformen gestellt werden, sie kommen aber als spezielle Zugangsweisen und Ergänzungen in Frage.

Für die Wirksamkeit der **Bioenergetischen Therapie** hat Grawe keinen stichhaltigen Wirksamkeitsbeleg gefunden. Auch die theoretischen Grundlagen der Bioenergetischen Therapie lassen seiner Meinung nach keine Bezüge zum gegenwärtigen Stand der empirischen Psychologie und der Psychotherapieforschung erkennen, deshalb kann diese Therapieform auch nicht als wissenschaftlich fundiertes Verfahren betrachtet werden. »Auf Grund des Mangels an entsprechenden empirischen Untersuchungen können bisher auch keine fundierten Aussagen über den Stellenwert der Einbeziehung von bioenergetischen Übungen in Psychotherapien gemacht werden. Die Annahme, dass man zu manchen Patienten über den Körper und Bewegungen leichter Zugang erhält als über das Medium der Sprache, kann viel Plausibilität für sich in Anspruch nehmen. Umso bedauerlicher ist es, dass diese Vorgehensweisen gegenwärtig überwiegend therapieschulartig abgegrenzt und von den anderen, sehr viel besser untersuchten Therapieverfahren praktiziert werden. Die Frage, warum es nützlich ist, den Körper ausdrücklicher, als es üblicherweise geschieht, in Psychotherapien einzubeziehen, sollte auf der Grundlage des bereits gesicherten psychotherapeutischen Wissensbestandes angegangen werden und nicht als Alternative dazu. In einer solchen Ergänzungsfunktion ist wohl der Stellenwert von Körperübungen im Rahmen einer zukünftigen Allgemeinen Psychotherapie zu sehen.« (S. 167)

Hinzu kommt, dass körperorientierte Verfahren leider häufig von »unseriösen Heilern«, die oft ohne akademisches Studium versuchen, sich verschiedene Methoden im Schnellverfahren in einigen Wochenendkursen anzueignen, zu hohen Preisen angeboten werden, was diesen Methoden eine unseriöse Aura verleiht. Dies fördert die Skepsis gut ausgebildeter Psychotherapeuten, die ein langjähriges Universitätsstudium der Psychologie oder Medizin abgeschlossen und anschließend eine Zusatzweiterbildung von in der Regel 5-jähriger Dauer absolviert haben, um *wissenschaftlich fundierte Psychotherapie* durchführen zu können und den Patienten dadurch auch eine *Kostenübernahme durch die Krankenkasse* ermöglichen.

Natürlich gibt es auch Anwender von Körpertherapien, die nach einem Studium als Diplom-Psychologe, Arzt, Sozialpädagoge oder Diplom-Pädagoge eine umfangreiche körpertherapeutische Zusatz-Ausbildung absolviert haben und damit auch über die notwendigen Grundlagen im Umgang mit Patienten verfügen.
Zu diesen Methoden zählen z. B. die **Orgontherapie** des Österreichers *Wilhelm Reich* (1897-1957), die **Bioenergetik**, begründet von dem Amerikaner *Alexander Lowen (geb.* 1910), die **Biodynamische Psychotherapie** der Norwegerin *Gerda Boyesen (geb.* 1922), die **tiefenpsychologisch orientierte Körpertherapie** nach *George Downing (geb.* 1940) oder die **körperzentrierte Psychotherapie** von *Yvonne Maurer (geb.* 1943), um nur einige zu nennen.
Bei dieser Aufzählung wird einerseits das über viele Jahrzehnte hinweg bestehende Interesse an körperorientierten Verfahren in der Psychotherapie deutlich, andererseits aber auch eine weitere Schwierigkeit. Die meisten körperorientierten Psychotherapien sind tiefenpsychologisch und psychoanalytisch orientiert und entziehen sich auch durch ihre andere methodische Ausrichtung dem Wissenschaftsanspruch der verhaltenstherapeutisch tätigen Psychotherapeuten. In ihrer alltäglichen praktischen Arbeit versuchen zunehmend mehr Kollegen, körper- und erlebnisorientierte Methoden in ein zielorientiertes und strukturiertes Behandlungskonzept zu integrieren. Erste Evaluationsstudien gibt es inzwischen u. a. von *Vocks & Legenbauer* (2010) zur Körperbildtherapie bei Anorexia und Bulimia Nervosa sowie von *Klinkenberg* (2007). Das vorliegende Buch soll ein Beitrag zur Auseinandersetzung und möglichen Integration sein.
Nach diesen theoretischen Ausführungen möchte ich nun dem Leser die Praxis aus der Sicht einer Patientin verdeutlichen.

5. Sitzungsbericht einer Patientin – Einzelsitzung

Viele meiner Patienten schreiben nach den Einzel- und Gruppensitzungen sog. »Sitzungsberichte«, um das Erlernte müheloser auf den Alltag übertragen zu können. Damit haben sie auch noch viele Jahre nach Abschluss ihrer Psychotherapie ein »persönliches Therapiebuch« als Hilfe zur Selbsthilfe.

Um dem Leser eine konkretere Vorstellung über die Wirkung des körper- und erlebnisorientierten Vorgehens aus der Sicht von Patienten zu geben, möchte ich nun einen exemplarischen Sitzungsbericht vorstellen.
Dies ist ein besonders ausführlicher Sitzungsbericht einer Patientin, für die das Schreiben eine wichtige Möglichkeit ist, sich über ihre Gefühle klarer zu werden und daraus neue Handlungsmöglichkeiten zu entwickeln.
Sie wurde aufgrund einer *Selbstwertkrise mit depressiven Verstimmungszuständen bei selbstunsicherer Persönlichkeit* von einem Facharzt für Psychiatrie und Psychotherapie zu mir überwiesen. Der Bericht wurde anonymisiert, die erwähnten *Übungen* aus beiden Bänden zur Verdeutlichung für den Leser gesondert hervorgehoben. Diese findet der Leser in den *Basis- und Aufbauübungen* detailgenau beschrieben.

Ausführlicher Sitzungsbericht, 23./24. Einzelsitzung (Doppelsitzung): Frau U., Bankangestellte, 26 Jahre

Ich bin immer noch wie die Rosenknospe, die sich nicht öffnen will. Ich habe Angst, das Leben und die Liebe zu riskieren. Alle anderen sind besser, schöner, selbstsicherer, erfolgreicher als ich. Zwei Sitzungen davor haben wir die

*Besinnungsübung mit der Rosengeschichte**

gemacht. Ich will mich öffnen, ich will das Leben riskieren, ich will meine Angst vor Männern überwinden! Gibt es einen Menschen, der mich lieben kann?
Werde ich jemals die Berührungen eines Mannes zulassen können?
Bin ich Frau oder Neutrum? Ich liege auf einer weichen Decke auf dem Bauch, die Beine fest zusammen, die Arme eng am Körper, das Gesicht in mein Kissen vergraben.
Heute habe ich wieder mein blaues rundes Kissen mitgebracht. Es hat mir schon in der letzten Sitzung geholfen, mich mit meinem Alleinsein auseinander zu setzen, mir endlich meinen Schmerz darüber einzugestehen. Ich habe gelernt:

*Ich bin nicht allein, ich habe mich**

Eine ganz andere Sicht der Dinge habe ich aus dieser Übung mitgenommen. Bisher habe ich immer nur bedauert, dass ich alleine bin, sich keiner

* Die mit * gekennzeichneten Übungen und Therapiematerialien finden sich in dem Band G. Görlitz: »Körper und Gefühl in der Psychotherapie – Aufbauübungen«, Klett-Cotta, Leben lernen 121.

um mich kümmert. Ich habe immer erwartet, dass sich doch endlich einmal jemand um mich bemühen sollte, passiv, abwartend. Wenn sich aber ein Mann mir nähern wollte, dann habe ich immer peinlich darauf geachtet, dass er mich nicht berührt.
Nie habe ich mich vorher damit beschäftigt, dass ich mich, meinen Geist, meinen Körper, meine ganzen Stärken und Talente auch für mich selbst besitze. Jetzt erst wird mir so richtig bewusst, was die Übung:

Reise zu den Stärken

für mich bedeutet. Ich muss endlich raus aus meiner Passivität, etwas tun, etwas anfangen mit meinen Talenten, nicht nur dasitzen und denken und warten. Meinen Körper erst mal selbst pflegen und lieben. Es ist so schwer.
Nur niemanden an mich ranlassen – und dann doch wieder diese große Sehnsucht nach Liebe zu einem Mann. Ich will wissen, was mit mir los ist, ich will die Schwelle überwinden, ich will Klaus zeigen können, wie gerne ich ihn mag. Aber alleine schon die Vorstellung, er könnte mehr von mir wollen als ein kumpelhaftes Verhältnis, erzeugt Panikgedanken in mir.
Ich liege nun auf dieser Decke auf dem Bauch und soll die Augen schließen, ich habe Angst, die Kontrolle zu verlieren. Ich spüre, dass ich auch meine Therapeutin kontrollieren möchte, sehen, wie sie reagiert, sie mit meinen Worten und Fragen in meine Richtung lenken, so wie ich das mit allen Menschen gewöhnt bin zu tun. Es hat immer ganz gut funktioniert. Das geht nun nicht mehr, am Boden schutzlos, ohne Worte, die Augen geschlossen, ich bin hilflos. Ich ziehe mich zusammen, lege mich zur Seite – jetzt fühle ich mich sicherer.
Nach einer Weile schlägt mir die Therapeutin vor, mich wieder auf den Bauch zu legen, meine Arme auszubreiten – ich will weiterkommen – ich breite meine Arme aus und finde es lächerlich, dass mir das so schwer fällt. Plötzlich bekomme ich einen Kloß im Magen; ich habe Angst, es könnte sich ein Mann mir von hinten nähern, mir etwas antun. Wir machen einen

*Dialog mit der Angst**

Ich spreche mit meiner Angst, mit der schwarzen Decke, auf der ich liege, sie symbolisiert meine Angst. Ich erinnere mich an das

*Übungsblatt: »Katastrophengedanken«**

und an meine selbsthindernden Gedanken: »ich kann nicht«, »mich mag keiner«, »was denken nur die anderen Leute von mir« usw. Ich möchte loskommen von diesen Gedanken.

Ich beschließe, heute nicht vor meiner Angst davonzulaufen. Ich spreche mit ihr, lasse sie zu, erforsche sie. Die Therapeutin hilft mir dabei. Ihre Fragen helfen mir weiter:
Was kann mir hier in diesem Raum im schlimmsten Fall passieren?
Was befürchte ich?
Wer könnte sich mir nähern?
Wie sieht er aus?
Wie groß ist er?
Bin ich ihm körperlich gewachsen?
Wie wehre ich mich?
Die Beantwortung der Fragen, Schritt für Schritt, verkleinert meine Angst. Ich habe schon so viel über sexuellen Missbrauch gelesen. Manchmal denke ich, dass das vielleicht der Grund für meine Angst vor Männern sein könnte – aber mir ist nicht bewusst, missbraucht worden zu sein, oder vielleicht doch? Oder habe ich einfach den Umgang mit Männern nie richtig gelernt, weil ich zusammen mit meinen Brüdern als Junge erzogen wurde? Diese Möglichkeit nennt meine Therapeutin. Es erleichtert mich. Sie sagt, dass ich vielleicht nur nicht genau weiß, wie ich mich als Frau verhalten soll. Das stimmt auch, ich weiß nicht einmal, wie man sich in einem Rock bewegt. Ich erinnere mich an die Übung

*Laufsteg**

Ich habe erst seitdem begonnen, mich mit meiner Weiblichkeit auseinander zu setzen. Ich erinnere mich wieder schmerzlich an meine Eltern, die mir nur Männerhosen und Männerschuhe gekauft und meinen Haaren einen praktischen Kurzhaarschnitt verpasst haben, sodass alle mich für ihren vierten Sohn hielten. Ich spüre immer noch die Peinlichkeit und Scham. Es gab so viele Verletzungen in meiner Pubertät, im Tanzkurs, in der Schule, in der Familie. Diese Hänseleien wegen meines Aussehens. Heute noch kritisiert mich mein Vater, wenn meine Haare zu lang sind. Ich habe in der Zwischenzeit gelernt, mich besser zu wehren. Die Übung

*Familienbotschaften**

hat mir mein Familiensystem bewusster gemacht. Rollenspiele zur Auseinandersetzung mit meiner Familie haben mir weitergeholfen. Seitdem ist mein Hass etwas kleiner geworden, weil ich die Geschichte meiner Eltern besser verstehe und auch die anderen familiären Zusammenhänge. Irgendwie habe ich auch Mitleid mit ihnen. Sie hatten nur wenig Geld, ich musste eben die Klamotten meiner Brüder auftragen. Aber heute noch muss ich das mit seelischen Qualen büßen. Ich habe zwar etwas Verständnis für sie entwickelt, das hilft mir auch ein wenig weiter, gleichzeitig muss ich ihnen bald einmal sagen, was das alles in mir angerichtet hat. Ich

werde einfach allen Mut zusammennehmen und weiterhin üben, eine erwachsene Beziehung zu ihnen aufzubauen. Ich weiß, ich kann nichts mehr rückgängig machen, aber ich bin sicher, es würde mir helfen, mit ihnen zu sprechen – vielleicht auch zu hören, dass sie mich verstehen können und dass sie das eine oder andere bedauern.
Aber in dieser Sitzung liege ich nun am Boden, mit geschlossenen Augen. Ich beschäftige mich mit meinem weiblichen Körper. Mit ausgebreiteten Armen und ausgebreiteten Beinen mache ich nun eine

Reise durch meinen Körper

Ich entspanne mich dabei, habe mich nun ausgeweint. Die Bedrohung von außen wird kleiner. Ich kann mich aufrichten, mit meinem weiblichen Körper durch den Raum laufen, aufrecht, nicht mehr mit eingezogener Brust. Ich weine nochmals sehr heftig.
Dann habe ich mich wieder einigermaßen beruhigt und ein paar

Übungen bis zur nächsten Sitzung

aufgeschrieben:

- Beschäftigung mit dem Thema Missbrauch, ich werde meine Fotoalben durchsehen, vielleicht auch das eine oder andere Bild mitbringen (ich will unbedingt nochmals nachforschen, ob es irgendetwas mit mir zu tun haben könnte oder ob ich es abhaken kann)
- Ausfüllen des Körperfragebogens
- Wiederholung der Übung »Reise durch meinen weiblichen Körper« jeden Abend zu Hause
- Täglich einmal weiblich durch die Stadt laufen
- Einen therapeutischen Brief an meine Eltern beginnen
- Vielleicht auch Klaus eine Karte schreiben.

In dieser Sitzung habe ich mich gleichzeitig aufgewühlt und erleichtert gefühlt. Ich möchte unbedingt an diesem Thema weiterarbeiten und üben, die Kontrolle an meine Therapeutin abzugeben.
Zur nächsten Sitzung möchte ich Fotos aus meiner Kindheit mitbringen.

B) Praxis:

Körper- und gefühlsorientierte Basisübungen

1. Erläuterung des verwendeten Übungsschemas

Um die körper- und gefühlsorientierten Übungen, die sich im Verlauf meiner langjährigen Therapeuten- und Lehr-Tätigkeit bewährt haben, in ein zielorientiertes und strukturiertes psychotherapeutisches Konzept integrieren zu können, habe ich sämtliche Übungen gemäß folgendem Schema dargestellt, das ich zunächst noch etwas genauer erläutern möchte.

Nahezu alle der dargestellten Übungen sind sowohl körper- als auch gefühlsorientiert konzipiert, sie wurden nur je nach Schwerpunkten und übergeordneten Zielen den einzelnen Übungskapiteln zugeordnet.

Viele Übungen wirken auf den ersten Blick einfach und mühelos. Darin besteht auch die Kunst der Wirkung einzelner Übungen auf Patienten im Sinne von *spielerischem Lernen*. Für angehende und praktizierende Therapeuten jedoch ist das Verständnis der theoretischen Einbettung der Übungen wichtig und notwendig, um eine richtige Anwendung zu gewährleisten. Deshalb möchte ich im Folgenden die theoretischen Hintergründe des Übungsschemas noch ausführlicher erläutern.

Bezeichnung der Übung

1. **Psychotherapeutische Ziele**
   a) Verhaltensbeobachtung
   b) Wirkfaktoren
   c) inhaltliche Ziele
2. **Rahmenbedingungen**
   a) Material
   b) Raum
   c) Teilnehmer
3. **Dauer**
4. **Ablauf**
   a) Partnerwahl
   b) Anordnung im Raum
   c) Therapeutisches Modell
   d) Durchführung der Übung/ Kurzdarstellung/Instruktion
5. **Effekte der Übung**
6. **Mögliche Anschlussübungen**
7. **Schwierigkeitsgrad**
   a) für Patienten mit sozialen u. a. Ängsten
   b) für depressive Patienten
   c) für körperlich missbrauchte Patienten
   d) für narzisstisch gestörte oder Borderline-Patienten
   e) für Kollegen in Weiterbildung und Selbsterfahrung

Für folgende Bereiche finden Sie in den beiden Bänden *Basis-* und *Aufbauübungen* über 50 nach diesem Schema dargestellte Einzelübungen und etwa ebensoviele Therapiematerialien:

Band Basisübungen

1. Kontakt
2. Entspannung und Besinnung

3. Körperwahrnehmung
4. Gefühlswahrnehmung und Gefühlsausdruck

Band Aufbauübungen
1. Selbstsicherheit
2. Körperbewusstsein
3. Angstbewältigung
4. Familienanalyse und Analyse der Lebensgeschichte

Bezeichnung der Übung

Die genannten Bezeichnungen der einzelnen Übungen haben sich in meiner Arbeit im Laufe der Jahre eingebürgert. Einige der vorgestellten Übungen mögen auch in anderen therapeutischen Richtungen geläufig sein, wie z. B. in der **Gestalttherapie**, der **Familientherapie,** der **Hypnotherapie** oder verschiedener **Körpertherapien.** Anderen Therapierichtungen möchte ich keinesfalls mögliche Urheberrechte auf einzelne Namen von Übungen streitig machen. Häufig lässt sich der eigentliche Ursprung einzelner Übungen nicht mehr zurückverfolgen. Soweit sie noch nachvollziehbar sind, habe ich die Quellen angegeben. Es handelt sich um Übungen, die ich entweder selbst in Fortbildungen erlernt habe, die aus der einschlägigen Literatur bekannt sind oder die sich durch die psychotherapeutische Arbeit herausgebildet und für verhaltenstherapeutische Psychotherapie bewährt haben. Manche Übungen haben sich auch aus Anregungen und Impulsen von Gruppenteilnehmern, Patienten, Selbsterfahrungs- oder Seminarteilnehmern allmählich entwickelt.

1. Psychotherapeutische Ziele

a) Verhaltensbeobachtung

Alle Übungen können auch zu diagnostischen Zwecken durchgeführt werden. Sie dienen teilweise zur Erhebung einer Grundkurve des Ist-Zustandes (*base-line*), wie z. B. die Aufwärm-Übung

Party. Sie ist z. B. für das Erstellen einer base-line der individuellen Verhaltensmöglichkeiten und Defizite im Bereich der Kontaktaufnahme nützlich.
Der Therapeut kann das Verhalten der Patienten nach bestimmten Kriterien mit Hilfe einer Videoaufzeichnung und eines Beobachtungsschemas festhalten und im Verlauf der Therapie in größeren Abständen bei wiederholter Durchführung der Übung nochmals überprüfen.

b) Wirkfaktoren

Hier werden die jeweiligen Wirkfaktoren einzelner Übungen auf das therapeutische Vorgehen, insbesondere auf den Gruppenprozess, durchleuchtet. Diese unterschiedlichen Wirkfaktoren sind gleichzeitig auch therapeutisch wirksam.
Die therapeutischen Wirkfaktoren in der Gruppe hat bereits *Yalom* (2016) systematisiert und ausführlich begründet. Seit dieser Zeit werden die Wirkfaktoren in empirischen Studien verschiedener Therapierichtungen untersucht.
Bei *Fiedler* (2005) findet sich eine Auflistung folgender 15 Wirkfaktoren:

Instrumentelle Gruppenbedingungen:

1. *Kohäsion (Zusammenhalt, Wir-Gefühl, die Gruppe hat für die Beteiligten einen Verstärkerwert durch gegenseitigen Kontakt, Respekt, Anerkennung und Unterstützung)*
2. *Offenheit*
3. *Vertrauen*
4. *Arbeitshaltung*

Spezifische Wirkfaktoren:

5. *Feedback empfangen und annehmen (um destruktive Rückmeldungen zu vermeiden und konstruktive Kritik- und Lob-Äußerungen zu erreichen, ist die Einübung grundlegender Kommunikationsregeln erforderlich. Wenn dies gelingt, wirkt sich Feedback positiv auf die Kohäsion, Offenheit, das gegenseitige Vertrauen und die Arbeitshaltung aus)*
6. *Feedback geben*

7. *Unterstützung (indirekt durch Modelllernen, direkt durch konkrete Unterstützungen außerhalb der Therapiesituation, z. B. gemeinsames Üben)*
8. *Altruismus (Bereitschaft zum persönlichen Verzicht, um andere zu unterstützen)*
9. *Modelllernen (Modellwirkung von Gruppenmitgliedern und Therapeut)*
10. *Rollenspiele (unverzichtbarer Bestandteil verhaltenstherapeutischer Gruppe zur Überprüfung der Selbstwahrnehmung und der Wirkung auf andere)*

Allgemeine Wirkfaktoren:

11. *Universalität des Leidens (wichtige Erfahrung, dass andere auch leiden)*
12. *Rekapitulation (durch Nachstellen biographisch prägender Erlebnisse und veränderungsorientierte Rollenspiele können z. B. traumatische Erfahrungen bearbeitet werden)*
13. *Katharsis (unvollendete Affekte können durch wohlwollende Unterstützung von Therapeut und Teilnehmern z. B. durch Rekapitulation zugelassen und ein hilfreicherer Umgang mit diesen Affekten erarbeitet werden)*
14. *Hoffnung*
15. *Existentielle Einsicht (z. B. das Erkennen der Bedeutung für den eigenen Lebenssinn und den anderer Menschen)*

Diese Wirkfaktoren können durch bestimmte Übungen schwerpunktmäßig gefördert werden. Auch die Festlegung bestimmter *Gruppenregeln* kann zur Förderung von Wirkfaktoren für den Gruppenprozess beitragen.

c) Inhaltliche Ziele

Unter der Überschrift »inhaltliche Ziele« werden die eigentlichen Behandlungsziele der einzelnen Übungen genannt. Für jeden Patienten werden individuelle Ziele formuliert und ein auf ihn zugeschnittener Behandlungsplan aufgestellt.

2. Rahmenbedingungen

a) Material

Für einzelne Übungen benötigen wir nur unsere Stimme, für an-

dere Malkreiden, Schnüre, Ton, Musik, Pflanzen, Duftessenzen, Schokolade, Früchte usw., um nur einiges zu nennen.
Bei vielen Übungen erweisen sich Videoaufzeichnungen als sehr nützlich. Die Effektivität einiger Übungen kann durch eine anschließende Videoanalyse in der Einzel- oder Gruppentherapie deutlich gesteigert werden. Die Anschaffung einer Videoausstattung ist für jeden Therapeuten erschwinglich und lohnend. Für verhaltenstherapeutisch arbeitende Psychotherapeuten, die in der Ausbildung und Selbsterfahrung Videobänder ihrer Therapiesitzungen supervidieren lassen, ist dies ohnehin nahezu unerlässlich.

b) Raum

Die Größe des Raumes hängt natürlich immer von der Teilnehmerzahl ab. Für die Einzeltherapie erscheint ein gemütlich eingerichteter Raum mit ca. 20 qm angemessen.
Für Psychotherapiegruppen von 6 bis 8 Teilnehmern eignet sich ein eher spärlich möblierter Gruppenraum mit ca. 25–30 qm, der so eingerichtet ist, dass die Stühle oder andere Sitzgelegenheiten schnell zur Seite geräumt werden können, damit genügend Bewegungsspielraum zur Verfügung steht. Für die Weiterbildung mit mehreren Teilnehmern muss der Raum entsprechend größer sein.

c) Teilnehmer

Der Leser kann sich unter dieser Überschrift orientieren, für wie viele Teilnehmer die jeweilige Übung geeignet ist und ob die Übung sowohl in der Einzel- als auch in der Gruppentherapie durchgeführt werden kann. Alle vorgestellten Übungen eignen sich zur Durchführung mit Gruppen. Sie sind für Gruppenpsychotherapie vielfach erprobt und geeignet.
Nahezu alle Übungen haben sich in Aus-, Weiter- und Fortbildungsveranstaltungen, sowie im Bereich der verhaltenstherapeutischen Selbsterfahrung bewährt. Einen Teil dieser Übungen führe ich auch, teilweise etwas modifiziert, in der Einzeltherapie und Supervision durch.
Einige der beschriebenen Übungen eignen sich auch für die Kinder- und Jugendtherapie (z. B. *Familie in Tieren**, *Reise zu den Stärken*, *Phantasiereise*, *Ich bin nicht allein, ich habe mich** usw.)

3. Dauer

Diesen Punkt habe ich wegen der besseren Übersichtlichkeit bewusst gesondert angegeben, da er für viele Kollegen ein wichtiges Übungs-Auswahlkriterium darstellt. Hier wird jeweils nur die **Mindestdauer** angegeben. Durch Rückmelde-Runden, Videoanalysen, Anschlussübungen oder ergänzendes Therapiematerial können die Übungen vertieft und zeitlich beliebig ausgedehnt werden.

4. Ablauf

a) Partnerwahl

Bei einigen Übungen kann die Partnerwahl bereits als therapeutische Interventionsmöglichkeit im Hinblick auf ein bestimmtes Behandlungsziel genutzt werden (siehe z. B. die Übung: *Winken*).

b) Anordnung im Raum

Bei einigen Übungen sitzen die Patienten auf Stühlen oder am Boden, andere Übungen werden im Stehen, Liegen oder auch außerhalb der Therapieräume durchgeführt.

c) Therapeutisches Modell

Einige Übungen werden vom Therapeuten modellhaft demonstriert, bei anderen wird nur die entsprechende Instruktion gegeben oder vorgelesen.
Werden Übungen modellhaft vom Gruppenleiter gezeigt, so besteht manchmal die Gefahr, dass sich die Teilnehmer zu sehr am Vorbild orientieren. Bei einigen Übungen ist dies notwendig, (z. B. *Blind führen*), manchmal aber kann dies eher hinderlich sein (z. B. *Selbstsicherheitsmaschine*).

d) Durchführung der Übung, Kurzdarstellung und Instruktion

Für einige Übungen genügt zum Verständnis der Durchführung eine Kurzdarstellung oder Kurzinstruktion, dies gilt z. B. für die Mehrzahl der Kontaktübungen. Für Übungen, bei denen die Instruktion teilweise wortwörtlich gegeben oder vorgelesen wird (z. B. *Entspannungstraining nach Weitzman*), findet sich neben der Kurzdarstellung eine ausführliche Instruktion.

5. Effekte der Übung

Neben den genannten Zielen und Wirkfaktoren haben die einzelnen Übungen zusätzliche Auswirkungen auf das Therapiegeschehen. Die Übungen wie *Gefühlskreis* oder *Abklatschen*, die im Stehen durchgeführt werden und meist mit viel Spaß und Lachen verbunden sind, bringen z. B. eine neue Dimension des Lernens und Erlebens in die Gruppe. Andererseits können nach besonders stark erregungsauslösenden Gruppensituationen oder Übungen *Entspannungs- und Besinnungsübungen* hilfreich sein. Auf diese zusätzlichen Effekte wird jeweils an dieser Stelle nochmals besonders hingewiesen.

6. Mögliche Anschlussübungen

Gerade Therapieanfänger, die noch nicht über ein umfangreiches Methodenrepertoire verfügen, stellen häufig die Frage, wie sie nach Abschluss einer Übung mit den Patienten weiterarbeiten können. Dies ist natürlich vom jeweiligen Therapieziel und Behandlungsplan abhängig.
Unter dieser Überschrift werden für verschiedene therapeutische Ziele Anschlussübungen genannt, die sich sowohl für kognitive oder verhaltensorientierte psychotherapeutische Vorgehensweisen eignen als auch für Rollenspiele oder therapeutische Aufgaben zwischen den Sitzungen.
Für jeden übergeordneten Themenbereich werden fünf bis zehn weitere Anschlussübungen genannt. Besonders umfangreich hierzu sind die vorgestellten

Therapiematerialien:

- *Beobachtungsbögen zur Eigen- und Fremdbeobachtung*
- *Arbeitsblätter (kognitiv und verhaltensorientiert) als Ergänzung zum körper- und gefühlsorientierten Vorgehen*
- *Fragebögen und Fragenkataloge*
- *Übungsanleitungen für therapeutische Übungsaufgaben zwischen den Sitzungen*
- *Informationen für Therapeuten und Patienten*

7. Schwierigkeitsgrad (0 = sehr leicht bis 100 = sehr schwer)

Die hier genannten Schwierigkeitsgrade für bestimmte Patientengruppen sind lediglich Erfahrungswerte, die individuell variieren können. Ich habe nur Übungen beschrieben, mit denen ich selbst auch Erfahrungen gemacht habe. Aus diesen Erfahrungen resultieren auch die genannten Werte.
Allgemein möchte ich noch darauf hinweisen, dass bei **Patienten mit schweren Störungen** einzelne Übungen nicht indiziert sind. Die richtige Auswahl bleibt dem erfahrenen Psychotherapeuten überlassen, ggf. auch in Absprache mit dem behandelnden Arzt *(siehe hierzu auch Ratschläge zur Handhabung der Übungen).*

- **Für psychisch stabile und gesunde Menschen, die sich mit Selbsterfahrung, persönlichem Wachstum und Entwicklungsprozessen beschäftigen wollen, sind in der Regel alle der beschriebenen Übungen geeignet.**

a) Schwierigkeitsgrad für Patienten mit sozialen und anderen Ängsten:

Mit sozial ängstlichen, selbstunsicheren Patienten haben sowohl Forscher als auch Praktiker viel Erfahrung. Da zahlreiche psychische Störungen mit sozialen Ängsten verknüpft sind, betrifft die damit verbundene Symptomatik auch einen relativ hohen Prozentsatz der Patienten. Dies ist der Grund, weshalb sich der Schwierigkeitsgrad für diese Patientengruppe auch am besten einschätzen lässt. Für Patienten mit der Diagnose Agoraphobie und Panikstörung gilt etwa ein vergleichbarer Schwierigkeitsgrad wie für sozial ängstliche Patienten.

b) Schwierigkeitsgrad für depressive Patienten:

Auch bei depressiven Patienten bereichert das erlebnisorientierte Vorgehen die Therapie. Durch körper- und gefühlsorientierte Übungen, Aufbau von Verstärkern und Aktivitäten, Selbstkontrollstrategien und Selbstbeobachtungsaufgaben sowie Erhöhung der sozialen Kompetenzen im Rahmen einer Gruppentherapie einschließlich kognitiver Methoden kann sich die depressive Symptomatik deutlich reduzieren. *Schaub et al.* (2006) haben ein kognitiv verhaltenstherapeutisches Gruppenprogramm zur Behandlung Depressiver entwickelt. Hier können Sie noch zusätzliche Anregungen für die Behandlung depressiver Patienten in der Gruppe finden.

c) Schwierigkeitsgrad für körperlich missbrauchte Patienten:

In den vergangenen Jahren haben sich in den Praxen von Psychotherapeuten zunehmend häufiger Opfer von sexuellen Grenzüberschreitungen, Gewaltanwendungen, Vergewaltigungen und Inzest vorgestellt. Neben Ängsten treten häufig vielfältige seelische Begleit- und Folgeerscheinungen auf. Auch bei dieser Störung wird eine Kombination von Einzel- und Gruppentherapie empfohlen. Während in der Einzeltherapie die persönlichen traumatischen Inhalte bearbeitet werden, sind in der Gruppentherapie vor allem der Abbau der Ängste sowie der Aufbau von Durchsetzungs- und Abgrenzungsvermögen das therapeutische Ziel. Gute Erfahrungen habe ich damit gemacht, jeweils ein oder zwei Patienten mit posttraumatischen Belastungsstörungen innerhalb einer Gruppe mit acht bis zehn Teilnehmern zu behandeln. *Fiedler* (2005) verweist auf eine Initiative, in der Verhaltenstherapeuten die Möglichkeit einer Gruppenbehandlung bei posttraumatischen Belastungsstörungen erkundet haben. Es handelt sich dabei meist um Konzeptvorschläge und Projekte mit Pilotcharakter, deren empirische Überprüfungen erst am Anfang stehen. Weiterführende Literatur: Ehring & Ehlers, 2018; Lühr & Zens, 2021.
Aus meiner Erfahrung haben Patienten mit posttraumatischen Belastungsstörungen anlässlich sexueller Grenzüberschreitungen bei Körperkontaktübungen regelmäßig höhere Angstwerte als andere Patientengruppen. Deshalb möchte ich empfehlen, dass sich nur erfahrene Psychotherapeuten an Körperkontaktübungen mit diesen Patientinnen/Patienten heranwagen sollten.

d) Schwierigkeitsgrad für narzisstisch gestörte oder Borderline-Patienten:

Die Einschätzung des Schwierigkeitsgrades für narzisstisch gestörte Patienten und Borderline-Persönlichkeitsstörungen kann je nach Störungsgrad und aktueller Stimmungslage sehr unterschiedlich ausfallen.
Soweit die Diagnose bereits vor Beginn der Gruppentherapie klar feststeht, empfehle ich eher, diese Patienten nicht im Rahmen einer Gruppe mit gemischten Störungen zu behandeln. Befindet sich ein Patient mit einer narzisstischen oder Borderline-Persönlichkeitsstörung z. B. in einer Selbstsicherheitsgruppe, so fordert er meist sehr viel mehr Zuwendung und Aufmerksamkeit als alle anderen Patienten, die dadurch häufig zu kurz kommen. Nach *Linehan* (1996) besteht die primäre Dysfunktion der Borderline-Persönlichkeitsstörung in einer unangemessenen Affektregulation. Als typisches Merkmal von Borderline-Persönlichkeitsstörungen bezeichnet sie eine selbstdestruktive Impulsivität sowie eine hohe Sensitivität gegenüber emotionalen Stimuli, die dazu führt, dass bereits auf schwache Reize eine heftige Reaktion erfolgt und eine nur langsame Rückkehr zum Ausgangsniveau. Die anderen Gruppenmitglieder erleben dies häufig als nicht verstehbare Gefühlsschwankungen, was immer wieder zu zusätzlichen Beziehungskonflikten innerhalb einer Gruppe führen kann.
Linehan hat inzwischen ein mehrfach empirisch überprüftes Behandlungskonzept der Borderline-Persönlichkeitsstörung entwickelt. Die Schwerpunkte liegen dabei auf einer rational-kognitiven Verhaltenskontrolle. Die Autorin hat ein auf diese Patientengruppe zugeschnittenes Gruppentherapieprogramm in Form eines Therapiemanuals veröffentlicht. Die Erfolgsprognose ist jedoch aufgrund der hohen Drop-out-Rate schwer einschätzbar. Es wird ebenfalls empfohlen, die Gruppenbehandlung mit einer Einzelbehandlung zu kombinieren.

e) Schwierigkeitsgrad für Kollegen in Weiterbildung und Selbsterfahrung:

Viele der beschriebenen Übungen werden – neben ihrem Selbsterfahrungseffekt – auch deshalb in der Weiterbildung durchgeführt,

damit die Therapeuten die Übung zuerst am eigenen Leib erfahren können, bevor sie diese in der Behandlung von Patienten anwenden. (*Vgl. auch Hippler und Görlitz,* 2001)
Nahezu alle Übungen haben erfahrungsgemäß für psychologische und ärztliche Weiterbildungs- und Selbsterfahrungsteilnehmer einen geringeren Schwierigkeitsgrad als für Patientengruppen. Gleichzeitig habe ich auch immer wieder erlebt, dass dennoch bei manchen Ausbildungsteilnehmern die Widerstände gegen einzelne Übungen hartnäckiger sein können als bei Patienten, was dann aber eher den Schwierigkeitsgrad für den Gruppenleiter erhöht. Dies ist jedoch weniger unter störungsspezifischen Gesichtspunkten zu betrachten denn unter dem Gesichtspunkt des Leidensdrucks und der Motivation.
Mir ist bewusst, dass die Punkte a) bis d) nur eine Auswahl aus dem gesamten Störungsbereich darstellen, der gewöhnlich durch Einzel- und Gruppenpsychotherapie behandelt wird. Eine weitere störungsspezifische Differenzierung erschien mir jedoch nicht sinnvoll, da die individuelle Variationsbreite, zum Beispiel bei *somatoformen Störungen, Essstörungen, Stottern usw.*, zu breit gefächert ist. Die Übungen werden jedoch auch bei diesen Patientengruppen erfolgreich angewandt. Patienten mit den früher so genannten endogenen Störungen (Schizophrenie, endogene Depression) nehme ich ebenso wenig wie alkohol-, medikamenten- oder drogenabhängige Patienten in störungs-gemischten Gruppen auf. Für diese Patienten sind themen- bzw. störungsspezifische Gruppen effektiver.

Das dargestellte Übungsschema und das *Übersichtsblatt* zu Beginn eines jeden Übungskapitels soll dem Leser die individuelle Auswahl der körper- und gefühlsorientierten Übungen unter den für ihn relevanten Gesichtspunkten erleichtern. Je nach Behandlungsziel und aktuellem Therapieprozess lässt sich z. B. relativ mühelos die Übungsdauer herausfinden, ob sich die Übung für Einzeltherapie eignet, welche Übungen eine Gruppe eher auflockern usw.

Zur Einstimmung auf den nun folgenden praxisorientierten Übungsteil möchte ich dem Leser noch die Möglichkeit geben, der Theorie etwas nachzuspüren, deshalb lasse ich nochmals einen Patienten zu Wort kommen.

2. Sitzungsbericht eines Patienten – die erste Gruppensitzung

- Fast alle Gruppenmitglieder waren vor und auch noch während der ersten Gruppensitzung sehr aufgeregt. Da war die Besinnung auf unseren Körper, die Gefühle und die Gedanken zu Beginn der Sitzung genau recht, um sich mit der eigenen Nervosität vertraut zu machen. Während der Besinnung wurden wir von der Therapeutin dazu angeregt, uns einen Satz auszudenken, der etwas erlaubt oder gestattet. Bei der Befragung der Gruppenmitglieder über ihre ausgedachten Sätze stellte sich danach heraus, dass die meisten über ihre Aufregung sprachen und auch dazu bereit waren, sie zuzulassen.
- Die nächste Übung der Sitzung bestand darin, dass sich jeder einen Partner suchen musste, um ihn dann in einem Gespräch kennen zu lernen und im Anschluss daran der Gruppe vorzustellen. Es folgten Wiederholungen dieser Übung mit anderen Partnern, wobei dann allerdings das Vorstellen des Partners entfiel. Auf die Frage der Therapeutin, wie wir uns nach den ersten Übungen fühlten, sprachen viele von einem Nachlassen der Nervosität. Andere konnten noch keine Verminderung der Aufregung wahrnehmen, ja sogar von einer Zunahme der Nervosität wurde berichtet.
- Nach diesen verbalen Übungen machten wir unsere erste Körperübung. In dieser Übung mussten die Gruppenmitglieder darauf achten, selbst mit beiden Beinen fest auf dem Boden zu stehen und gleichzeitig versuchen, den Partner aus dem Gleichgewicht zu bringen, wobei sich allerdings nur die Handflächen der Partner berühren durften.
- Bei der anschließenden Besprechung der *Gruppenregeln* wurde für jede Regel ein Gruppenmitglied als Beobachter eingeteilt.
- Der Abschluss unserer ersten Gruppensitzung war die *Schlussbesinnung*, in der sich jeder eine sinnvolle Übung für die nächste Woche überlegen sollte.

Wie sehen nun die verschiedenen Gruppenmitglieder diese erste Gruppensitzung? Wir sprachen hinterher in einem italienischen Restaurant darüber:

Jens hat die Besinnungsübung gut getan, er möchte sie im Alltag ausprobieren.
Angela war vor allem von den Körperübungen beeindruckt, meint, sie möchte üben, gut auf beiden Beinen zu stehen.
Martina ist froh, dass die Gruppe so lustig ist, fühlt aber auch, wie schwierig die Nähe ist. Sie möchte zwei Arbeitskolleginnen, mit denen sie schon lange zusammenarbeitet, die sie aber kaum kennt, persönliche Fragen stellen.
Kathrin ist der Meinung, dass die Gruppe mit jeweils vier Frauen und vier Männern gut aufgeteilt ist. Sie möchte sich häufiger erlauben, auch einmal aufgeregt zu sein.
Bei **Sebastian** war die Nervosität den ganzen Tag vor der ersten Sitzung sehr groß und flaute dann langsam ab. Er möchte sich häufiger bewusst machen, dass jede Aufregung auch wieder vergeht, so wie wir es gelernt und erlebt haben.
Frank war bereits tagsüber angespannt. Er glaubte, dass in dieser Gruppe jeder sehr von der Solidarität der Gruppenmitglieder profitieren könne. Er nimmt sich für die kommende Woche vor, beim Gespräch Blickkontakt zu halten und die Menschen freundlicher anzusehen.
Anika will in der kommenden Woche zweimal durch die Fußgängerzone gehen und mindestens fünf Menschen anlächeln. Sie hat sich die Gruppenregel »ich« statt »man« ausgesucht, weil sie festgestellt hat, dass es ihr sehr schwer fällt, »ich« zu sagen.
Peter wird die Übung »Abklatschen« mit seinem Sohn ausprobieren, um mit ihm wieder mehr in körperlichen Kontakt zu kommen.

- Wir haben erfahren, dass sich jeder Einzelne am Ende einer jeden Gruppensitzung (so wie heute bei der Schlussbesinnung) eine kleine, möglichst einfache Übung zum jeweiligen Gruppenthema für die kommende Woche überlegt. Wir treffen uns dann immer 10 Minuten vor Beginn der Gruppensitzungen, um unsere Erfahrungen mit diesen häuslichen Übungen mit einem Partner, jeweils zu zweit, auszutauschen.

- Außerdem wird immer einer von uns einen »Gruppen-Sitzungsbericht« verfassen, er kann ruhig etwas ungewöhnlich und kreativ sein, damit wir ihn nicht mit den manchmal verhassten Protokollen in der Schule verwechseln. Wir können ihn per Hand oder Schreibmaschine schreiben, ausführlich oder knapper. Er könnte auch in Gedichtform oder irgendwie anders verfasst werden.

Das war's für heute!
Euer Peter

I. Kontakt- und Aufwärm-Übungen

1. Grundlagen

Während die dargestellten Übungen in den übrigen Kapiteln sich sowohl für Gruppen als auch teilweise für Einzeltherapie eignen, handelt es sich bei den Kontakt- und Aufwärmübungen überwiegend um gruppentherapeutische Übungen. Sie dienen v. a. zum Kennenlernen der Gruppenmitglieder untereinander und zur Überwindung erster Hemmschwellen. Sie sind besonders nützlich für die Herstellung eines Klimas von gegenseitigem Vertrauen, Offenheit und kooperativer Arbeitshaltung. Die therapeutische Kunst besteht darin, gleichzeitig jedoch keinen Konformitätsdruck auszuüben, da dieser eher zu Motivationsproblemen bis zum Zerfall der Gruppe führen kann. Trotz hoher Gruppenkohäsion muss es dennoch möglich sein, dass jeder Teilnehmer individuell behandelt wird, z. B. auch die Möglichkeit hat, bestimmte Übungen individuell zu variieren oder abzulehnen, ohne sich dabei als Außenseiter fühlen zu müssen.

Der Gruppenbeginn:
Kriterien für die Auswahl von Gruppenteilnehmern

In der Anfangsphase einer Gruppentherapie ist es unbedingt erforderlich, gegenseitiges Vertrauen der Gruppenteilnehmer untereinander aufzubauen. Deshalb sollte diese Anfangsphase gründlich überlegt und die Teilnehmer gut aufeinander abgestimmt sein. Folgende Kriterien bei der Auswahl der Teilnehmer haben sich als günstig erwiesen:

- *Der Therapeut sollte mit allen Teilnehmern bereits Anamnese und Verhaltensanalyse abgeschlossen haben, einen individuellen Behandlungsplan aufgestellt und 5–10 weitere einzeltherapeutische Sitzungen durchgeführt haben.*
- *Die optimale Gruppengröße liegt zwischen 8 und 10 Teilnehmern.*
- *Ein möglichst ausgeglichenes Verhältnis von Männern und Frauen ist günstig.*
- *Alle Teilnehmer sollten motiviert und vorher ausführlich über das Ziel der Gruppentherapie aufgeklärt sein.*
- *Die Festlegung von sog. Gruppenregeln (siehe Information), sollte flexibel gehandhabt und auf die Teilnehmer jeder Gruppe neu abgestimmt werden.*
- *Mögliche organische Erkrankungen (z. B. des Herz-Kreislauf-Systems), die eine Kontraindikation für die Teilnahme an einer körperorientierten Gruppe darstellen könnten, müssen vorher medizinisch ausgeschlossen werden.*
- *Die Teilnehmer sollten sich in einigen persönlichen und störungsspezifischen Merkmalen ähneln, um »Außenseitergefühle« zu vermeiden.*

Die Kombination von Einzel- und Gruppentherapie

hat sich auch deshalb sehr bewährt, weil den Patienten dadurch die Sorge genommen werden kann, dass sie ihre intimsten Probleme und Geheimnisse vor den anderen preisgeben müssten. Manche Patienten haben auch Angst, zu viel »Mitleiden« gegenüber den persönlichen Problemen der anderen Gruppenmitglieder zu entwickeln, sich nicht ausreichend schützen zu können und sich somit noch zusätzlich zu belasten. Aus diesem Grund ist die Tren-

nung der psychotherapeutischen Bearbeitung ganz persönlicher Probleme von der Bearbeitung gruppenspezifischer Themen, wie z. B. Aufbau von Selbstsicherheit, Körperbewusstsein, Angstbewältigung usw., dringend anzuraten.
Bei verhaltenstherapeutisch orientierten Gruppen handelt es sich daher meist um halbstandardisierte Programme, bei denen den einzelnen Gruppenteilnehmern freigestellt wird, sich selbst zu entscheiden, inwieweit sie Persönliches von sich erzählen wollen.

Unterschiede zwischen Einzel- und Gruppentherapie

Ein wichtiger Unterschied zwischen Einzel- und Gruppentherapie ist also auch der Grad der Intimität: In der Einzeltherapie werden im Gegensatz zur Gruppentherapie die persönlicheren, individuelleren intimeren Seiten der Symptomatik behandelt.
Bei Problembereichen wie *soziale und agoraphobe Ängste, Selbstsicherheitsstörungen, Stottern, psychosomatische Störungen usw.*, bei denen es für die teilnehmenden Patienten ein gemeinsames Veränderungsziel gibt, ist die kombinierte Durchführung von Gruppen wesentlich ökonomischer und kostengünstiger. Die therapeutische Arbeit in der Gruppe bietet zusätzlich viele Möglichkeiten, unterschiedliche Methoden, auch aus dem psychoedukativen Bereich, einzusetzen.

Vorteile einer begleitenden Gruppentherapie

- *Der Einsatz moderner,* ***spezifischer Gruppenmethoden*** *fördert zusätzlich den therapeutischen Prozess (wie z. B. Kleingruppenarbeit, gemeinsames Bearbeiten von Übungsblättern, themenzentrierte Referate, Transferaufgaben in Kleingruppen, Projektarbeit usw.).*
- *Ein Teil der* ***kurativen Wirkfaktoren*** *(Gruppenkohäsion, Modelllernen, Feedback geben und erhalten usw.) wirkt in der Gruppe wesentlich intensiver als in der Einzeltherapie.*
- *Der Öffentlichkeits- und* ***Verpflichtungscharakter*** *einer Gruppe erhöht insgesamt die kooperative Arbeitshaltung und die Therapiemotivation.*
- *Gruppenteilnehmer können sich gegenseitig* ***Hoffnung*** *machen und sich unterstützend zur Seite stehen.*

- *Verschiedene* ***psychoedukative Medien****, wie Videorückmeldung, Übungsblätter und Informationsmaterialien sowie kreative Methoden (z. B. Malen, tanztherapeutische Übungen, Modellieren), können in der Gruppe durch die gegenseitige Modellwirkung oft noch effektiver eingesetzt werden.*
- *Ein besonderer Gruppenschwerpunkt liegt auf der Förderung von* ***Eigeninitiative****. Durch Gruppentermine ohne Therapeut, außerhalb der Therapieräume und durch Anregung zur Bildung einer Selbsthilfegruppe (nach Beendigung der Gruppe) werden zusätzliche Gruppen-Selbsthilfe-Kräfte mobilisiert.*

Mir persönlich gibt jede einzelne Gruppe viele neue Impulse. Die geballte Kraft von Motivation, Arbeitsenergie, Fähigkeiten und Kreativität schwappt auf den Therapeuten über. Sie wirkt auch auf ihn motivierend und verstärkend. Diese gegenseitigen Impulse haben auch für mich persönlich, als Ergänzung zur einzeltherapeutischen Arbeit, eine zusätzliche therapiemotivierende Qualität. Jedem Therapeuten kann ich nur raten, die für ihn und seine Arbeit relevanten Übungen auch am eigenen Leibe zu erleben. Dies geschieht am besten im Rahmen einer Weiterbildungs-, Supervisions- oder Selbsterfahrungsgruppe. Für die eigene therapeutische Arbeit in einer Therapeutengruppe findet der Leser auch Anregungen in anderen Kapiteln. (*Zum Thema Selbsterfahrung siehe auch Hippler und Görlitz,* 2001)

Für den Bereich der Einzeltherapie habe ich keine speziellen »Aufwärm-Übungen« zusammengestellt, weil der Aufbau einer therapeutischen Beziehung, d. h. das Herstellen eines tragfähigen therapeutischen Kontakts mit dem Patienten, zu den notwendigen Basisfertigkeiten eines jeden Psychotherapeuten gehört. Die Erläuterung des therapeutischen Basiskönnens würde jedoch den Umfang dieses Buches sprengen. Die Fertigkeit, eine therapeutische Beziehung herzustellen, stellt einen wichtigen Baustein der psychotherapeutischen Weiterbildung dar.

2. Quellen und Kurzdarstellung der Übungen

Die dargestellten Kontakt- und Aufwärmübungen sind, wie bereits ausgeführt, besonders zu Beginn einer Gruppe nützlich, um den Kontakt und das Kennenlernen der Gruppenmitglieder untereinander zu fördern.
Zu diesem Thema gibt es sowohl aus dem Bereich der Pädagogik als auch der Psychologie eine Reihe von Veröffentlichungen und Übungsvorschlägen.
Die bekanntesten Methoden zum Kennenlernen auf sprachlicher Ebene sind:

- *Eigene Vorstellung eines jeden Gruppenmitgliedes reihum (Name, Beruf, Alter, Familienstand, Hobbys usw.)*
- *Kennenlernen in Zweiergruppen*
- *Partner-Vorstellung*

Darüber hinaus gibt es auch kreativere Möglichkeiten zum gegenseitigen Kennenlernen in der Gruppe:

- *Namen oder Merkmale lernen durch Zuwerfen eines Balles*
- *Mitbringen und Vorstellung eines Lieblingsgegenstandes*
- *Kurzreferat: Beschreibung der eigenen Wohnung*
- *Urlaubsbericht*
- *Beschreibung des schönsten Tages im bisherigen Leben*
- *Kurzgeschichte: Welches Tier ähnelt mir*
- *Persönliche Darstellung: meine Lieblingsblume, meine Lieblingsfarbe usw.*

Aus der Fülle der bekannten Übungen möchte ich nun sechs körperorientierte Übungen vorstellen, die sich in Gruppen besonders bewährt haben. Sie sind v. a. auch als Einstiegsübungen für die Bearbeitung weiterer verhaltenstherapeutischer Ziele nützlich.

Mit der Anfangsübung »**Party**« können die Teilnehmer ihre eigenen Erfahrungen, Ängste und Befürchtungen mit gesellschaftlichen Gruppensituationen einbringen und am vorhandenen eigenen Erleben anknüpfen. Durch die unterschiedlichen therapeutischen Instruktionen gelingt es ihnen, sich z. B. schüchternes Verhalten zu erlauben, sich mit ihren Wünschen nach z. B. dominantem Verhalten auseinander zu setzen oder selbstsicheres Verhalten auszuprobieren und sich dabei andere zum Vorbild zu nehmen.

Vor vielen Jahren habe ich die Übung »**Winken**« in einer tanztherapeutischen Fortbildung kennen gelernt. Damals fühlte ich mich zunächst in einem Kreis von 20 Weiterbildungskollegen am ersten Tag unseres Zusammentreffens, in Erwartung neuer ungewohnter Erfahrungen, sehr fremd und aufgeregt. Als wir uns dann paarweise mit leicht tänzelnden Bewegungen kreuz und quer durch den Raum winkten und bei unseren Missgeschicken und Erfolgserlebnissen viel lachen mussten, war das Eis sehr schnell gebrochen. In ganz kurzer Zeit entstand ein so angenehmer Kontakt unter Menschen unterschiedlichster Herkunft, wie ich es nur selten bei anderen Aufwärm-Übungen erlebt habe. Diese Übung bereitete den Boden für unsere Neugierde, Motivation und Lernbereitschaft für die kommenden Tage. Seitdem führe ich diese Übung mit ähnlich positiven Erfahrungen regelmäßig in der ersten oder zweiten Gruppensitzung durch.

Die Übungen »**Blind-Führen**«, »**Abklatschen**« und »**Vertrauensfall**« fasse ich bei dieser Kurzbeschreibung zunächst zusammen, da sie wahrscheinlich vielen Lesern bekannt sind. Ich habe sie bereits vor vielen Jahren in meinen ersten verhaltenstherapeutischen Gruppen als Kotherapeutin kennen gelernt. Alle drei Übungen gehören inzwischen schon fast zum Standard-Repertoire von Gruppentherapeuten. Sie haben sich als Körper- und Kontaktübungen, als Möglichkeit für kinästhetische Erfahrungen und als Übungen, die »weg vom Kopf« führen, sehr bewährt.

Das »**Nonverbale Kennenlernen**« ist eine Körperkontaktübung mit etwas höherem Schwierigkeitsgrad, weil dabei die gewohnten körperlichen Distanz-Grenzen für kurze Zeit überschritten werden. Diese Übung sollte deshalb nur sehr behutsam mit Patienten durchgeführt werden, die hierfür auch Bereitschaft mitbringen. Keinesfalls sollten Patienten, die mit dieser Übung Schwierigkeiten haben, direkt oder indirekt moralisch zum Mitmachen gezwungen werden. Auch die Beobachtung der anderen von außen kann therapeutisch nutzbare Gefühle hervorrufen.

Die **Therapiematerialien** dienen zu einer ersten Eigenanalyse in den Bereichen Selbstsicherheit, Differenzierung von Erlebnisebenen und Gefühlswahrnehmung. Diese Materialien fördern die Mobilisierung von Selbstbeobachtungsfertigkeiten und Eigeninitiative. Sie helfen den Patienten, Körper mit Gefühl, Kopf und Verhalten zu verknüpfen.

Zusätzliche therapeutische Informationen zur **»sozialen Phobie«** findet der Leser sehr kompakt bei Consbruch & Stangier (2021) sowie Wannenmüller & Margraf (2022) und Görlitz & Bachetzky (2022).

Und nun wünsche ich Ihnen viel Spaß beim »Aufwärmen«.

3. Übersicht: Kontakt

Übungen und Therapiematerialien

ÜBUNGEN	Schwerpunkt	geeignet für: Einzeltherapie/Gruppen/ Kinder/Weiterbildung E*	G*	K*	W*	Mindest-dauer (Min.)	Schwie-rigkeit
Party	Kontakt-aufnahme	nein	ja	ja	ja	30	mittel
Winken	soziale Verantwortung	bedingt	ja	ja	ja	15	leicht
Blind führen	Wahrnehmungs-schulung	bedingt	ja	ja	ja	20	mittel
Abklatschen	Körperkontakt	bedingt	ja	ja	ja	15	mittel
Vertrauensfall	Körper-wahrnehmung	nein	ja	ja	ja	30	mittel bis schwer
Nonverbales Kennenlernen	Soziale Angst	nein	ja	ja	ja	10	schwer
THERAPIE-MATERIAL	**Schwerpunkt**	**geeignet für: Einzeltherapie/Gruppen/ Kinder/Weiterbildung E**	**G**	**K**	**W**	**Mindest-dauer (Min.)**	**Schwie-rigkeit**
Eigenanalyse	Selbstsicherheit	ja	ja	modifi-ziert	ja	15	mittel
Erlebnisebenen	Lösungsstrategien	ja	ja	ja	ja	20	mittel
Gefühls-polaritäten	Gefühls-differenzierung	ja	ja	ja	ja	10	leicht bis mittel
Gruppenregeln	Gruppensetting	nein	ja	modifi-ziert	ja	10	leicht
Information	Gruppenablauf	ja	ja	nein	ja	10	leicht

* E = Einzeltherapie; G = Gruppentherapie; K = Kindertherapie; W = Weiterbildung

4. Praktische Übungen

Party

1. **Psychotherapeutische Ziele**
   a) **Verhaltensbeobachtung**
      - Baseline-Erhebung sozialer Kompetenz
      - Umgang mit neuen Situationen

   b) **Wirkfaktoren**
      - Kohäsion
      - Modelllernen

   c) **Inhaltliche Ziele**
      - Kontaktaufnahme
      - Abbau sozialer Ängste
      - Förderung der sozialen Wahrnehmungsfähigkeit
      - Vergrößerung der Variabilität des Ausdrucksverhaltens
      - Förderung der Körperwahrnehmung
      - Umgang mit Körperkontakt
      - Beschäftigung mit dem Selbstsicherheitskonzept

2. **Rahmenbedingungen**
   a) **Material**
   Partymusik, evtl. Video

   b) **Raum:**
   ca. 30 qm freien Raum für 8 bis 10 Teilnehmer

   c) **Teilnehmer**
   nicht geeignet für Einzeltherapie
   geeignet für Psychotherapiegruppen: 4 bis 10 Teilnehmer
   geeignet für Weiterbildungs- und Selbsterfahrungsgruppen bis max. 20 Teilnehmer

3. **Dauer**
   ca. 30 Minuten, die anschließende Videoanalyse kann beliebig ausgedehnt werden

4. **Ablauf**
   a) **Partnerwahl**
   zufällig

b) **Anordnung im Raum**
Zum Aufwärmen laufen die Teilnehmer zunächst im Rhythmus der Musik drei Minuten durch den Raum und begrüßen sich gegenseitig auf ihre persönliche Art und Weise.

c) **Therapeutisches Modell**
keines

d) **Durchführung der Übung**
Die Teilnehmer stellen sich vor, sich auf einer Party zu befinden. Sie begrüßen jeden einzelnen »Partygast« und stellen sich jedem mit ihrem Namen vor. Diese Szene wird dreimal durchgespielt. Zuerst in einer extrem unsicheren Körperhaltung, dann übertrieben selbstsicher und schließlich mit dem vorgestellten Ideal von Selbstsicherheit (gedanklich und körperlich). Die Therapeutin kann dabei die einzelnen Szenen und Partygäste filmen. Bei der anschließenden Videoanalyse werden die verschiedenen Vorstellungen von selbstsicherem Verhalten gesammelt und thematisiert.

5. Effekte der Übung

Diese Übung bringt neue Erfahrungen im Bereich des Verständnisses von Selbstsicherheit, Selbstbewusstsein und sozialer Verantwortung. Sie vermag die Gruppe aufzulockern und persönlichen Kontakt unter den Gruppenmitgliedern herzustellen. Meist wird deutlich, dass sich einzelne Teilnehmer unter selbstsicherem Verhalten eher aggressiv-dominantes Verhalten vorgestellt haben. Dies bietet Beispiele und Material für die kognitive Arbeit am Selbstsicherheitskonzept.

6. Mögliche Anschlussübungen

- Realistische Zieldefinition zum Thema Selbstsicherheit für die gesamte Gruppe
- Sammeln von selbstsicheren Verhaltensweisen anhand der Videoanalyse
- Einstiegsübung für weitere Selbstsicherheitsübungen
- Gegenüberstellung von Selbstverwirklichung und sozialer Verantwortung

- Austausch in der Großgruppe (z. B.: ich fühle mich jetzt ..., mir ist bewusst geworden ... usw.)
- Formulierung therapeutischer Übungsaufgaben zum Thema Unsicherheit und Selbstsicherheit bis zur nächsten Gruppensitzung
- Übung Abklatschen
- Übung *Scheinwerfer* (siehe Band *Aufbauübungen, Körperbewusstsein*)
- Therapiematerial *Eigenanalyse Selbstsicherheit*
- Therapiematerial *Sympathie gewinnen* (siehe Band *Aufbauübungen, Selbstsicherheit*)

7. Schwierigkeitsgrad (0 = sehr leicht bis 100 = sehr schwer)
a) für Patienten mit sozialen Ängsten: 50
b) für depressive Patienten: 30
c) für körperlich missbrauchte Patienten: 40
d) für narzisstisch gestörte oder Borderline-Patienten: 20
e) für Kollegen in verhaltenstherapeutischer Selbsterfahrung: 20

Instruktion zur Übung »Party«

1. Begrüßung

Bitte stellen Sie sich vor, dass wir uns alle hier auf einer Party befinden. Verteilen Sie sich im Raum und gehen Sie mit relativ raschem Schritt durch den Raum nach dem Rhythmus der Musik. Begrüßen Sie jeden einzelnen Gast auf unserer Party, indem Sie sich gegenseitig vorstellen, so wie Sie dies auch außerhalb dieses Raums auf einer Party tun. (Dauer ca. 3 Min.)

2. Unsichere Rolle

Wir stellen nun die Musik etwas leiser, und Sie versuchen eine extrem unsichere Rolle einzunehmen – in Ihrer Körperhaltung, Ihrer Stimme, Ihrem Blickkontakt, Ihren Worten usw. Bitte begrüßen Sie nun nochmals in der Rolle eines sehr unsicheren Menschen alle Teilnehmer. (Dauer ca. 3 Min.)
(Mögliche Erweiterung der Übung durch *Einfrieren,* auch nach den Schritten 3–5 möglich: »Wenn ich STOPP sage, dann frieren Sie bitte Ihre Körperhaltung ein und verharren dann in dieser Hal-

tung, um sie noch genauer kennen zu lernen. Was tun Sie gerade? In welchen Bereichen Ihres Körpers verspüren Sie eine gewisse angenehme oder unangenehme Spannung? Welche Gedanken und Gefühle werden in Ihrer Körperhaltung deutlich? Was möchten Sie jetzt verändern? Wie wollen Sie sich den Kontakt erleichtern?« usw.)

3. Übertreibung

Stellen Sie sich nun vor, Sie wären ganz übertrieben selbstsicher, dominant, ohne Rücksicht auf die anderen. Machen Sie dies in Ihrer Stimme, in Ihrer Körperhaltung und in Ihrem Blickkontakt deutlich. Begrüßen Sie nochmals alle Gäste.

4. Selbstsicherheitsideal

Zum Schluss begrüßen Sie nochmals alle Gäste, so wie Sie sich idealerweise Selbstsicherheit vorstellen und so wie Sie sich auf einer Party nach Abschluss der Therapie gerne verhalten, fühlen, benehmen würden.

5. Partneraustausch

Ergreifen Sie nun die Initiative und gehen Sie auf einen Gast zu, um sich mit ihm über Ihre Erfahrungen und Gefühle bei dieser Übung auszutauschen.

6. Videoanalyse

Videoanalyse der einzelnen Szenen (während der bisherigen Durchführung der Übung kann gefilmt werden).

7. Selbstsicherheitskonzept

Erstellen eines Gruppen-Selbstsicherheitskonzepts anhand der genannten selbstsicheren Eigenschaften an der Wandtafel. Dies wird dann verglichen mit den Kategorien auf dem Übungsblatt »*Eigenanalyse Selbstsicherheit*«.

Winken

1. **Psychotherapeutische Ziele**
   a) **Verhaltensbeobachtung**
      - Initiative versus Passivität
      - körperliche Bewegungsressourcen
      - Vertrauen

   b) **Wirkfaktoren**
      - Kohäsion
      - Vertrauen
      - Modelllernen
      - Unterstützung

   c) **Inhaltliche Ziele**
      - Übernahme sozialer Verantwortung
      - Erleichterung des Einstiegs zu Gruppenbeginn
      - Förderung der emotionalen Wahrnehmungsfähigkeit
      - Einübung von Kontaktverhalten
      - Abbau sozialer Ängste
      - Förderung des Körperbewusstseins

2. **Rahmenbedingungen**
   a) **Material**
   Kassettenrecorder
   beschwingtes Musikstück (z. B. Menuett)

   b) **Raum**
   mindestens 30 qm für 8 bis 10 Teilnehmer, bei mehr Teilnehmern entsprechend größer, die Möbelstücke und Stühle sollten zur Seite geräumt werden

   c) **Teilnehmer**
   bedingt geeignet für Einzeltherapie
   geeignet für Psychotherapiegruppen: 4 bis 10 Teilnehmer
   geeignet für Weiterbildungs- und Selbsterfahrungsgruppen bis ca. 16 Teilnehmer
   (bei einer größeren Teilnehmerzahl gibt es zu häufig Zusammenstöße)

3. **Dauer**
   Winkübung 2 × 3 Minuten
   anschließender Austausch ca. 10 Minuten

4. **Ablauf**
   a) **Partnerwahl:** Zweiergruppen
   Bereits die Partnerwahl kann als *Verhaltensbeobachtung* und *Kontaktübung* genutzt werden. Sie wird hier auch als Beispiel für alle folgenden Übungen mit Partnerwahl ausführlicher dargestellt. Es gibt folgende Möglichkeiten:
   - *die Gruppenteilnehmer gehen, begleitet von Musik, ca. zwei Minuten durch den Raum und suchen sich dabei selbst einen Partner aus*
   - *die Therapeutin schaltet die Musik ab und jeder wählt sich zum Partner das am nächsten stehende Gruppenmitglied*
   - *alle weiblichen Gruppenmitglieder suchen sich einen männlichen Partner aus bzw. umgekehrt*
   - *die Therapeutin wählt nach therapeutischen Kriterien die Paare selbst aus*
   - *die Teilnehmer suchen sich eine Partnerin aus, mit der sie bisher noch keine Übung durchgeführt haben.*

   b) **Anordnung im Raum**
   Die Paare verteilen sich gleichmäßig im Raum, die Partner stehen sich in einem Abstand von ca. einem Meter mit Blickkontakt gegenüber.

   c) **Therapeutisches Modell**
   Die Therapeutin führt die Übung mit einem beliebigen oder ausgewählten Gruppenmitglied vor und winkt die Teilnehmerin gemäß folgendem Ablauf durch den Raum.

   d) **Durchführung der Übung**
   1. *Rollenaufteilung A/B*
   Die Partner stehen sich in ca. einem Meter Abstand mit Blickkontakt gegenüber.
   A ist zunächst Führer, B Geführter, später umgekehrt.
   2. *Winken*
   A winkt B mit bestimmten Handbewegungen so durch den Raum, dass B sich unbeschadet, vertrauensvoll bewegen kann. Droht B irgendwo anzustoßen, macht A

mit der Hand eine kleine Kreisbewegung, sodass B stoppt und sich um die eigene Achse dreht. Beide bewegen sich dazu leicht im Rhythmus der Musik.
Alle Paare winken ihre Partner nun durch den Raum. Die Anführenden stehen, die Geführten bewegen sich je nach Winkzeichen nach rückwärts, zur Seite, vorwärts oder um die eigene Achse.

3. *Rollenwechsel*
   Am Ende des Musikstücks, nach ca. drei Minuten, wird gewechselt und das Musikstück wiederholt.

5. Effekte der Übung:

Diese Übung bringt Spaß, Freude, Lachen, Bewegung und Auflockerung in die Gruppe. Die Teilnehmer übernehmen soziale Verantwortung für ihre Partner und achten darauf, dass diese nicht mit anderen zusammenstoßen. Die Geführten lernen zu vertrauen. Die körperliche Bewegung mit Musik erzeugt ein Gefühl der Leichtigkeit, entspannt und wirkt angstreduzierend.

6. Mögliche Anschlussübungen:

- Wiederholung der Übung mit wechselnden Partnern
- Partneraustausch zu verschiedenen therapeutisch wichtigen Themen (Gefühle, Initiative usw.)
- Einstiegsübung zum Thema Wünsche äußern
- Übung *Rücken an Rücken*
- Übung *Gangarten* (siehe Band *Aufbauübungen, Lebensgeschichte*)
- Therapiematerial *Erlebnisebenen*
- Therapiematerial *Sympathie gewinnen* (siehe Band *Aufbauübungen, Selbstsicherheit*)

7. Schwierigkeitsgrad (0 = sehr leicht bis 100 = sehr schwer)

a) für Patienten mit sozialen Ängsten: 20
b) für depressive Patienten: 20
c) für körperlich missbrauchte Patienten: 30
d) für narzisstisch gestörte Patienten: 20
e) für Kollegen in verhaltenstherapeutischer Selbsterfahrung: 10

Blind führen

1. **Psychotherapeutische Ziele**
   a) **Verhaltensbeobachtung**
   - Umgang mit Nähe und Distanz
   - Fähigkeit »blind zu vertrauen«
   - Wahrnehmungsfähigkeit im kinästhetischen Bereich

   b) **Wirkfaktoren**
   - Kohäsion
   - Offenheit
   - Vertrauen
   - Unterstützung
   - Altruismus

   c) **Inhaltliche Ziele**
   - Wahrnehmungsschulung im kinästhetischen und sozialen Bereich
   - Einstiegsübung zum Thema soziale Verantwortung
   - Einübung von Kontaktverhalten
   - Abbau sozialer Ängste
   - Abbau der Angst vor körperlichem Kontakt

2. **Rahmenbedingungen**
   a) **Material**
   keines

   b) **Raum**
   ca. 20 qm freier Raum für 8 bis 10 Teilnehmer

   c) **Teilnehmer**
   nur bedingt geeignet für Einzeltherapie
   geeignet für Psychotherapiegruppen: 4 bis 10 Teilnehmer und
   geeignet für Weiterbildungs- und Selbsterfahrungsgruppen bis max. 30 Teilnehmer

3. **Dauer**
   2 × 5 Minuten
   anschließender Austausch ca. 10 Minuten

4. **Ablauf**

a) **Partnerwahl**

Zweiergruppen (vgl. Partnerwahl Übung »Winken«)

b) **Anordnung im Raum**

Die Paare verteilen sich gleichmäßig im Raum, um sich anschließend gemeinsam (der Geführte jeweils mit geschlossenen Augen) langsam durch den Raum zu tasten.

c) **therapeutisches Modell**

Die Therapeutin führt die Übung mit einem Gruppenteilnehmer vor, von dem sie gewisse Kompetenzen im Bereich Vertrauen und Umgang mit Nähe und Distanz erwartet, und demonstriert diese Übung ca. zwei Minuten.

d) **Durchführung der Übung**

A ist zunächst Führer, B Geführter, später umgekehrt.
A nimmt behutsam den Arm und die Hand von B, bittet ihn, die Augen zu schließen, und führt B sehr vorsichtig und langsam »blind« durch den Raum. Er tastet dabei mit der Hand von B verschiedene Gegenstände des Raumes einschließlich der anderen umhergehenden Paare ab. Nach ca. drei Minuten erfolgt zunächst nur ein kurzer Austausch über die Wahrnehmungsqualität der getasteten Gegenstände und Personen, dann wird B zum Führer und A zum Geführten.

5. **Effekte der Übung**

Diese Übung kann die Gruppe auflockern, neue Erfahrungen vermitteln und dem Therapeuten wertvolle Informationen über das Verhalten der Patienten geben. Die Übung eignet sich besonders für erste Erfahrungen im Umgang mit Körperkontakt. Da die Aufmerksamkeit der Teilnehmer auch nach außen auf eine bestimmte Aufgabe gerichtet ist, wird der Körperkontakt aufgrund dieser geteilten Aufmerksamkeit nicht in so hohem Maße als angstauslösend erlebt.

6. **Mögliche Anschlussübungen**

- Wiederholung der Übung mit wechselnden Partnern
- Partneraustausch zum Thema Körperkontakt, Nähe, Distanz, Vertrauen
- Einstiegsübung zum Thema Körperwahrnehmung

- Einstiegsübung zum Thema Gefühle wahrnehmen und ausdrücken
- Therapeutische Übungsaufgaben zwischen den Sitzungen
- Übung *Schulung der Sinne*
- Übung *Drängeln* (siehe Band *Aufbauübungen, Selbstsicherheit*)
- Therapiematerial *Gefühlspolaritäten*
- Therapiematerial *Katastrophengedanken* (siehe Band *Aufbauübungen, Angst*)

7. **Schwierigkeitsgrad (0 = sehr leicht bis 100 = sehr schwer)**
   a) für Patienten mit sozialen Ängsten: 50
   b) für depressive Patienten: 40
   c) für körperlich missbrauchte Patienten: 70
   d) für narzisstisch gestörte oder Borderline-Patienten: 50
   e) für Kollegen in verhaltenstherapeutischer Selbsterfahrung: 20

Abklatschen

1. **Psychotherapeutische Ziele**
   a) **Verhaltensbeobachtung**
   - Körperbeherrschung
   - Umgang mit Körperkontakt
   - Umgang mit Nähe und Distanz

   b) **Wirkfaktoren**
   - Kohäsion
   - Vertrauen
   - Unterstützung
   - Altruismus

   c) **Inhaltliche Ziele**
   - Abbau der Angst vor körperlichem Kontakt
   - Übung zur Auflockerung der Stimmung in der Gruppe nach längerem Sitzen
   - Einübung von sozialer Verantwortung
   - Abbau sozialer Ängste
   - Sensibilisierung für die Auswirkung des eigenen Tuns
   - Förderung der Körperwahrnehmung und des Körperbewusstseins
   - Umgang mit Aggression

2. **Rahmenbedingungen**
   a) **Material**
   keines

   b) **Raum**
   ca. 20 qm freier Raum für acht bis zehn Teilnehmer

   c) **Teilnehmer**
   bedingt geeignet für Einzeltherapie
   geeignet für Psychotherapiegruppen: 4 bis 10 Teilnehmer
   geeignet für Weiterbildungs- und Selbsterfahrungsgruppen bis max. 20 Teilnehmer

3. **Dauer**
   3 × 3 Minuten
   anschließender Austausch ca. 5 bis 10 Minuten

4. Ablauf

a) Partnerwahl

Zweiergruppen (vgl. Partnerwahl Übung »Winken«)

b) Anordnung im Raum

Die Paare verteilen sich gleichmäßig im Raum, die Partner stehen sich mit angewinkelten Armen, die Handinnenflächen denen des Partners zugewandt, so nah gegenüber, dass sie sich mit ihren Händen gegenseitig berühren können.

c) Therapeutisches Modell

Die Therapeutin führt die Übung mit einer beliebigen Gruppenteilnehmerin vor und demonstriert diese Übung ca. eine Minute lang. Beide stellen sich mit den Händen vor der Brust ausgestreckt (die Handflächen sind auf die Partnerin gerichtet) im Abstand von ca. 20 bis 30 cm einander gegenüber und versuchen sich gegenseitig durch Vorwärts- und Rückwärtsbewegungen der Hände, also »Abklatschen«, aus dem Gleichgewicht zu bringen. Die Hände dürfen nur vor und zurück bewegt werden, nicht seitwärts. Die Therapeutin zeigt dabei, wie auch sie aus dem Gleichgewicht gebracht werden kann.

d) Durchführung der Übung

Alle Teilnehmer stellen sich in der vorgeführten Körperhaltung einander gegenüber und versuchen, sich durch Abklatschen, d. h. nur Vor- oder Rückzugsbewegungen der Hände, aus dem Gleichgewicht zu bringen. Dies kann entweder durch feste Vorwärtsbewegungen oder geschickte Rückzugsbewegungen passieren.

Nach ca. drei Minuten erfolgt die Aufforderung: »Bitte Partner wechseln«, woraufhin neue Paare diese Übung wiederholen. Dieser Partnerwechsel geschieht drei- bis viermal. Bei dieser Übung achtet die Therapeutin insbesondere darauf, dass keine Aggressionen ausgelebt werden, und ermuntert andererseits zu vorsichtige Gruppenmitglieder zu Vorwärtsstrategien und mehr Mut.

5. Effekte der Übung

Bei dieser Übung wird häufig gelacht und auf eine einfache Art und Weise verbaler Kontakt und Blickkontakt hergestellt.

Das »Abklatschen« bringt Lebendigkeit und Wachheit in eine Gruppe, die vielleicht durch zu langen verbalen Austausch ermüdet ist. Sie ist eine gute Vorübung zu anderen und schwierigeren Körperkontaktübungen.
Darüber hinaus gibt sie dem Therapeuten erste Hinweise für versteckte oder offene Aggressionspotentiale einzelner Teilnehmer.

6. Mögliche Anschlussübungen

- Anschließender Partneraustausch zum Thema »Wie habe ich mich bei dieser Übung gefühlt?« und »Wie habe ich Dich wahrgenommen?«
- Einstiegsübung zum Thema Umgang mit Körperkontakt, Nähe und Distanz
- Übung *Kopfwiegen*
- Übung *Körperbild* (siehe Band *Aufbauübungen, Körperbewusstsein*)
- Therapiematerial *Erlebnisebenen*
- Therapiematerial *Körperliche Aktivitäten* (siehe Band *Aufbauübungen*)

7. Schwierigkeitsgrad (0 = sehr leicht bis 100 = sehr schwer)

a) für Patienten mit sozialen Ängsten: 40
b) für depressive Patienten: 20
c) für körperlich missbrauchte Patienten: 50
d) für narzisstisch gestörte oder Borderline-Patienten: 30
e) für Kollegen in verhaltenstherapeutischer Selbsterfahrung: 10

Vertrauensfall

1. **Psychotherapeutische Ziele**
   a) **Verhaltensbeobachtung**
      - Körperbeherrschung
      - Vertrauen
      - Umgang mit Körperkontakt
      - Aggressives Potenzial einzelner Teilnehmer

   b) **Wirkfaktoren**
      - Kohäsion
      - Vertrauen
      - Modelllernen
      - Unterstützung

   c) **Inhaltliche Ziele**
      - Förderung der Körperwahrnehmung
      - Aufbau von gegenseitigem Vertrauen
      - Abbau sozialer Ängste
      - Übernahme sozialer Verantwortung

2. **Rahmenbedingungen**
   a) **Material**
   Keines

   b) **Raum**
   ca. 20 qm freier Raum für 8 bis 10 Teilnehmer

   c) **Teilnehmer**
   nicht geeignet für Einzeltherapie
   geeignet für Psychotherapiegruppen: 6 bis 10 Teilnehmer und
   geeignet für Weiterbildungs- und Selbsterfahrungsgruppen bis max. 10 Teilnehmer

3. **Dauer**
   Bei 8 Teilnehmern ca. 30 Minuten

4. **Ablauf**
   a) **Partnerwahl**
   Die Teilnehmer stellen sich im Kreis auf. Dabei ist darauf zu achten, dass die jeweils kleineren und zierlicheren Teil-

nehmer neben den eher größeren und kräftigeren Gruppenmitgliedern stehen.

b) **Anordnung im Raum**
Die Teilnehmer bilden einen »Auffangkreis« und stehen in der Mitte des Raumes eng beieinander. Ein Gruppenmitglied stellt sich in die Mitte des Kreises für den Vertrauensfall.

c) **Therapeutisches Modell**
Die Therapeutin führt zunächst die Übung selbst vor. Sie stellt sich als Erste in die Mitte des Kreises, fest auf dem Boden, aufrecht ohne abzuknicken, die Augen geschlossen und kündigt an, dass sie sich nun in eine beliebige Richtung fallen lässt und von den Teilnehmern aufgefangen wird.

d) **Durchführung der Übung/Instruktion**
Nachdem die Therapeutin die Übung vorgeführt hat, erfolgt nochmals folgende Instruktion:
»Bitte stellen Sie sich mit beiden Füßen fest auf den Boden, die Füße ein wenig auseinander, sodass Sie einen festen Stand haben, die Arme angewinkelt, die Handinnenflächen zur Mitte gerichtet, sodass Sie den Teilnehmer in der Mitte, der gerade den Vertrauensfall durchführt, auffangen und ihn mit einer sanften Bewegung zu den anderen Teilnehmern weiterreichen können.
Sie brauchen dabei sehr viel Kraft und Konzentration, da es die wichtigste Aufgabe der im Kreis stehenden Teilnehmer ist, den Übenden nicht fallen zu lassen, sondern ihn sicher aufzufangen. Der in der Mitte Stehende stellt sich ebenfalls mit beiden Füßen fest auf den Boden, die Füße zusammen, die Arme am Körper oder schützend vor der Brust.
Stellen Sie sich nun vor, dass Ihre Wirbelsäule aus Metall sei, sodass Sie nicht abknicken können, schließen Sie die Augen und lassen Sie sich vertrauensvoll in irgendeine Richtung fallen. Sie werden von den Händen Ihrer Gruppenmitglieder aufgefangen und behutsam weitergereicht. Immer dann, wenn Sie zur Mitte kommen, lassen Sie sich wieder in irgendeine Richtung fallen. Richten Sie dabei Ihre Aufmerksamkeit auf Ihre Körperempfindungen und den

Grad des Vertrauens, den Sie Ihren Gruppenmitgliedern schenken können.«

Für jeden Teilnehmer werden etwa 3 Minuten eingeplant. Die Teilnehmer machen die Übung, einer nach dem anderen, ohne dazwischen über die einzelnen Erfahrungen zu sprechen. Der Erfahrungsaustausch erfolgt erst hinterher.

Während der Übung kann die Therapeutin das Verhalten der Gruppenmitglieder immer wieder verstärken.

Manchmal muss auch auf die notwendige Zurücknahme aggressiver Stoßbewegungen hingewiesen werden.

5. **Effekte der Übung**

Diese Übung modifiziert zu aggressives oder zu vorsichtiges Verhalten der im Kreis stehenden Teilnehmer und bringt eine Auseinandersetzung über das gegenseitige Vertrauen in Gang. Darüber hinaus bringt sie auch Bewegung und Auflockerung in die Gruppe.

6. **Mögliche Anschlussübungen**

- Partneraustausch zu verschiedenen therapeutisch wichtigen Themen (Körperwahrnehmung, Gedanken, Interpretationen, Vertrauen, Gefühle usw.)
- Einstiegsübung zum Thema Lob, Kritik, Wünsche äußern
- Inhaltliche Auseinandersetzung mit dem Thema Vertrauen
- Übung *Gefühlsfarben*
- Übung *Lebensspuren* (siehe Band *Aufbauübungen, Lebensgeschichte*)
- Therapiematerial *Gefühlskörper*
- Therapiematerial *Körperanalyse* (siehe Band *Aufbauübungen, Körperbewusstsein*)

7. **Schwierigkeitsgrad (0 = sehr leicht bis 100 = sehr schwer)**

a) für Patienten mit sozialen Ängsten: 60
b) für depressive Patienten: 40
c) für körperlich missbrauchte Patienten: 80
d) für narzisstisch gestörte oder Borderline-Patienten: 50
e) für Kollegen in verhaltenstherapeutischer Selbsterfahrung: 20

Nonverbales Kennenlernen

1. **Psychotherapeutische Ziele**
   a) **Verhaltensbeobachtung**
      - Umgang mit körperlicher Nähe und Distanz
      - kognitive, physiologische und emotionale Reaktionen

   b) **Wirkfaktoren**
      - Kohäsion
      - Offenheit
      - Vertrauen
      - Feedback

   c) **Inhaltliche Ziele**
      - Reizkonfrontation/Angstexposition
      - Abbau sozialer Ängste
      - Förderung der sozialen Wahrnehmungsfähigkeit
      - Umgang mit Körperkontakt
      - Erregungsprovokation
      - Gefühlswahrnehmung

2. **Rahmenbedingungen**
   a) **Material**
   eventuell Entspannungsmusik
   Therapiematerial *Erlebnisebenen*

   b) **Raum**
   ca. 20 qm freier Raum für 8 bis 10 Teilnehmer

   c) **Teilnehmer**
   nicht geeignet für Einzeltherapie
   geeignet für Psychotherapiegruppen: 6 bis 10 Teilnehmer
   geeignet für Weiterbildungs- und Selbsterfahrungsgruppen: 6 bis 20 Teilnehmer

3. **Dauer**
   5 bis 10 Minuten

4. **Ablauf**
   a) **Partnerwahl**
   beliebig, Festlegung der Rollen A und B

b) **Anordnung im Raum**
Die Paare verteilen sich gleichmäßig im Raum, die Partner stehen sich in einem Abstand von ca. 15 cm mit geschlossenen Augen gegenüber.

c) **Therapeutisches Modell**
Die Therapeutin führt die Übung mit einer ausgewählten Gruppenteilnehmerin vor.

d) **Durchführung der Übung/Instruktion**
Einleitung
»Bitte stellen Sie sich in einem Abstand von ca. 15 cm einander gegenüber. Einigen Sie sich, wer von Ihnen beiden mit der Übung beginnt.
Wir machen nun eine Übung zum Kennenlernen ohne Worte. Diese Übung wird Ihnen ungewöhnlich vorkommen, da Sie in Ihrem täglichen Leben nur selten andere Menschen auf diese Art und Weise kennen lernen.
Sollten Sie aufregende Gedanken oder Gefühle oder Körperreaktionen bei sich beobachten, so ist dies beabsichtigt und ein wichtiger Teil dieser Übung. Neben der neuen Art des Kennenlernens besteht unser Ziel darin, einen hilfreichen Umgang mit den auftauchenden Gefühlen einzuleiten.« (A beginnt nun, mit seinen Händen B, der die Augen schließt und sich passiv verhält, kennen zu lernen).
»Erfahren Sie nun mit Ihren Händen die Qualität, die Größe, die Temperatur, die Beschaffenheit der Hände Ihres Partners. Gehen Sie dann weiter zu den Unterarmen, den Oberarmen und den Schultern.
Ertasten Sie das Gesicht, die Stirn, die Augen, Nase, Wangen, Lippen, die Form des Gesichtes und schließlich die Haare.
Wie fühlen sich der Hals an, die Schulterblätter, der Rücken bis zum Bauch und den Hüften? Alle übrigen Teile des Körpers sparen wir aus, da sie für viele Menschen zum intimen Bereich gehören, in den wir nicht eingreifen wollen.
Gehen Sie nochmals zurück zu den Händen. Wie fühlen sich diese jetzt an? Gibt es einen Unterschied zum Anfang?
Verabschieden Sie sich nun auf Ihre ganz persönliche Art und Weise und bleiben Sie noch ein, zwei Minuten mit ge-

schlossenen Augen stehen um festzustellen, welche Körperreaktionen Sie im Moment empfinden, was Sie denken und fühlen. Wenn Sie dann wieder in den Raum zurückkommen, schreiben Sie Ihre Gedanken, Gefühle und Körperreaktionen sowie Ihr Verhalten bei dieser Übung auf das vor Ihnen liegende Blatt.«
Anschließend werden die Rollen gewechselt. Zum Schluss erfolgt ein gegenseitiger Erfahrungsaustausch.

5. Effekte der Übung
Diese Übung wird für fortgeschrittenere Teilnehmer einer Gruppe empfohlen. Sie provoziert häufig ungewohnte Körperreaktionen und Gefühle und ist gut dazu geeignet, persönliche Distanzen zu überwinden. Für manche Teilnehmer bringt diese Übung jedoch zu viel Nähe mit sich und ist zu bedrohlich; für diese sollte die Übung modifiziert werden.

6. Mögliche Anschlussübungen
- Wiederholung der Übung mit wechselnden Partnern
- Therapeutisches Übungsaufgaben für Paare (z. B. in der Paartherapie)
- Einstiegsübung zum Thema Umgang mit Normen
- Übung *Tröster* (siehe Band *Aufbauübungen, Angstbewältigung*)
- Therapiematerial *Gefühlspolaritäten*
- Therapiematerial *Kurztest »Sozialangst«* (siehe Band *Aufbauübungen, Selbstsicherheit*)

7. Schwierigkeitsgrad (0 = sehr leicht bis 100 = sehr schwer)
a) für Patienten mit sozialen Ängsten: 80
b) für depressive Patienten: 60
c) für körperlich missbrauchte Patienten: 95
d) für narzisstisch gestörte oder Borderline-Patienten: 80
e) für Kollegen in verhaltenstherapeutischer Selbsterfahrung: 60

5. Therapiematerialien

Eigenanalyse Selbstsicherheit

Bitte unterstreichen Sie Ihre persönlichen Merkmale (in den Spalten 2 bis 4) und tragen Sie anschließend Ihre eigenen Wünsche und Ziele ein (Spalte 1 Soll-Zustand)

1. Soll-Zustand	2. selbstsicher	3. unsicher	4. aggressiv
Gesicht	• freundlicher Blickkontakt • zugewandter Blickkontakt • entspanntes Gesicht • offenes Lächeln	• gesenkte Augen • um Anerkennung heischender Blick • angespannte Gesichtsmuskeln • verlegenes Lächeln	• starrer Blickkontakt • abgewandter Blick • Stirnrunzeln • verkrampftes Gesicht
Körper	• aufrecht • entspannt • zugeneigt	• gebeugt • angespannt • verknotet	• abgewandt • angespannt • verschränkte Arme und Beine
Stimme	• gut verständlich • deutlich	• leise • undeutlich	• sehr laut • schrill
Beziehung	• partnerschaftlich • erwachsen • wohlwollend	• von unten • unterwürfig • entschuldigend	• von oben • anklagend • vorwurfsvoll
Kommunikation	• Konkretheit • Ich-Äußerungen • Kontaktbereitschaft • Respekt	• Umschreibungen • man-Äußerungen • Rechtfertigung • Verteidigung	• Verallgemeinerungen • Du-bist-Äußerungen • Anklage • Beleidigungen • Verletzungen • Abwertungen • Ironisieren
Gefühle	• Sicherheit • Gelassenheit • Selbstvertrauen • Zufriedenheit • Zuneigung • Liebe • Souveränität • Vertrauen	• Unsicherheit • Hilflosigkeit • Selbstunsicherheit • Verlegenheit • Scham • Peinlichkeit • Schuldgefühle • Angst	• Aggression • Angriffslust • Selbstunsicherheit • Ungeduld • Hass • Verachtung • Neid • Missmut
Umgang mit Gefühlen	• Akzeptieren auch unangenehmer Gefühle • Freude über angenehme Gefühle	• Kampf gegen unangenehme Gefühle • Pessimismus bei angenehmen Gefühlen	• Verneinung, Verleugnung und Verdrängung angenehmer und unangenehmer Gefühle
Wertvorstellung	• Gleichgewicht von Selbstverwirklichung und sozialer Verantwortung	• Zurückstellen eigener Bedürfnisse, um die Erwartungen anderer zu erfüllen	• Durchsetzung eigener Bedürfnisse ohne Rücksicht auf andere

Görlitz, G. Körper und Gefühl in der Psychotherapie – Basisübungen. Klett-Cotta. Reihe Leben Lernen, 120

Erlebnisebenen

Auslösende Situation
Was hat sich genau wann ereignet, an welchem Ort, welche Personen waren beteiligt?

1. Physiologische (körperliche) Ebene
Wie reagiert mein *Körper* (Temperatur, Herzschlag, Magen, Kopf, Muskeln usw.)?

2. Kognitive (gedankliche) Ebene
Welche *Gedanken* gehen mir in dieser Situation durch den Kopf?

3. Emotionale (Gefühls-)Ebene
Welche *Gefühle* nehme ich wahr?

4. Motorische (Verhaltens-)Ebene
Wie *verhalte* ich mich in dieser Situation, wie handle ich?

Konsequenzen
Was folgt darauf? Wie reagieren die Menschen meiner Umgebung? Wie handle ich anschließend?

Vorsatz für die Zukunft
Wie möchte ich zukünftig mit dieser Situation umgehen? Was wäre hilfreicher zu tun?

Görlitz, G. Körper und Gefühl in der Psychotherapie – Basisübungen.
Klett-Cotta. Reihe Leben Lernen, 120

Gefühlspolaritäten

Bitte kreuzen Sie an, in welchem Maße die einzelnen Gefühle in der momentanen Situation auf Sie zutreffen (1 = sehr starke Bewertung des angenehmen Gefühls bis 5 = sehr starke Bewertung des unangenehmen Gefühls)

Nr.		1	2	3	4	5	
1.	entspannt	1	2	3	4	5	angespannt
2.	gelöst	1	2	3	4	5	verkrampft
3.	ruhig	1	2	3	4	5	beunruhigt
4.	befreit	1	2	3	4	5	gehemmt
5.	furchtlos	1	2	3	4	5	unsicher
6.	selbstbewusst	1	2	3	4	5	schüchtern
7.	gelassen	1	2	3	4	5	aufgeregt
8.	beschützt	1	2	3	4	5	ausgeliefert
9.	energievoll	1	2	3	4	5	kraftlos
10.	unternehmungslustig	1	2	3	4	5	erschöpft
11.	tatendurstig	1	2	3	4	5	gelähmt
12.	frisch	1	2	3	4	5	erschlagen
13.	kraftvoll	1	2	3	4	5	träge
14.	gelassen	1	2	3	4	5	ärgerlich
15.	friedlich	1	2	3	4	5	aggressiv
16.	risikobereit	1	2	3	4	5	zögerlich
17.	offen	1	2	3	4	5	verschlossen
18.	geduldig	1	2	3	4	5	ungeduldig
19.	entschlossen	1	2	3	4	5	unentschlossen
20.	frei	1	2	3	4	5	blockiert
21.	bestätigt	1	2	3	4	5	enttäuscht
22.	geborgen	1	2	3	4	5	vernachlässigt
23.	sicher	1	2	3	4	5	ängstlich
24.	verstanden	1	2	3	4	5	missverstanden
25.	ausgeglichen	1	2	3	4	5	gereizt
26.	konfliktbereit	1	2	3	4	5	konfliktscheu
27.	selbstständig	1	2	3	4	5	abhängig
28.	beruhigt	1	2	3	4	5	aufgewühlt
29.	zuversichtlich	1	2	3	4	5	zweifelnd
30.	beachtet	1	2	3	4	5	einsam
31.	selbstbewusst	1	2	3	4	5	verunsichert
32.	klar	1	2	3	4	5	unentschieden
33.	ausgeglichen	1	2	3	4	5	unausgeglichen
34.	überrascht	1	2	3	4	5	gelangweilt
35.	unabhängig	1	2	3	4	5	unfrei
36.	angeregt	1	2	3	4	5	unterfordert
37.	fröhlich	1	2	3	4	5	traurig
38.	zufrieden	1	2	3	4	5	unzufrieden
39.	glücklich	1	2	3	4	5	unglücklich
40.	bestätigt	1	2	3	4	5	abgelehnt

6. Gruppenregeln

1. Schweigepflicht
Alle persönlichen Informationen, die innerhalb oder außerhalb der Therapieräume bekannt oder untereinander besprochen werden, dürfen weder gegen die Gruppenmitglieder verwendet noch an dritte Personen weitergegeben werden.

2. Regelmäßige Teilnahme
Die Gruppenmitglieder verpflichten sich, zu allen Terminen pünktlich zu erscheinen (das heißt 10 Minuten vor Sitzungsbeginn).

3. »Ich« statt »man« oder »wir«
Sprechen Sie nicht per »man« oder »wir«, weil Sie sich hinter diesen Sätzen gut verstecken können und nicht die Verantwortung für das zu tragen brauchen, was Sie sagen. Außerdem sprechen Sie in »man«- oder »wir«-Sätzen für andere mit, von denen Sie gar nicht wissen, ob diese das wünschen.
Zeigen Sie sich als Person und sprechen Sie per ICH.

4. Sprechen Sie direkt und geben Sie direkte Rückmeldung (nicht über Dritte)
Wenn Sie einer anderen Person aus der Gruppe etwas mitteilen wollen, sprechen Sie sie direkt an und zeigen Sie ihr durch Blickkontakt und Nennung des Namens, wen Sie meinen.
Löst das Verhalten eines Gruppenmitglieds oder der Therapeutin angenehme oder unangenehme Gefühle bei Ihnen aus, teilen Sie es ihr/ihm sofort mit und nicht später einer/einem Dritten. Sprechen Sie dabei nicht in einer bewertenden Weise. Vermeiden Sie Deutungen oder Spekulationen. Sprechen Sie nur von Ihren Gefühlen („Ich fühle, empfinde …« statt »Ich glaube, du bist …«) ohne Schuldzuweisungen. Ihre persönlichen Gefühle genügen, denn auf diese haben Sie ein unbedingtes Recht.

5. Jede/r ist ihr/sein eigener Boss
Seien Sie Ihr eigener Boss und übernehmen Sie die Verantwortung dafür, was Sie selbst aus dieser Stunde machen und mitnehmen

wollen. Die anderen Gruppenmitglieder sind auch ihr eigener Boss und werden es Ihnen schon mitteilen, wenn sie etwas anderes wollen als Sie.

6. Wenn Sie eine Rückmeldung erhalten, lassen Sie es wirken

Verzichten Sie darauf, sich immer gleich zu verteidigen oder die Sache »klar zu stellen«. Denken Sie daran, dass Ihnen hier keine objektiven Tatsachen mitgeteilt werden, sondern persönliche Gefühle und Wahrnehmungen Ihres Gegenübers. Auch die/der andere hat das unbedingte Recht auf ihre/seine Gefühle.

7. In Kontakt bleiben

Wenn Sie versuchen, stets mit den anderen Gruppenmitgliedern in Kontakt zu bleiben, Ihr Herz und Ihre Ohren für andere zu öffnen, bietet die Gruppentherapie eine Menge zusätzlicher Lernmöglichkeiten und Sie werden sich selten langweilen. Bitte beschäftigen Sie sich nicht mit sich selbst und Ihren eigenen Formulierungen und Vorbereitungen für Ihren »Einsatz«, wenn gerade ein anderes Gruppenmitglied an der Reihe ist. Üben Sie, sich für andere Menschen zu interessieren.

8. Gegenseitige Unterstützung

Es ist sowohl für die Stimmung in der Gruppe als auch für das Lernen und Weiterkommen jeder/s Einzelnen immer besser, das zu loben, was gelungen ist, statt das zu bemäkeln, was schlecht geraten ist.

9. Soziale Verantwortung

Jeder von Ihnen ist natürlich zunächst hierher gekommen, um sich persönlich zu verändern. Dabei ist es auch immer notwendig, die Auswirkungen des eigenen Handelns auf andere Menschen, deren Gedanken und Gefühle zu berücksichtigen. Achten Sie daher – neben der notwendigen Beschäftigung mit sich selbst – auch immer darauf, wie es den anderen Teilnehmern geht. Bremsen Sie sich z. B., wenn Sie bemerken sollten, dass Sie sich selbst zu häufig oder zu lange in den Mittelpunkt stellen. Lassen Sie den anderen ebenso viel Zeit, ihre Gedanken und Gefühle zu äußern, wie Sie es sich für Ihre eigene Person wünschen.

(Modifiziert nach *Franke/Möller* 1993)

7. Information für Patienten: Gruppentherapie

Diese Information kann vom Therapeuten als Vorabinformation in Kopie an Patienten, Klienten und Weiterbildungsteilnehmer ausgehändigt werden.

Die Gruppentherapie ist für bestimmte Patienten und Störungsbilder eine wichtige und notwendige Ergänzung zur Einzeltherapie. Die Teilnehmer einer Gruppe verbindet in der Regel ein gemeinsames Veränderungsziel. Das methodische Vorgehen ist störungs-, lösungs- und zielorientiert.
Ihre Therapeutin hat für jeden Patienten einen ganz persönlichen Behandlungsplan aufgestellt. Falls Sie eine Gruppentherapie empfohlen bekommen, beinhaltet Ihr Behandlungsplan Methoden, die am wirksamsten in einer Gruppe, d. h. im unmittelbaren Kontakt mit anderen Menschen, durchgeführt werden. Sie persönlich werden erleben, dass einige der für Sie notwendigen Behandlungsmethoden (wie z. B. Entspannungs-, Selbstsicherheits-, Genussübungen usw.) in der Gruppe mehr Spaß machen und leichter fallen werden. Dies liegt daran, dass Sie in einer Gruppe das hilfreiche Gefühl entwickeln können

- **Wir sitzen alle in einem Boot**

Sie werden in einem geschützten Rahmen sowohl von Ihrer Therapeutin als auch von den übrigen Gruppenteilnehmern wichtige Informationen und Rückmeldungen erhalten sowie gegenseitige Hilfe und Unterstützung.
Die psychotherapeutische Gruppe stellt ein Übungsfeld dar, das Ihnen unter fachlicher Anleitung ermöglicht, Neues auszuprobieren.
Viele Patienten haben zu Beginn der Gruppentherapie Angst davor, was wohl auf sie zukommen mag, und verspüren in den ersten Sitzungen eine erhöhte Aufregung. Doch gerade diese Angst und Aufregung macht deutlich, dass eine Gruppe für sie genau das Richtige sein kann. Denn hier können sie lernen, ihre Ängste gemeinsam mit anderen Menschen, die auch unter behand-

lungsbedürftigen Ängsten leiden, zu bewältigen. Auch der angemessene Umgang mit natürlicher und übersteigerter Erregung wird Teil der Gruppentherapie sein.
Es gibt verschiedene themen- oder störungsbezogene Gruppenprogramme. Manche sind standardisiert, d. h., die einzelnen Behandlungsschritte sind von Sitzung zu Sitzung genau festgelegt, andere sind halbstandardisiert, d. h., dass neben einigen standardisierten Behandlungsschritten (z. B. Kommunikationsübungen) das Vorgehen auf die Probleme und Bedürfnisse der Teilnehmer abgestimmt werden kann.

- **Die meisten Patienten wünschen sich vor Beginn der Gruppe genaue Informationen darüber, was in einer Gruppe auf sie zukommen könnte.**

Ihre Therapeutin wird Ihnen so gut wie möglich vorher Ihre Fragen beantworten. Sie wird Ihnen sagen können:

- *Wie viele Personen teilnehmen werden (in der Regel 8 bis 10 Personen)*
- *wie die Verteilung der Geschlechter sein wird (meist wird ein ungefähres Gleichgewicht zwischen Männern und Frauen angestrebt)*
- *ob Sie Ihre persönlichen Geheimnisse preisgeben müssen (in der Regel gehören diese nicht in die Gruppe, sondern in die Einzeltherapie)*
- *wie die Altersverteilung der Teilnehmer sein wird (die meisten Gruppenkonzepte sind für erwachsene Patienten im Alter zwischen ca. 20 und 55 Jahren konzipiert, manchmal sind die Teilnehmer auch noch etwas jünger oder älter, daneben gibt es Gruppen für Kinder, Jugendliche und ältere Menschen)*
- *und welche Methoden auf sie zukommen werden.*

Wahrscheinlich können Sie sich nicht immer ganz genau vorstellen, wie die einzelnen Methoden in die Praxis umgesetzt werden, dennoch möchte ich Ihnen im Folgenden einige der häufigsten Gruppenmethoden aufzählen:

- *Entspannungs- und Besinnungsübungen*
- *Rollenspiele*
- *Selbstsicherheits- und Durchsetzungsübungen*

- *Methoden zur körperlichen und sozialen Aktivierung*
- *Methoden zur Angstbewältigung*
- *Aufbau verstärkender Aktivitäten*
- *Übungen zur Verbesserung der Körperwahrnehmung und des Körperbewusstseins*
- *Übungen zum Aufbau und zur Verbesserung des sozialen Verhaltens*
- *Übungen zur Verbesserung der Gefühlswahrnehmung*
- *Kommunikationsübungen*
- *Methoden zur Verbesserung des Gesundheitsverhaltens*

Gleichzeitig wird es keinem Therapeuten möglich sein, ganz genau vorherzusagen, wie eine Gruppe von Anfang bis Ende verlaufen wird. Jede Gruppentherapie verläuft als Prozess, bei dem die Erfahrungen und Erlebnisse der Sitzungen aufeinander aufbauen und von den Teilnehmern mitbestimmt werden. Dieser Prozess ist immer lebendig und spannend und bringt für Gruppenleiter und Teilnehmer immer wieder neue Erfahrungen mit sich.

Wenn Sie sich entschließen, an einer Gruppe teilzunehmen, so erhalten Sie in der Regel ein Informationsblatt, auf dem Sie sich zur regelmäßigen Teilnahme und zur Schweigepflicht gegenüber den Personen und Äußerungen der übrigen Teilnehmer nach außen verpflichten.

Bei der ersten Gruppensitzung vereinbaren manche Gruppenleiter sogenannte Gruppenregeln, die den Umgang der Teilnehmer untereinander erleichtern können und gleichzeitig bereits therapeutisch wirken.

Eine Hilfe zur Selbsthilfe ist der sog. Gruppenbericht. Jeder einzelne Teilnehmer übernimmt dabei reihum das Schreiben dieses Berichts einschließlich des Kopierens für alle Teilnehmer.

II. Entspannungs- und Besinnungsübungen

1. Grundlagen

In Situationen, die mit Aufregung, Ärger, Unsicherheit oder anderen erregungsauslösenden Gefühlen verbunden sind, treten neben diesen Gefühlen auch körperliche Reaktionen wie Schwitzen, Zittern, erhöhter Herzschlag usw. auf, begleitet von Anspannung der Muskulatur. Je stärker die seelische Erregung, desto wahrscheinlicher reagieren wir mit muskulärer Anspannung.
Auch der umgekehrte Weg ist möglich. Durch gezielte Muskelentspannung können starke Anspannungszustände verringert werden. Im Zustand tiefer Entspannung ist es nicht möglich, auch gleichzeitig angespannt zu sein.
Im Zustand der Entspannung sinkt der Puls, der Muskeltonus verringert sich, die Alpha-Wellen-Tätigkeit der Gehirnströme nimmt zu. Wir fühlen uns seelisch wohler, gelassener und ruhiger. Im Gegensatz zu vielen Medikamenten haben Entspannungsübungen keine schädlichen Nebenwirkungen.
Bereits im Jahr 1932 hat *Schultz* das **Autogene Training** (AT) entwickelt, das bis heute häufig angewandt wird. Das Autogene Training hilft vielen Menschen, zu lernen, sich zu entspannen und sich dafür auch die nötige Zeit zu nehmen. Es handelt sich dabei um eine suggestive Methode. Die Teilnehmer hören relativ passiv auf die Anweisungen des Leiters.
Inzwischen gibt es noch mehrere andere Methoden, Entspannung zu erlernen. Ich persönlich bevorzuge Methoden, die direkt an das Erleben des Patienten anknüpfen, z. B. Visualisierungs- und Besinnungsübungen oder Methoden, die den Patienten selbst aktivieren, wie z. B. die Progressive Muskelentspannung. Methoden, bei denen Empfindungen wie z. B. Wärme, Ruhe, Schwere o. ä. vom Therapeuten induziert werden, wie z. B. beim Autogenen Training (AT), führen aus meiner Erfahrung zu häufigen Widerständen und Versagensgefühlen bei denjenigen Patienten, die den Ent-

spannungszustand möglicherweise noch nicht erreicht haben oder sich besonders schwer damit tun.

Darüber hinaus scheint z. B. die Wirksamkeit der **Progressiven Muskelrelaxation** (PM) nach *Jacobson* (2011) derjenigen des Autogenen Trainings überlegen zu sein. Insbesondere bei Angst- und Spannungsgefühlen und bei verschiedenen anderen körperlichen Beschwerden, die mit Anspannung und Schmerzen verbunden sind, hat sich die Progressive Muskelentspannung in der großangelegten Therapie-Wirksamkeits-Studie von *Grawe* (1994) als sehr wirksam erwiesen. Auch bei Patienten mit Hypertonie, Schlafstörungen und Kopfschmerzen wird diese Methode mit Erfolg eingesetzt. »Insgesamt ist das PM als ein Therapieverfahren zu bewerten, dessen Anwendung in der klinischen Praxis empfohlen werden kann. Es ist relativ leicht erlernbar und seine Wirkungen stehen in einem günstigen Verhältnis zu dem für die Durchführung erforderlichen Aufwand. Anders als in experimentellen Studien wird die PM in der klinischen Praxis nur selten als alleinige Therapie zur Anwendung gelangen, sondern eher als Teil einer umfassenden Behandlung. In dieser Anwendungsform gibt es einen weiten Bereich therapeutischer Problemstellungen, auf die die PM mit Nutzen angewendet werden kann.« (S. 606–607). Warum das AT bei den bisher durchgeführten Wirksamkeitsprüfungen schlechter abzuschneiden scheint als andere Entspannungsmethoden, ist vorerst noch eine offene Frage. *Grawe* empfahl damals deshalb, die relativ schlechte Wirksamkeitsbestätigung des AT als einen warnenden Hinweis ernst zu nehmen, dieses Verfahren nicht allzu unkritisch für eine möglichst breite Anwendung zu propagieren (vgl. S. 616–617).

Da PM und AT in zahlreichen Büchern bereits mehrfach ausführlich dargestellt werden, beschränke ich mich hier auf die Darstellung der Kurzentspannung nach *Jacobson* und einige mögliche Variationen (siehe *Reise durch den Körper* und *Entspannungsstern*).

Als weitere Möglichkeit zur Entspannung und gleichzeitiger Schulung von Körper- und Gefühlswahrnehmung haben sich verschiedene Visualisierungsmethoden bewährt (z. B. Entspannungstraining nach Weitzman). Um festzustellen, wie gut es den Teilnehmern gelingt, innere Bilder hervorzurufen, eignet sich der Bildschärfe-Skala-Test von Lazarus. In seinem Buch mit dem Titel

»Innenbilder« regt Lazarus den Leser dazu an, sich unterschiedliche Gefühle vorzustellen und dabei die Bilder, die gleichzeitig vor dem geistigen Auge aufgetreten sind, zu beobachten. Je nach Schärfe des inneren Bildes werden die Items bewertet. Der Gesamtwert ergibt einen Hinweis auf die innere Vorstellungskraft. »Die überwiegende Mehrzahl der Menschen wird unschwer erkennen, dass bald eine Reihe von inneren Bildern entsteht, wenn sie irgendwelche wichtigen Gefühle erleben. Und doch haben viele Psychologen und Psychiater die Bedeutung und die Kraft der inneren Bilder heruntergespielt. Sie sind nur selten bereit anzuerkennen, dass bestimmte Bilder zahlreiche emotionale Probleme verursachen können.« (S. 35) Heute, arbeiten viele Fachleute bereits mit diesen inneren Bildern, z. B. bei der Behandlung von Posttraumatischen Belastungsstörungen.

Visualisieren von sog. Ruhebildern *(Phantasiereise – Traumland)*, Nutzung der Atmung für Entspannungsinstruktionen *(Atementspannung)* oder Verwendung von Entspannungsinstruktionen zur Beschäftigung mit inneren Prozessen *(Reise zu den Stärken)* zählen heute zu den gebräuchlichen Entspannungsmethoden.

Zahlreiche Entspannungs- und Tranceinduktionen finden sich in Veröffentlichungen zur **Hypnotherapie**. Einige der dargestellten Entspannungsinstruktionen veranschaulichen auch die offene »alles gewährende« Sprache der Hypnotherapeuten.

Eine weitere begleitende Methode, die zur Reduzierung der Erregung, zu einem Entspannungseffekt und gleichzeitig zu einer verstärkten »Innenschau« führt, verbunden mit deutlicher Wahrnehmung von Gefühlen und Körperempfindungen, stellen die von mir immer wieder erwähnten **Besinnungsübungen** dar. Diese Besinnungsübungen, bei denen die Patienten zu jedem Zeitpunkt des Therapiegeschehens aufgefordert werden können, eine entspannte Körperhaltung einzunehmen, die Augen zu schließen und einige Sekunden oder Minuten ihre Aufmerksamkeit schweigend auf ihre Gedanken, Gefühle und Körperempfindungen zu richten, kann ich mir aus meinem Therapiealltag nicht mehr wegdenken. Für Patienten und Weiterbildungsteilnehmer stellen diese Besinnungsübungen eine Möglichkeit der Vertiefung, Rekapitulation und des erlebnisorientierten Lernens dar.

Entspannungs- und Imaginationsübungen eignen sich auch besonders zur Aufmerksamkeitsumlenkung bei der Schmerzbewältigung.
Allgemein muss bei **Imaginationsübungen** (Visualisierungs- oder Vorstellungsübungen) darauf geachtet werden, dass die induzierten Bilder im Erlebnisspektrum des Patienten liegen. Im günstigsten Fall übernimmt der Therapeut die eigene Beschreibung des inneren Bildes des Patienten.
Da Entspannungszustände erlernt und eingeübt werden müssen, ist es die Aufgabe von Therapeut und Patient, Übungsbedingungen und die entsprechende Motivation herzustellen. Dies kann u. a. durch Wissensvermittlung und Information sowie durch entsprechende Übungspläne sowie Wiederholung des Erlernten in Eigeninitiative geschehen. (*Siehe auch Sammer*, 2017)

2. Quellen und Kurzdarstellung der Übungen

Die Muskel-Kurzentspannungsübung **Reise durch den Körper** ist abgeleitet von der Entspannungsübung nach *Jacobson*. Nach sechs bis acht Wochen intensiver Einübung der ausführlichen progressiven Muskelentspannung nach *Jacobson* kann ein relativ schneller Entspannungseffekt herbeigeführt werden. Die Kurzform kann gut in den Alltag integriert werden. Sie beginnt mit der Anspannung der Hände und führt schließlich zur bewussten Überprüfung der wichtigsten einzelnen Muskelgruppen des gesamten Körpers. Dies ist eine sehr beliebte Kurzentspannung, die in der Therapie gut in Kombination mit Vorstellungen von Angstsituationen im Sinne einer systematischen Desensibilisierung eingesetzt werden kann, aber auch bei In-vivo-Übungen zur Reizkonfrontation oder als Einleitung bei Besinnungsübungen.

Bei dem **Entspannungstraining nach Weitzman** verblüfft mich immer wieder der schnelle Entspannungseffekt. Vorstellungen, wie z. B. ein leiser Hauch, werden mit der Lenkung der Aufmerksamkeit auf bestimmte Körperteile, z. B. ein leiser Hauch gegen die Wange, verknüpft. Durch eine überraschende und unvorhersehbare Folge von Verknüpfungen entsteht oft sehr schnell das Gefühl von Wohlbefinden, Ruhe und Entspannung. Die von *Franke und Möller* (1993) nach Weitzman zusammengestellten 13 Kurzinstruktionen habe ich etwas modifiziert und durch sechs weitere bewährte Vorstellungseinheiten ergänzt.

Die **Phantasiereise Traumland** ist eine Imaginationsübung, die zu einem Ruhebild in der Vorstellung führt. Diese Übung kann sowohl mit konkreten Inhalten gefüllt werden, wie z. B. Bildern von einem sonnigen Strand, einer duftenden Blumenwiese, Schwimmen im Meer, Sitzen vor dem Kaminfeuer, Ruhen unter einem Baum, Lieblingsplatz in der Wohnung usw., oder kann so offen formuliert werden, dass den Teilnehmern die Vorstellung ihres Ruhebildes selbst überlassen bleibt. Eine ähnliche Phantasiereise für Kinder habe ich selbst bereits 1993 veröffentlicht. Die Idee, bei einer Phantasiereise ein Tor in eine andere Welt zu benutzen, stammt von *Unterbruner* (1991). Die Autorin benutzte diese Induktion anlässlich einer Untersuchung zu Umweltängsten bei Kindern. Die Teilnehmer stellten sich hinter dem Tor ihre Zukunft, d. h. die Welt in 20 Jahren, vor.
Weitere Anregungen für konkrete Ruhebilder finden sich bei *Wendlandt* (2005).

Da die Atmung ein guter Gradmesser für den momentanen An- oder Entspannungszustand ist, eignet sich die Übung **Atementspannung** besonders gut als Transferübung in Alltagssituationen. An der Atmung lässt sich besonders gut erkennen, wie angespannt ein Mensch ist. Bei Anspannung ist die Atmung schnell, flach und oft unregelmäßig, im Zustand der Entspannung langsam, tief und regelmäßig. Hinzu kommt, dass der Atem als natürliches Mittel, das jedem Menschen jederzeit zur Verfügung steht, als Schlüssel zu Entspannungsmöglichkeiten genutzt wird. Bei dieser Übung kommt es auf die Wahrnehmung der Atembewegung an. Mit den Händen wird die Auf- und Abbewegung von Brust und Bauch miterlebt, es wird die Körperwahrnehmung für die Fortsetzung der Atembewegung in den Schultern, im Rücken, den Händen und Füßen geschult. Verschiedene Entspannungsanker wie Worte, Zählen, Sätze und Bilder werden für den Transfer in Alltagssituationen genutzt. Weitere Atemübungen finden sich z. B. bei *Feldenkrais* (1978) und *Wildman* (2002).

Die Übung **Entspannungsstern** ist eine Generalisierungsübung für Entspannung in Verbindung mit Einübung von Körperkontakt in Gruppen. Sie bezieht das soziale Element mit ein, löst häufig zunächst unwillkürliche Anspannung aufgrund des Körperkontakts aus und führt meist zu einem um so größeren Entspannungseffekt. Die Teilnehmer liegen dabei sternförmig auf dem Boden, fassen ihre linken und rechten Nachbarn an den Händen. Es wird zunächst die Wahrnehmung auf den vier Erlebnisebenen (Körperempfindungen, Gedanken, Gefühle, Verhalten) geschult, anschließend eine Kurzentspannungsinstruktion gegeben und schließlich die Aufmerksamkeit auf den Kontakt der Hände gelenkt. Der Entspannungsstern ist meist ein intensives Gruppenerlebnis.

Eine besondere Art der Besinnungsübung stellt die **Reise zu den Stärken** dar. Hier wird Entspannung dazu genutzt, den Teilnehmern Zugang zu ihren persönlichen Ressourcen und Stärken zu verschaffen. Nach einer Besinnungsübung werden die Teilnehmer zu verschiedenen Stärkesituationen ihres Lebens gelenkt, gleichzeitig werden die Sinne geschult (Sehen, Hören, Riechen, Schmecken, Fühlen), und am Ende der Übung stehen ein symbolischer Stärkebegriff und ein selbst gemaltes Bild, mit dem anschließend therapeutisch weitergearbeitet werden kann. Positive Eigenschaften, Begabungen, Fähigkeiten, Stärken und Erfahrungen werden zur Entwicklung der Selbsthilfefähigkeiten der Patienten genutzt. Es hat sich gezeigt, dass diese Übung das allgemeine Wohlbefinden und die Lebenszufriedenheit steigern kann und zu einer Reduzierung von Erregung führt. Eine ähnliche Übung findet sich in Kurzform auch bei *Bandler und Grinder* (2001) und *Görlitz* (1993). Für die Arbeit mit Familien eignen sich hierzu ergänzend die ressourcenorientierten Übungen *Blick auf das Positive* und *Kraftquellen für die Familie* (s. Görlitz, Psychotherapie für Kinder und Familien).

3. Übersicht – Entspannung

Übungen und Therapiematerialien

ÜBUNGEN	Schwerpunkt	geeignet für: Einzeltherapie/Gruppen/ Kinder/Weiterbildung E	G	K	W	Mindest-dauer (Min.)	Schwie-rigkeit
Reise durch den Körper	Generalisierung PM	ja	ja	ja	ja	15	leicht
Entspannung nach Weitzman	Kinästhetische Wahrnehmung	ja	ja	ja	ja	10	leicht
Phantasiereise Traumland	Entspannungs-Ressourcen	ja	ja	ja	ja	30	leicht
Atem-Entspannung	Erregungs-Reduzierung	ja	ja	ja	ja	15	mittel
Entspannungs-stern	Stressimpfung	nein	ja	ja	ja	20	schwer
Reise zu den Stärken	Mobilisierung von Fähigkeiten	ja	ja	ja	ja	30	leicht
THERAPIE-MATERIAL	**Schwerpunkt**	**geeignet für: Einzeltherapie/Gruppen/ Kinder/Weiterbildung E**	**G**	**K**	**W**	**Mindest-dauer (Min.)**	**Schwie-rigkeit**
Selbstbeobach-tungsbogen	Selbstkontrolle	ja	ja	ja	ja	10	mittel
Gefühlskörper	Körper-wahrnehmung	ja	ja	ja	ja	5	mittel
Zufriedenes Dasein	Kognitive Umstrukturierung	ja	ja	bedingt	ja	15	schwer
Wohlbefind-lichkeitsprofil	Mobilisierung von Ressourcen	ja	ja	ja	ja	10	leicht
Information	Entspannung	ja	ja	ja	ja	10	leicht

* E = Einzeltherapie; G = Gruppentherapie; K = Kindertherapie; W = Weiterbildung

4. Praktische Übungen

Reise durch den Körper

1. **Psychotherapeutische Ziele**
   a) **Verhaltensbeobachtung**
      - Umgang mit Ruhe und Entspannung
      - Vorerfahrungen mit Entspannungstechniken
      - Fähigkeit zur Entspannung

   b) **Wirkfaktoren**
      - Kohäsion
      - Vertrauen
      - Unterstützung

   c) **Inhaltliche Ziele**
      - Generalisierung der Progressiven Muskelentspannung nach *Jacobson*
      - Erlernen einer muskulären Kurzentspannung
      - Reduzierung des allgemeinen Erregungsniveaus
      - Förderung der Körperwahrnehmung

2. **Rahmenbedingungen**
   a) **Material**
   eventuell Entspannungsmusik

   b) **Raum**
   mindestens 30 qm freier Raum für 8 bis 10 Teilnehmer

   c) **Teilnehmer**
   geeignet für Einzeltherapie
   geeignet für Psychotherapiegruppen: 2 bis 10 Teilnehmer
   geeignet für Weiterbildungs- und Selbsterfahrungsgruppen bis maximal 20 Teilnehmer

3. **Dauer**
   Die gesamte Instruktion dauert ca. 15 Minuten
   Die Entspannungsüberprüfung ca. 5 Minuten

4. Ablauf
   a) **Partnerwahl**
      keine
   b) **Anordnung im Raum**
      Die Teilnehmer sitzen auf Stühlen.
   c) **Therapeutisches Modell**
      Die Therapeutin führt die An- und Entspannungsübungen modellhaft vor.
   d) **Durchführung der Übung**
      Die Therapeutin liest den Entspannungstext (siehe Instruktion) langsam mit gedämpfter Stimme vor, beobachtet dabei das Verhalten der Teilnehmer und passt Tempo und Inhalte den beobachteten Reaktionen an.

5. **Effekte der Übung**
   Diese Übung bringt Ruhe und Entspannung in die Gruppe.
   Ein täglich eingeübtes, etwa sechswöchiges vorausgehendes Training der Langform der »Progressiven Muskelentspannung nach *Jacobson*« erhöht den Effekt der Übung.

6. **Mögliche Anschlussübungen**
   - Malen eines Entspannungsankers
   - Besprechen einer Entspannungskassette (durch Leiter oder Teilnehmer)
   - Therapeutische Übungsaufgaben zur Entspannung im Alltag
   - Übung *Atementspannung*
   - Übung *Drängeln* (siehe Band *Aufbauübungen, Selbstsicherheit*)
   - Therapiematerial *Selbstbeobachtungsbogen – Entspannung*
   - Therapiematerial *Körperanalyse* (siehe Band *Aufbauübungen, Körperbewusstsein)*

7. **Schwierigkeitsgrad (0 = sehr leicht bis 100 = sehr schwer)**
   a) für Patienten mit sozialen Ängsten: 30
   b) für depressive Patienten: 30
   c) für körperlich missbrauchte Patienten: 20–30
   d) für narzisstisch gestörte oder Borderline-Patienten: 20–30
   e) für Kollegen in verhaltenstherapeutischer Selbsterfahrung: 10

Bei der Langform der Progressiven Muskelentspannung nach *Jacobson* (1934) (die hier nicht mehr ausführlich dargestellt wird, da es bereits zahlreiche Publikationen hierzu gibt, z. B. *Wendlandt* 2005; *Jacobson* 2002; *Bernstein u. Borkovec* 2007 und *Derra* 2007) werden nacheinander folgende Muskelpartien zuerst angespannt und dann entspannt:

- *Hände und Finger*
- *Unterarme*
- *Oberarme*
- *Stirn*
- *Augen*
- *Wange*
- *Kiefer, Zunge, Lippen*
- *Schulter und Nacken*
- *Rücken*
- *Brust*
- *Bauch*
- *Gesäß*
- *Unterleib*
- *Oberschenkel*
- *Unterschenkel*
- *Füße und Zehen*

Die genannten Muskelgruppen werden zunächst angespannt und dann langsam wieder entspannt. Dabei wird v. a. auf die unterschiedlichen Empfindungen zwischen An- und Entspannung sowie den allmählichen Übergang geachtet. Dadurch können immer feinere Unterschiede wahrgenommen und durch tägliches Üben nach ca. 6 bis 8 Wochen eine tiefe Entspannung herbeigeführt werden. Anschließend wird dann die dargestellte Kurzentspannung zum besseren Transfer in Alltagssituationen erlernt.

Instruktion zur Übung: Reise durch den Körper

(Der Text wird langsam, mit gedämpfter Stimme vorgetragen. Drei Punkte bedeuten jeweils eine Sprechpause von 3 Sekunden, 6 Punkte 6 Sekunden Pause usw.)

1. Vorbereitung

Die Übung wird am besten im Sitzen durchgeführt, da in dieser Haltung ein besserer Transfer auf Alltagssituationen stattfinden kann als im Liegen. Leise Entspannungsmusik im Hintergrund kann für manche Patienten den Entspannungseffekt erhöhen (bitte vergewissern Sie sich selbst bei den Patienten, ob begleitende Musik als unterstützend erlebt wird).
Setzen Sie sich nun in einer entspannten Besinnungshaltung auf einen Stuhl. Lockern Sie Gürtel, Rock- oder Hosenbund. Stellen Sie die Füße fest auf den Boden, etwas auseinander, legen Sie Ihre Handinnenflächen rechts und links auf die Oberschenkel. Setzen Sie sich in einer aufrechten Sitzhaltung auf den Stuhl, sodass Sie das Gewicht, das Ihr Gesäß auf den Stuhl ausübt, deutlich spüren können. Lehnen Sie den Rücken gegen die Lehne. Balancieren Sie den Kopf leicht auf dem Körper aus, bis Sie eine bequeme Haltung gefunden haben, und schließen Sie nun allmählich Ihre Augen. Falls Ihnen das Schließen der Augen noch nicht möglich sein sollte, so suchen Sie sich einen Punkt vor sich auf dem Boden, den Sie so lange fixieren, bis Ihnen die Augen wie von selbst zufallen.
Nehmen Sie sich nochmals ein wenig Zeit, sich so lange zurechtzurücken, bis Sie vorerst einigermaßen bequem sitzen. Sie können auch während der Übung immer wieder Ihre Haltung korrigieren.
Es kann sein, dass Sie während der Entspannungsübung verstärkten Speichelfluss, Magen-Darmgeräusche, Kribbeln oder andere körperliche Reaktionen wahrnehmen, das ist ganz in Ordnung und ein gutes Zeichen dafür, dass Ihr Körper auf Entspannung reagiert.

2. Wahrnehmungs-Schulung

Schließen Sie nun Ihre Augen und lassen Sie zunächst Ihre Gedanken wandern, wohin sie im Moment wandern wollen … ohne bewusst Einfluss auf Ihre Gedanken zu nehmen … Vielleicht sind Sie noch mit der Situation beschäftigt, aus der Sie gerade kommen. … Vielleicht beschäftigen Sie sich gedanklich gerade mit der momentanen Situation … Vielleicht sind Ihre Gedanken auch irgendwo anders … Genießen Sie es, dass es für Sie im Moment nichts anderes zu tun gibt, als hier zu sitzen. Und während Sie Ihren Gedanken noch etwas Zeit lassen zu wandern ... können Sie gleichzeitig **spüren**, wie fest Sie auf dem Stuhl sitzen. ... Sie können verschiedene Geräusche in diesem Raum oder außerhalb wahrnehmen und meine Stimme **hören** ... Während Sie Verschiedenes spüren und hören, können Sie vielleicht auch irgendetwas **riechen** ... oder sogar **schmecken** ... und vor Ihrem inneren Auge bestimmte Bilder **sehen**, ... die mit der momentanen Situation verbunden sind. Geben Sie sich jetzt ganz diesen Sinneseindrücken hin.

3. Muskel-Kurzentspannung / Reise durch den Körper

Lenken Sie nun Ihre Gedanken auf Ihren Körper hier in diesem Raum. Lockern Sie Ihre Muskeln, so gut es jetzt schon geht ... Nachdem Sie sich auf Ihre eigene Art und Weise entspannt haben, zeige ich Ihnen, wie Sie durch gezieltes Vorgehen im Laufe der Zeit, durch tägliche Wiederholung dieser Übung, einen noch intensiveren Entspannungseffekt erzielen können. Wir machen zunächst eine kleine Vorübung.

Ballen Sie Ihre Fäuste, den Daumen nach innen, so fest, dass Sie die Anspannung in den Fäusten und Unterarmen deutlich spüren können, ballen Sie die Fäuste noch etwas fester, sodass Sie vielleicht auch im Oberarm die Anspannung spüren. Halten Sie diese Anspannung und spüren Sie, wie sich Anspannung anfühlt, vielleicht wird sie sogar allmählich unangenehm ...

Lockern Sie nun die Hände im Zeitlupentempo ganz langsam und beobachten Sie den allmählichen Übergang von Anspannung zur Entspannung ... Öffnen Sie Ihre Fäuste ganz langsam, um den Unterschied zwischen An- und Entspannung schrittweise ganz bewusst wahrnehmen zu können ... Können Sie spüren, wie das Blut langsam und ganz allmählich wieder in Ihre Hände und Finger fließt? Manchmal ist auch ein Temperaturunterschied oder ein leichtes Kribbeln zu spüren ...

Öffnen Sie die Hände ganz langsam weiter, genießen Sie die allmähliche Lockerung und Entspannung Ihrer Hände ... bis Ihre Handinnenflächen wieder locker auf Ihren Oberschenkeln aufliegen.

Richten Sie nun Ihre Aufmerksamkeit auf Ihren übrigen Körper. Stellen Sie sich vor, dass Sie sich nun auf eine kleine Reise durch

Ihren Körper begeben. Manchmal ist es hilfreich, sich vorzustellen, auf einem kleinen Boot den Fluss des Blutstroms entlang vom Kopf bis zu den Füßen hinabzugleiten.
Beginnen Sie beim **Gesicht** ... Versuchen Sie, soweit es Ihnen heute und in dieser Haltung möglich ist, Ihre **Stirn** zu lockern ... glatt werden zu lassen ... zu entspannen ... sodass alle unnötigen Falten aus Ihrer Stirn verschwinden können ... Lassen Sie die **Augenbrauen** sinken ... die **Augen** leicht geschlossen ... Öffnen Sie nun leicht Ihren **Mund** ... lassen Sie Ihre **Lippen** voll und weich werden ... die Zähne auseinander ... sodass die gesamte **Kiefermuskulatur** sich lockern kann ... und der Unterkiefer nach unten hängt ... die **Zunge** breit, bequem und locker im Mund ... Durch die Lockerung Ihrer Mund- und Kiefermuskeln können sich auch Ihre **Wangenmuskeln** entspannen ... und die **Wangen** ganz weich werden ... Lassen Sie nun die Entspannung des Gesichts, so wie es Ihnen heute möglich ist, sich auf die übrige **Kopfhaut** ausdehnen ... und lockern Sie ganz bewusst, auf Ihre eigene Art und Weise, die Kopfhaut .../...
Wandern Sie nun weiter zum **Hals** ... **Nacken** ... und zu den Schultern ... Bewegen Sie zunächst Ihren Kopf wie in Zeitlupe, ganz sanft hin und her ... in kleinen Bewegungen von rechts nach links ... und prüfen Sie dabei, in welcher Haltung Ihr Kopf die bestmögliche Entspannung für Ihre Hals- und Nackenmuskeln erreichen kann ... Lassen Sie nun für eine gewisse Zeit Ihren Kopf in einer für Sie entspannten Position .../...
Setzen Sie Ihre Reise durch den Körper nun zu den Schultern fort. Versuchen Sie, Ihre **Schultermuskeln** bewusst zu lockern, indem Sie Ihre Schultern immer noch ein paar Millimeter nach unten ... und hinten ... und außen ... sinken lassen ... Überprüfen Sie dabei nochmals, in welcher Kopfhaltung Sie bei entspannten Schultern auch eine größtmögliche Lockerung Ihrer Hals- und Nackenmuskeln erreichen .../...
Beobachten Sie nun Ihre **Atmung** ... Wie sich beim Einatmen Ihre Brust hebt ... und welche Muskeln sich dabei anspannen ... und den Unterschied zum Ausatmen. Vielleicht können Sie die Atmung bis in den Bauch hinein spüren ... und dabei gleichzeitig auch Ihre **Bauchdecke** lockern ... bis sie ganz weich wird .../...
Achten Sie darauf, ob Sie Ihren Atem auch bis in den **Rücken** hi-

nein spüren ... und eine feine Atemmitbewegung Ihrer **Wirbelsäule** wahrnehmen können ... Ändern Sie auch hier ganz sanft und behutsam Ihre Körperhaltung ... bis Sie die Ihnen heute mögliche Entspannung erreichen, die Entspannung von Brust ... Bauch ... und Rücken ... Möglicherweise können Sie Ihre Atembewegung bis zum Gesäß ... zum Unterleib ... vielleicht sogar bis zu den **Füßen** ... und in den **Händen** ... spüren .../...
Lenken Sie nun Ihre Aufmerksamkeit zu Ihrem **Gesäß** und Ihrem **Unterleib** ... Beobachten Sie, ob Sie Ihre Gesäßhälften eher zusammenhalten ... und ob Sie die Gesäßmuskeln bewusst loslassen ... und lockern können ... und wie sich das auf den übrigen Unterleib auswirkt .../...
Wandern Sie nun weiter zu den **Oberschenkeln** ... Beobachten Sie, welche Muskeln Sie dort lockern können ... an den **Unterschenkeln** ... den **Füßen** ... bis zu den **Zehenspitzen** ... Beobachten Sie, ob Sie hier durch Veränderung der Haltung ... oder durch bewusstes Loslassen der einzelnen Muskelgruppen ... heute schon einen entspannteren Zustand erreichen können .../...
Vielleicht können Sie ein Kribbeln, einen Temperaturunterschied oder ein Schwindelgefühl wahrnehmen, das sind gute Zeichen dafür, dass die Entspannung wirkt.

4. Entspannungs-Anker

Suchen Sie sich nun ein angenehmes Wort, das Sie immer an den entspannten Zustand erinnert, den Sie heute erlebt haben oder den Sie bei zukünftigen Übungen erleben wollen. Es können Worte wie Ruhe, Frieden, Entspannung, Sonne oder andere Worte sein.

5. Entspannungs-Überprüfung

Nehmen Sie sich nun noch ein wenig persönliche Zeit, Ihre Muskelgruppen vom Kopf bis zu den Füßen nochmals selbst auf Entspannung zu überprüfen und alles, was Ihnen heute schon möglich ist, noch ein wenig mehr zu lockern .../... Machen Sie jetzt selbst noch einmal diese Reise durch Ihren Körper – vom Kopf bis zu den Zehenspitzen.
Nehmen Sie sich auch vor, in Ihren Alltag diese *Reise durch den Körper* immer wieder einzubauen ... Entscheiden Sie sich heute

schon, in welcher Situation Sie den Anfang machen möchten .../...
Muskelentspannung ist eine Fertigkeit, die jeder Mensch durch regelmäßige Übung erlernen kann. Entspannung kann helfen, Aufregung und Nervosität zu verringern. Wenn es Ihnen gelingt, sich vor schwierigen Situationen rechtzeitig zu entspannen, dann wird es Ihnen eher möglich sein, Stressreaktionen zu verringern oder sogar zu verhindern. Entspannung hilft Ihnen also nicht nur, insgesamt ruhiger und gelassener zu werden, sie ermöglicht es Ihnen auch, sich auf Belastungssituationen besser vorzubereiten.

Kommen Sie nun langsam wieder mit Ihren Gedanken zurück in diesen Raum, atmen Sie tief durch, strecken Sie sich kräftig, so wie am Morgen im Bett (die Stimme des Therapeuten wird lauter), spannen Sie alle Muskeln Ihres Körpers noch einmal an und lassen Sie diese dann wieder locker, schütteln Sie die Arme aus, die Beine, bewegen Sie den Kopf hin und her, öffnen Sie die Augen und gehen Sie einige Schritte im Raum umher, damit Ihr Kreislauf wieder in Schwung kommen kann. Beobachten Sie dabei Ihre Körperhaltung und die Nachwirkung dieser Übung.

6. Transfer in den Alltag

Notieren Sie sich nun mindestens drei Situationen, in denen Sie die Kurzentspannung oder die noch kürzere Entspannungsüberprüfung durchführen wollen. Verbinden Sie diese Entspannungsübungen immer mit Ihrem Entspannungsanker, entweder zu Beginn oder am Ende.

Sie können sich zu Hause als Entspannungsanker auch irgendein Bild aussuchen oder malen oder eigene kreative Ideen entwickeln.

Entspannungstraining nach Weitzman

1. **Psychotherapeutische Ziele**
   a) **Verhaltensbeobachtung**
      - Umgang mit Ruhe und Entspannung
      - Fähigkeit zu visualisieren

   b) **Wirkfaktoren**
      - Kohäsion
      - Modelllernen
      - Unterstützung

   c) **Inhaltliche Ziele**
      - Wahrnehmungsübung im kinästhetischen Bereich
      - Erlernen einer indirekten Kurzentspannungstechnik
      - Reduzierung von Erregung
      - Transfer von Entspannung in Alltagssituationen

2. **Rahmenbedingungen**
   a) **Material**
   Stühle

   b) **Raum**
   mindestens 20 qm freier Raum für acht bis zehn Teilnehmer

   c) **Teilnehmer**
   geeignet für Einzeltherapie
   geeignet für Psychotherapiegruppen: 2 bis 10 Teilnehmer
   geeignet für Weiterbildungs- und Selbsterfahrungsgruppen bis 20 Teilnehmer

3. **Dauer**
   ca. 10 Minuten

4. **Ablauf**
   a) **Partnerwahl**
   keine

   b) **Anordnung im Raum**
   Die Teilnehmer sitzen auf Stühlen im Kreis mit geschlossenen Augen.

   c) **Therapeutisches Modell**
   Die Therapeutin sitzt ebenfalls modellhaft in o. g. Sitzhaltung.

d) **Durchführung der Übung**

Die Therapeutin liest den Entspannungstext, modifiziert nach Weitzman, langsam gleichmäßig und mit gedämpfter Stimme vor (siehe Instruktion).

In überraschender Reihenfolge werden verschiedene Bereiche des Körpers mit Vorstellungen gekoppelt. Die Aufmerksamkeit wird dabei so stark gebunden, dass die Teilnehmer bei dieser Übung gedanklich kaum abschweifen und hinterher ein erstaunlicher Entspannungseffekt eintritt.

Nach Abschluss der Entspannungsinstruktion wählt jeder Teilnehmer eine Einzelübung als therapeutische Übungsaufgabe für den Alltag. (Erfahrungsgemäß wird am häufigsten die Vorstellung des weit entfernten Gegenstandes oder wie auf einer Wolke zu schweben gewählt).

5. **Effekte der Übung**

Diese Übung bringt Ruhe und Entspannung in die Gruppe und schult die Körperwahrnehmung. Die Übung ist relativ kurz und mühelos. Sie eignet sich daher auch gut zu Beginn oder zum Abschluss einer Therapiesitzung.

Das gemeinsame Gruppenerleben erhöht häufig die Motivation für das Erlernen und Einüben von Entspannungsübungen.

6. **Mögliche Anschlussübungen**

- Austausch der Erfahrungen in Kleingruppen
- Abwechselndes Vorlesen des Textes zu Beginn weiterer Gruppensitzungen durch die Teilnehmer (Förderung der Eigeninitiative)
- Die Teilnehmer denken sich aus ihrem eigenen Erfahrungsschatz weitere entspannungsinduzierende Fragen aus.
- Der Entspannungstext wird den Teilnehmern mit nach Hause gegeben.
- Die Therapeutin, bzw. besser die Patienten selbst, besprechen eine Kassette mit Entspannungsinstruktionen.
- Malen von inneren Bildern, die während der Entspannungsinstruktion aufgetaucht sind, um die entstandenen Kognitionen, Emotionen und Körperempfindungen besser verbalisieren zu können.

- Übung *Körperbild* ((siehe Band *Aufbauübungen, Körperbewusstsein*)
- Therapiematerial *Beobachtungsbogen – Entspannung*
- Therapiematerial *Geschichte »Die Rose«* (siehe Band *Aufbauübungen, Lebensgeschichte)*

7. **Schwierigkeitsgrad (0 = sehr leicht bis 100 = sehr schwer)**
   a) Patienten mit sozialen Ängsten: 20
   b) depressive Patienten: 20
   c) Patienten mit Missbrauchserfahrungen: 20
   d) narzisstisch gestörte oder Borderline-Patienten: 30–40
   e) Kollegen in verhaltenstherapeutischer Selbsterfahrung: 10

Instruktion zur Übung: Entspannung nach Weitzman

Setzen Sie sich nun in einer möglichst entspannten *Besinnungshaltung* auf den Stuhl, die Füße etwas auseinander, fest auf dem Boden, die Hände auf den Oberschenkeln, den Rücken gegen die Stuhllehne, die Augen leicht geschlossen – und richten Sie nun Ihre Aufmerksamkeit auf das, was ich Ihnen erzählen werde.
Ich möchte mit Ihnen eine Reihe von *Fragen* durchgehen. Obwohl jede Frage entweder mit »ja« oder »nein« beantwortet werden könnte, ist es nicht erforderlich, dass Sie »ja« oder »nein« aussprechen oder auch nur in Gedanken bejahen oder verneinen, denn Ihre eigene spezielle Reaktion auf die Frage stellt bereits die Antwort dar. Das wird im Verlauf unserer Übung noch ganz deutlich werden. Denken Sie nur daran, auf meine Fragen zu hören, und wundern Sie sich nicht, wenn Ihnen einige davon etwas ungewöhnlich vorkommen. Lassen Sie nur einfach auf jede Frage die entsprechende Reaktion zu. Dabei spielt es gar keine Rolle, wie Sie reagieren – es ist immer recht so. Falsch oder richtig gibt es hierbei nicht. Geben Sie einfach auf jede Frage die Antwort in Form Ihrer eigenen Reaktion (5 Sekunden Pause). Setzen Sie sich nochmals bequem zurecht (5 Sekunden Pause). Ich stelle Ihnen nun der Reihe nach die Fragen.

- Können Sie sich den Punkt bewusst machen, an dem Ihr **Rücken** die intensivste Berührung mit dem Stuhl hat? (5 Sekunden Pause)

- Können Sie sich den Zwischenraum zwischen Ihren **Ohren** vorstellen? (5 Sekunden Pause)
- Können Sie sich bewusst machen, wie nahe Ihr Atem an den **Augen**hintergrund gelangt, wenn Sie Luft holen? (5 Sekunden Pause)
- Können Sie sich vorstellen, dass Sie etwas anschauen, das sehr **weit entfernt** ist? (5 Sekunden Pause)
- Können Sie bewusst spüren, wo Ihre **Arme** den Körper berühren? (5 Sekunden Pause) und an welchem Punkt Ihre Arme den Kontakt mit dem Körper verlieren? (5 Sekunden Pause).
- Können Sie den Boden unter Ihren **Füßen** spüren? (5 Sekunden Pause) Steht Ihr linker oder Ihr rechter Fuß fester auf dem Boden? (5 Sekunden Pause)
- Können Sie sich Ihr **Mund**inneres bewusst machen? (5 Sekunden Pause) Und ist es Ihnen möglich, sich die Lage Ihrer **Zunge** im Mund deutlich zu machen? (5 Sekunden Pause)
- Können Sie auch den leisesten Hauch gegen Ihre **Wange** spüren? (5 Sekunden Pause)
- Ist es Ihnen möglich wahrzunehmen, dass ein **Arm** entspannter ist als der andere? (5 Sekunden Pause)
- Können Sie irgendwelche Veränderungen in Ihrer **Körpertemperatur** feststellen? (5 Sekunden Pause)
- Können Sie sich vorstellen, dass Sie wie auf einer **Wolke** schweben? (5 Sekunden Pause) Oder fühlen Sie sich dafür heute viel zu schwer? (5 Sekunden Pause)
- Können Sie sich noch einmal vorstellen, dass sie **etwas weit Entferntes** anschauen? (5 Sekunden Pause)
- Können Sie spüren, wie Ihr **Gesicht** ganz weich wird? (5 Sekunden Pause)

Lassen Sie jetzt die Augen noch ein wenig geschlossen (ca. 5 Sekunden Pause)
Entschließen Sie sich, in der kommenden Woche, eine oder mehrere der genannten Fragen zu erinnern und diese zu bestimmten Zeiten des Tages zu wiederholen, um Ihr natürliches Bedürfnis nach Ruhe und Entspannung in den Alltag einzuplanen. Lassen Sie sich nun ein wenig persönliche Zeit, die für Sie passenden Fragen auszuwählen (ca. 10 Sekunden Pause).

Wenn Sie dann die Entspannung beenden, zählen Sie langsam rückwärts von fünf bis eins und öffnen anschließend die Augen. Räkeln Sie sich kräftig und kommen Sie dann mit Ihrer Aufmerksamkeit wieder langsam zurück in den Raum. Schreiben Sie nun Ihre persönlichen Entspannungsfragen auf.

Mögliche Ergänzungsfragen:

- Können Sie sich vorstellen, wie ein Gewicht an Ihrem Kinn hängt, das Ihr ganzes **Gesicht** schlaff nach unten zieht? (5 Sekunden Pause)
- Können Sie sich vorstellen, dass Sie eine Kugel so lange behutsam auf dem **Scheitel** Ihres Kopfes balancieren (5 Sekunden Pause), bis die Kugel in einer ganz ruhigen Lage auf der Mitte Ihres Kopfes liegen bleibt? (5 Sekunden Pause) und schließlich herunterrollt? (5 Sekunden Pause)
- Können Sie sich vorstellen, dass ein Stab in Ihrem **Rücken** Ihnen hilft, die Wirbelsäule aufrecht zu halten? (5 Sekunden Pause) und wie er schließlich nachgibt? (5 Sekunden Pause)
- Können Sie sich vorstellen, dass ihr **Gesäß** auf einem Wasserbett sitzt? (5 Sekunden Pause)
- Können Sie bewusst spüren, wie Sie Ihre **Schultern** halten (5 Sekunden Pause) und können Sie sich jetzt vorstellen, wie es sich anfühlt, wenn eine Last von Ihren Schultern abfällt? (5 Sekunden Pause)
- Können Sie vielleicht jetzt schon ein leichtes Kribbeln an Ihren **Fußsohlen** verspüren, als ob Ameisen darüber laufen würden? (5 Sekunden Pause)
- Können Sie Ihre **Atembewegung** besser in den Händen oder in den Füßen spüren? (5 Sekunden Pause)
- Ist es Ihnen möglich, an irgendeiner Stelle Ihres Körpers Ihr **Körpergewicht** besonders deutlich zu spüren? (5 Sekunden Pause)
- Können Sie den Unterschied zwischen der **Temperatur** Ihrer Füße und der Temperatur Ihrer Hände wahrnehmen? (5 Sekunden Pause)

Phantasiereise Traumland

1. **Psychotherapeutische Ziele**
   a) **Verhaltensbeobachtung**
      - Entspannungsressourcen
      - Fähigkeit zur Visualisierung

   b) **Wirkfaktoren**
      - Kohäsion
      - Vertrauen
      - Modelllernen
      - Arbeitshaltung

   c) **Inhaltliche Ziele**
      - Mobilisierung vorhandener Entspannungsressourcen
      - Förderung der emotionalen und kinästhetischen Wahrnehmungsfähigkeit
      - Mobilisierung des Selbsthilfepotentials
      - Generalisierung von Entspannung in Alltagssituationen

2. **Rahmenbedingungen**
   a) **Material**
   eventuell Papier und Wachsmalkreiden
   eventuell Entspannungsmusik

   b) **Raum**
   mindestens 20 qm freier Raum für 8 bis 10 Teilnehmer

   c) **Teilnehmer**
   geeignet für Einzeltherapie
   geeignet für Psychotherapiegruppen: 2 bis 10 Teilnehmer
   geeignet für Weiterbildungs- und Selbsterfahrungsgruppen bis max. 20 Teilnehmer

3. **Dauer**
   a) Entspannungsteil: ca. 15 Minuten
   b) Malen: ca. 15 Minuten

4. **Ablauf**
   a) **Partnerwahl**
   keine

b) **Anordnung im Raum**
Die Teilnehmer sitzen auf Stühlen im Kreis oder liegen am Boden.

c) **Therapeutisches Modell**
Die Therapeutin sitzt ebenfalls modellhaft in o. g. Sitzhaltung. Beim Malen gibt die Therapeutin, wenn nötig, Unterstützung.

c) **Durchführung der Übung**
Die Entspannungsinstruktion Phantasiereise – Traumland wird langsam und mit gedämpfter Stimme vorgelesen.
Bei der Phantasiereise können die Teilnehmer das sogenannte »Traumland« mit ihren eigenen Phantasien und Erfahrungen füllen. Im Gegensatz zu vorgegebenen Ruhebildern (wie z. B. Blumenwiese, Sandstrand, Berggipfel usw.) kann bei dieser Übung nicht das Problem entstehen, dass eine Szene ausgewählt wird, die dem individuellen Entspannungsbedürfnis der Teilnehmer nicht entsprechen könnte. Sollten jedoch in der Einzeltherapie konkrete Ruheszenen bekannt sein, ist es auch möglich, diese Übung mit konkreten Situationen entsprechend zu modifizieren (z. B.: duftende Blumenwiese, sonniger Strand, rauschendes Meer, wärmendes Kaminfeuer, angenehmer Platz in der Wohnung usw.). Nach Abschluss der Instruktion und Rückholung in den Raum kann das Bild »Traumland« zur Verankerung gemalt werden.

5. Effekte der Übung

Die Patienten stellen bereits während der Übung einen unmittelbaren Bezug zu ihren persönlichen Entspannungserfahrungen im Alltag her. Durch diese Verankerung ist bereits ein unmittelbarer Transfer in Alltagssituationen gegeben. In Gruppen hat insbesondere der Austausch der unterschiedlichen »Traumland-Vorstellungen« einen wichtigen Modellcharakter.

6. Mögliche Anschlussübungen

- Malen des Traumlandes
- Sammeln von Entspannungssituationen der Gruppe auf einem großen Plakat
- Austausch in Kleingruppen

- Besprechen einer Kassette mit der gegebenen Instruktion
- Übung *Schulung der Sinne*
- Übung *Sieben Säulen* (siehe Band *Aufbauübungen, Lebensgeschichte*)
- Therapiematerial *Wohlbefindlichkeitsprofil*
- Therapiematerial *Glücksmomente* (siehe Band *Aufbauübungen, Gefühl*)

7. **Schwierigkeitsgrad (0 = sehr leicht bis 100 = sehr schwer)**
   a) für Patienten mit sozialen Ängsten: 30
   b) für depressive Patienten: 30
   c) für körperlich missbrauchte Patienten: 20–30
   d) für narzisstisch gestörte oder Borderline-Patienten: 20–30
   e) für Kollegen in verhaltenstherapeutischer Selbsterfahrung: 10

Instruktion zur Übung: Phantasiereise »Traumland«

1. Einleitung

Wir nehmen uns heute Zeit, um gemeinsam eine Phantasiereise ins Land unserer Träume zu machen. Vielleicht erscheint Ihnen diese Reise zunächst etwas ungewöhnlich, aber Sie werden sich im Lauf der Zeit damit anfreunden können …
Suchen Sie sich nun irgendeinen für Sie angenehmen Platz in diesem Raum. Sie können sich auf einen Stuhl setzen, auf den Boden legen, an die Wand lehnen oder im Sitzen den Kopf einfach vornüber baumeln lassen oder irgendeine andere, für Sie bequeme Haltung suchen … Wenn Sie nun einen angenehmen Platz und eine bequeme Körperhaltung gefunden haben, dann machen Sie es sich mit Ihrer Kleidung bequem, indem Sie den Gürtel lockern oder einen Knopf öffnen, damit Sie genügend Sauerstoff in Ihren Körper einatmen können, ohne dass etwas drückt …
Vielleicht haben Sie jetzt schon Ihre Augen geschlossen … Diejenigen, denen dies noch schwer fällt, können sich irgendeine Stelle suchen, die sie mit den Augen fixieren, … so lange, bis die Augen (manchmal fast wie von selbst) zufallen … Es ist **nicht** wichtig, dass Sie während der Übung krampfhaft Ihre Sitzhaltung beibehalten. Wenn Sie irgend etwas drückt, dann bewegen Sie sich ruhig, der eine oder andere wird vielleicht auch lachen, husten

oder schlucken. Dies ist alles ganz in Ordnung. Nehmen Sie sich jetzt genügend Zeit, es sich bequem zu machen, die Arme und Beine ein wenig auseinander … und bereiten Sie sich damit auf Ihre Reise in das Land Ihrer Phantasie und Träume vor …

2. *Wandern aus dem Raum*

Während Sie hier in diesem Raum sind und meine Stimme hören und Geräusche von draußen, … das Gewicht Ihres Körpers auf der Unterlage spüren, … vielleicht auch ganz bestimmte Gerüche wahrnehmen, … können Sie gleichzeitig in Gedanken und vor Ihrem inneren Auge diesen Raum sehen … Und während Sie in Wirklichkeit hier in diesem Raum sind, können Sie sich vorstellen, wie Sie, nur in der Phantasie, in der Vorstellung, hinausgehen aus diesem Raum, den Weg entlang, immer weiter und weiter aus der Stadt hinaus, … bis Sie an einem anderen Weg angelangt sind, der über eine große, endlos weite Wiese führt … und Sie gehen weiter … und weiter, … bis Sie schließlich in der Ferne ein großes geheimnisvolles Tor erblicken. … Sie nähern sich diesem Tor, … kommen näher … und immer näher … und bleiben schließlich in einer gewissen Entfernung davor stehen.

3. *Traumland*

Während Sie in Wirklichkeit hier in diesem Raum sind, vielleicht auch verschiedene Geräusche hören können und Ihren Atem spüren, wie sich beim Einatmen die Brust hebt und beim Ausatmen wieder senkt, hebt und senkt, … können Sie gleichzeitig in Ihrer Phantasie dieses Tor betrachten und es anfassen, wie es sich anfühlt. … Schließlich können Sie das Tor öffnen und da entdecken Sie schemenhaft, während Sie es immer weiter öffnen, Ihr Traumland … Mit jedem Atemzug, den Sie einatmen und ausatmen, können Sie jetzt einen Schritt weiter in Ihr Traumland hineingehen, um es immer deutlicher wahrzunehmen … Wahrscheinlich haben Sie schon irgendwann einmal in Ihrem Leben dieses Traumland in ähnlicher Weise erlebt, in der Wirklichkeit oder auch im Traum … und Sie können weitere drei Atemzüge nehmen, um noch weiter hineinzugehen, und sich umzu**sehen,** … die Geräusche zu **hören**, … die Gerüche zu **riechen**, … vielleicht auch

etwas zu **schmecken** ... und zu **spüren**, wie sich der Boden unter Ihren Füßen anfühlt ... und Sie können auch Verschiedenes in diesem Land Ihrer Phantasie berühren .../.../...
Und während Sie in Wirklichkeit hier in diesem Raum sind und in Gedanken mit Ihrem inneren Auge vielleicht schon ein Stück in diesem Traumland, können Sie sich überraschen lassen, was dort passiert ... Vielleicht ist es eine schöne Begegnung, eine Wunscherfüllung oder irgendetwas Ruhiges, Entspannendes, das Ihnen gut tut, Ihnen Freude, Gelassenheit oder andere **Gefühle** bringt ... Diese Wahrnehmungen, Empfindungen und Gefühle sind wahrscheinlich auch mit bestimmten **Gedanken**, Vorstellungen oder Erinnerungen verknüpft. Ich lasse Ihnen jetzt ein wenig persönliche Zeit, damit sich Ihre Phantasie in Ruhe in diesem Traumland ausbreiten kann .../.../...
Während sich Ihre Phantasie jetzt mit Ihrem persönlichen Traumland beschäftigt, bemerken Sie vielleicht unterschiedliche Empfindungen in Ihrem Körper. Vielleicht ein angenehmes oder auch unangenehmes Kribbeln in den Händen, Wärme oder Kälte, Leichtigkeit oder Schwere, einen Schwindel oder Entspannung im Kopf, ein Magenknurren oder anderes ... Dies ist alles in Ordnung und ein gutes Zeichen für die Wirkung dieser Übung ...
Lassen Sie sich jetzt noch ein wenig Zeit, in Ihrem Traumland umherzugehen, ... genießen Sie den Anblick und die damit verbundenen Gedanken und Gefühle, soweit es Ihnen möglich ist .../...
Gehen Sie dann langsam wieder zurück zum Tor, sehen Sie sich noch einmal um und verabschieden Sie sich dann in aller Ruhe von dem Traumland, das Sie heute möglicherweise nur erahnen oder vielleicht sogar schon ganz klar sehen konnten.

4. Rückkehr

Gehen Sie nun hinaus, langsam in Ihrem persönlichen Entspannungstempo, verschließen Sie das Tor und stellen Sie sich vor, dass Sie symbolisch den Schlüssel in Ihre Tasche stecken, damit Sie wissen, dass Sie jederzeit, vielleicht am Abend vor dem Einschlafen oder auch tagsüber, wieder einmal zurückkehren können in Ihren Gedanken, in Ihren Vorstellungen, in Ihrer Phantasie, um das Tor zu öffnen oder es auch verschlossen zu lassen, je nachdem, wie Ihnen zumute ist ... und Sie nehmen die Erinnerung aus Ihrem Traumland mit, um sie dann in ein paar Minuten, wenn Sie wieder hier angekommen sind, konkret oder symbolisch auf ein Blatt zu malen. Aber zunächst gehen Sie zurück, die Wiese und den Weg entlang, ... immer weiter bis in die Stadt ... und zurück auf den Weg, der hier zu diesem Haus führt ... Öffnen Sie in Gedanken die Türen dieses Hauses ... und betreten Sie in Gedanken erneut diesen Raum, um wieder hier zu sein ... und spüren Sie jetzt, wie Ihr Körper fest auf der Unterlage ruht ... Sie hören meine Stimme und die Geräusche von draußen und nehmen sich noch einmal drei Atemzüge Zeit, um auch wirklich ganz in Gedanken hier wieder zurückgekehrt zu sein. ... (Die Stimme wird lauter)

Und Sie strecken Ihren ganzen Körper jetzt durch, schütteln sich aus, bewegen Arme, Beine und Kopf und öffnen Ihre Augen und sehen sich zunächst um und stehen ganz langsam wieder auf. Laufen Sie ein paar Schritte hier im Raum umher und suchen Sie sich dann irgendeinen Platz, um Ihr Traumland, Ihre Geschichte, Ihre Vorstellungen zu malen und sich Gedanken darüber zu machen, was Sie heute schon – und in den nächsten Tagen und Wochen – dafür tun können, Teile Ihres Traumlandes auch in diesem Leben und an diesem Ort umzusetzen.

(Es ist auch möglich, etwas aufzuschreiben oder mit Ton nachzubilden.) Und es kann sein, dass es Ihnen heute noch nicht gelungen ist, Ihr Traumland zu finden, auch das ist ganz in Ordnung. Und Sie können sich dann einfach überraschen lassen, was Ihre Finger mit den Stiften auf das Papier malen wollen. Nehmen Sie sich jetzt dafür etwa zehn Minuten Zeit.

Für die Psychotherapie mit Kindern, Jugendlichen und Familien findet der Leser in meinen beiden Bänden zur Kinderpsychotherapie noch weitere Übungen mit Entspannungseffekten wie z.B. *Aktivierungsentspannung; Das starke Ich; Der geheime Ort; Gefühlsbesinnung; Entspannungsgeschichte Schmetterling* usw. (in *Görlitz,* Psychotherapie für Kinder und Jugendliche), sowie *Blick auf das Positive; Freundlichkeitsgesten; Liebe ist; Kraftquellen für die Familie; Mein Wunschkind; Trösten* usw. (in *Görlitz,* Psychotherapie für Kinder und Familien).

Atementspannung

1. **Psychotherapeutische Ziele**
   a) **Verhaltensbeobachtung**
      - Atemgewohnheiten
      - Umgang mit Ruhe und Entspannung
      - Körperwahrnehmungsfähigkeiten

   b) **Wirkfaktoren**
      - Kohäsion
      - Vertrauen
      - Modelllernen

   c) **Inhaltliche Ziele**
      - Reduzierung von Erregung
      - Generalisierung von Entspannung im Alltag
      - Nutzung des natürlichen Atemflusses für Entspannung
      - Aufmerksamkeitsumlenkung

2. **Rahmenbedingungen**
   a) **Material**
   Stühle
   eventuell Audio-Kassette zum Besprechen der Instruktion

   b) **Raum**
   mindestens 20 qm freier Raum für 8 bis 10 Teilnehmer

   c) **Teilnehmer**
   geeignet für Einzeltherapie
   geeignet für Psychotherapiegruppen: 2 bis 10 Teilnehmer
   geeignet für Weiterbildungs- und Selbsterfahrungsgruppen bis max. 20 Teilnehmer

3. **Dauer**
   ca. 15 Minuten

4. **Ablauf**
   a) **Partnerwahl**
   keine

   b) **Anordnung im Raum**
   Die Teilnehmer sitzen auf Stühlen im Kreis mit geschlossenen Augen und nehmen dabei eine Besinnungshaltung ein.

c) **Therapeutisches Modell**
Die Therapeutin sitzt ebenfalls modellhaft in o. g. Sitzhaltung.

d) **Durchführung der Übung**
Die Therapeutin gibt zunächst eine kurze Besinnungsinstruktion sowie eine Kurzinformation über die Auswirkungen von Aufregung auf die Atmung.
Anschließend werden Instruktionen für bestimmte Atem- und Körperwahrnehmungsübungen gegeben. Die Entspannung kann durch Vorgabe eines Entspannungssatzes, z. B.: »Ich atme ganz ruhig aus«, oder eines Bildes verankert werden.

5. **Effekte der Übung**
Bei dieser Atementspannung wird der Atem als natürliches Mittel, das jedem Menschen jederzeit zur Verfügung steht, und als Schlüssel zu Entspannungsmöglichkeiten genutzt. Die Kombination mit anschließenden Partnerübungen kann als weitere Übung zum Abbau sozialer Ängste eingesetzt werden.

6. **Mögliche Anschlussübungen**
   - Partneraustausch
   - Wiederholung der Übung im Stehen
   - Kombination mit einer anderen Entspannungs- oder Besinnungsübung
   - regelmäßige therapeutische Übungsaufgabe zwischen den Sitzungen
   - Übung *Partner-Atmen*
   - Übung *Feldenkrais* (siehe Band *Aufbauübungen, Körperbewusstsein*)
   - Therapiematerial *Gefühlskörper*
   - Therapiematerial *Wohlbefindlichkeitsprofil*
   - Therapiematerial *Hyperventilation* (siehe Band *Aufbauübungen, Angst*)

7. **Schwierigkeitsgrad (0 = sehr leicht bis 100 = sehr schwer)**
   a) für Patienten mit sozialen Ängsten: 30
   b) für depressive Patienten: 30
   c) für körperlich missbrauchte Patienten: 40

d) für narzisstisch gestörte oder Borderline-Patienten: 40
e) für Kollegen in verhaltenstherapeutischer Selbsterfahrung: 20

Instruktion Atementspannung

(Der Text wird langsam, mit gedämpfter Stimme und vielen Pausen, die sich auch nach dem aktuellen Zustand der Teilnehmer richten, vorgetragen; er kann auch auf Kassette gesprochen werden.)

1. Besinnungshaltung

Setzen Sie sich nun in einer entspannten Besinnungshaltung auf Ihren Stuhl, die Füße etwas auseinander, fest auf dem Boden, die Hände auf den Oberschenkeln, den Rücken gegen die Stuhllehne, die Augen leicht geschlossen. Balancieren Sie Ihren Kopf leicht auf dem Körper aus, bis er in einer bequemen Lage ist. Richten Sie nun Ihre Aufmerksamkeit auf das, was ich Ihnen erzählen werde.

2. Funktion der Atmung

Stress und Aufregung sind meist von schnellerem und flacherem Atmen begleitet. Gesteigerte und beschleunigte Atmung verursacht im Körper verschiedene Stoffwechselvorgänge, die zu Verkrampfungen der Muskeln führen können. Bewusstes ruhiges und langsames Atmen kann diesen Anspannungszustand lösen, Ruhe und mehr Kontrolle über Gedanken und Gefühle bringen.
Ruhige Atmung wirkt entspannend. Sie bringt Sauerstoff und Energie in den Körper.
Da Sie Ihr Atem immer und überallhin begleitet und Sie diese Atementspannungsübung deshalb auch in vielen Alltagssituationen anwenden können, ist es sinnvoll, diese Übung im Sitzen durchzuführen. Beim Liegen besteht auch die Gefahr, müde zu werden, einzuschlafen und den Effekt der Übung nicht mehr bewusst wahrnehmen zu können.

3. Atementspannung

Brust und Bauch

Legen Sie Ihre rechte Hand leicht auf den Bauch, in Höhe des Nabels und die linke Hand auf die Brust. Atmen Sie langsam, und mit

Ihrer Aufmerksamkeit ganz bei der Atmung, durch die Nase ein und auch durch die Nase wieder aus.
Beobachten Sie dabei, wie sich beim Atmen Brust und Bauch heben und senken, immer wieder heben und senken, die rechte und die linke Hand, vielleicht auch in unterschiedlicher Art und Weise, heben und senken. …
Nehmen Sie nun sechs tiefe Atemzüge und beobachten Sie, wie sich das Heben und Senken der rechten und linken Hand verändert.
Nun beeinflussen Sie Ihren Atem nicht mehr mit Ihrem Willen, steuern Sie Ihren Atem nicht, denn er geht ganz von alleine, ohne Ihr Zutun. Ihr Atem wird durch das Atemzentrum selbst gesteuert.

Nase

Richten Sie nun die Aufmerksamkeit auf Ihre Nase und spüren Sie, wie die Atemluft durch Ihre Nase streicht, die unterschiedlichen Empfindungen beim Einatmen und beim Ausatmen. Lassen Sie Ihren Atem frei durch die Nase fließen und richten Sie immer wieder Ihre Aufmerksamkeit auf die Empfindung in Ihrer Nase.
Schließen Sie nun mit Ihrem rechten Zeigefinger das rechte Nasenloch und atmen Sie nur durch das linke Nasenloch ein und aus. (1 Min. Pause)
Schließen Sie nun mit dem linken Zeigefinger das linke Nasenloch und atmen Sie nur durch das rechte Nasenloch ein und aus. (1 Min. Pause)
Schließen Sie nun beide Nasenlöcher und atmen Sie nur durch den leicht geöffneten Mund.
Legen Sie nun die Hände wieder leicht auf Brust und Bauch, atmen Sie wieder in Ihrem eigenen Tempo durch die Nase und beobachten Sie die Veränderung.
Nun richten Sie Ihre Aufmerksamkeit wieder auf Ihre rechte Hand, die auf Ihrem Bauch liegt. Spüren Sie, wie die rechte Hand auf und ab geht, und richten Sie die Aufmerksamkeit gleichzeitig auch auf Ihre Nase. Durch das Lenken Ihrer Aufmerksamkeit auf Nase und Bauch kann Ihr Körper ganz allmählich besser zur Ruhe kommen.

Entspannungs-Anker

(es können mehrere oder auch nur ein Anker genannt werden)

- *Denken Sie nun beim Einatmen das Wort »ein« und beim Ausatmen das Wort »aus«. Die Gedanken »ein« und »aus« begleiten den Atem in Ihrem eigenen Tempo (an dieser Stelle können auch andere Begriffe genannt werden, wie z. B. Entspannung oder Ruhe).*
- *Sprechen Sie nun innerlich den Satz in Ihrem eigenen Atemrhythmus »Ich atme ganz ruhig aus« (dreimal wiederholen).*
- *Stellen Sie sich vor, wie sich eine Weide im Wind bei jedem Ihrer Atemzüge leicht hin und her bewegt.*
- *Beginnen Sie nun zu zählen: beim Einatmen eins, Ausatmen zwei, Ein- drei, Aus- vier, Ein- fünf, Aus- sechs usw. bis 10.*
- *Kehren Sie wieder zu dem Satz zurück: »Ich atme ganz ruhig aus.« Dieser Satz hilft Ihnen dabei, andere, vielleicht störenden Gedanken in den Hintergrund treten zu lassen.*

Rücken, Hände, Füße, Schultern

Spüren Sie nun wieder, wie Ihre Hände beim Atmen auf und ab gehen, wie sich Ihre Atembewegung fortsetzt in den Rücken und sich dabei vielleicht der Kontakt zur Stuhllehne verändert? Vielleicht können Sie die Atembewegung auch in den Händen und Fingern, vielleicht sogar bis zu den Fingerspitzen spüren, möglicherweise auch bis in die Füße und Zehenspitzen hinein.
Wenn es Ihnen gelungen ist, Ihre Schultern im Verlauf dieser Atemübung zu lockern, dann können Sie vielleicht auch eine leichte Auf- und Abbewegung beim Ein- und Ausatmen Ihrer Schultern wahrnehmen.

Bild

Machen Sie sich nun ein inneres Bild von Ihrer persönlichen inneren Ruhe. Diese Ruhe kann heute noch klein oder auch schon etwas größer sein. Welche Form, Farbe und Größe hat diese innere Ruhe, die Sie momentan empfinden? Lassen Sie dieses Bild mit jedem Einatmen ein wenig größer werden und sich ausdehnen. Welche Farben und Formen entwickeln sich jetzt? (Das Bild kann anschließend auch gemalt werden.)

4. Abschluss

Richten Sie nun Ihre Aufmerksamkeit wieder darauf, wie die Atemluft durch Ihre Nase streicht.
Genießen Sie nun die Ruhe, die Sie durch diese Übung vielleicht heute schon selbst erzeugen konnten. Je häufiger Sie üben, auch tagsüber in Ihren alltäglichen Situationen, um so wirksamer wird diese Übung im Lauf der Zeit werden. (10 Sek. Pause)
Kommen Sie nun langsam mit Ihren Gedanken wieder in den Raum zurück, nehmen Sie drei tiefe Atemzüge. ... Strecken Sie sich kräftig durch so wie am Morgen im Bett, schütteln Sie die Arme aus, die Beine, bewegen Sie den Kopf hin und her ... und stehen Sie langsam auf und gehen einige Schritte im Raum umher, damit Ihr Kreislauf wieder in Schwung kommt.

Entspannungsstern

1. **Psychotherapeutische Ziele**
   a) **Verhaltensbeobachtung**
   - Umgang mit Ruhe und Entspannung
   - Umgang mit ungewöhnlichen Situationen
   - Umgang mit Körperkontakt

   b) **Wirkfaktoren**
   - Kohäsion
   - Vertrauen
   - Unterstützung
   - Offenheit

   c) **Inhaltliche Ziele**
   - Stressimpfung
   - Generalisierung von Entspannung
   - Abbau sozialer Ängste und der Angst vor Körperkontakt
   - Reduzierung des allgemeinen Erregungsniveaus
   - Vermittlung einer kinästhetischen Erfahrung

2. **Rahmenbedingungen**
   a) **Material**
   Decken, Entspannungsmusik

   b) **Raum**
   mindestens 30 qm freier Raum für 8 bis 10 Teilnehmer (für eine höhere Teilnehmerzahl entsprechend größer)

   c) **Teilnehmer**
   geeignet für Einzeltherapie (modifiziert)
   geeignet für Psychotherapiegruppen: 6 bis 10 Teilnehmer
   geeignet für Weiterbildungs- und Selbsterfahrungsgruppen bis ca. 16 Teilnehmer

3. **Dauer**
   ca. 20 Minuten

4. **Ablauf**
   a) **Partnerwahl**
   beliebig

b) **Anordnung im Raum**
   Die Teilnehmer liegen sternförmig auf dem Boden auf Decken, die Köpfe nach innen, die Füße nach außen gerichtet, in einem gleichmäßigen Abstand zu den Nachbarn.

c) **Therapeutisches Modell**
   keines
   Die Therapeutin sitzt außerhalb des Kreises.

d) **Durchführung der Übung**
   Die Therapeutin liest den Entspannungstext (siehe Instruktion) langsam mit gedämpfter Stimme vor, beobachtet dabei das Verhalten der Teilnehmer und passt Tempo und Inhalte den beobachteten Reaktionen an. Wird z. B. deutlich, dass ein Teilnehmer das Halten der Hände lösen möchte, so kann dies in die Instruktion eingestreut werden (z. B.: »wenn Sie das Gefühl haben, dass Ihnen das Halten der Hände ihrer Nachbarn zu schwierig wird, dann beobachten Sie dieses Gefühl noch eine Minute lang, um festzustellen, wie Sie sich selbst den Kontakt erschweren, ob Sie sich vielleicht nur die Temperatur oder das natürliche Schwitzen ihrer Handinnenflächen nicht erlauben, ob Ihnen nur die Körperhaltung unbequem ist und wie sie sich den Kontakt erleichtern können …«).

5. Effekte der Übung

Durch die Verknüpfung von erregungsauslösendem Körperkontakt und Entspannung kann der Entspannungseffekt häufig deutlicher wahrgenommen werden.
Diese Übung kann soziale Hemmungen abbauen, sie bringt Ruhe und Entspannung in die Gruppe.

6. Mögliche Anschlussübungen

- Austausch von Erfahrungen in Zweiergruppen
- Steigerung des Schwierigkeitsgrades: Die Teilnehmer setzen sich anschließend am Boden einander gegenüber (oder auch alle Teilnehmer im Kreis) und halten sich mit geschlossenen und dann offenen Augen an den Händen.
- Weitere Körperkontaktübungen
- Rational-Emotive Therapie mit Hilfe des Therapiematerials *Erlebnisebenen*

- Übung *Vertrauensfall*
- Übung *Heißer Stuhl* (siehe Band *Aufbauübungen, Angstbewältigung*)
- Therapiematerial *Gefühlspolaritäten*
- Therapiematerial *Körperanalyse* (siehe Band *Aufbauübungen, Körperbewusstsein*)

7. **Schwierigkeitsgrad (0 = sehr leicht bis 100 = sehr schwer)**
   a) für Patienten mit sozialen Ängsten: 60
   b) für depressive Patienten: 40
   c) für körperlich missbrauchte Patienten: 90
   d) für narzisstisch gestörte oder Borderline-Patienten: 40 bis 80
   e) für Kollegen in verhaltenstherapeutischer Selbsterfahrung: 30

Instruktion zur Übung: Entspannungsstern

1. Vorbereitung

Legen Sie sich bitte flach auf dem Boden auf den Rücken, Beine und Füße nach außen, den Kopf nach innen in einem gleichmäßigen Abstand zu Ihren Nachbarn, sodass Sie Ihren rechten und linken Nachbarn bequem an den Händen fassen können. Nehmen Sie sich ein wenig Zeit, sich so lange zurechtzurücken, bis sie vorerst einigermaßen bequem liegen. Sie können sich auch während der Übung immer wieder in eine bequeme Haltung zurechtrücken.

2. Gedanken wandern lassen

Schließen Sie nun Ihre Augen und lassen Sie zunächst Ihre **Gedanken** wandern, wohin sie im Moment wandern wollen … ohne bewusst Einfluss auf Ihre Gedanken zu nehmen … Vielleicht sind Sie noch mit der Situation beschäftigt, aus der Sie gerade kommen … Vielleicht beschäftigen Sie sich gedanklich gerade mit der momentanen Situation … Vielleicht sind Ihre Gedanken auch irgendwo anders … Und während Sie Ihren Gedanken noch etwas Zeit lassen zu wandern … können Sie gleichzeitig spüren, wie Ihr Körper auf dem Boden liegt: der **Kopf** … die **Schulterblätter** … der **Rücken** … das **Gesäß** … die ganze **Wirbelsäule** … und Ihre **Fersen**.

3. Hände spüren

Lenken Sie nun Ihre Aufmerksamkeit auf die Hand Ihres rechten Nachbarn, ohne bewusst etwas an ihrer Haltung zu verändern. Spüren Sie die Temperatur ... die Feuchtigkeit ... die Qualität der Haut. ... Halten Sie die Hand eher fest oder locker ... und wie werden Sie selbst gehalten? ...
Welche **Gedanken** ... und **Gefühle** ... sind mit dem Halten der rechten Hand verbunden? .../... Und wie reagiert Ihre eigene Hand und Ihr ganzer Körper?
Und richten Sie nun Ihre Aufmerksamkeit auf die Hand Ihres linken Nachbarn, ohne bewusst etwas an Ihrer Haltung zu verändern. Spüren Sie die Temperatur ... die Feuchtigkeit ... die Qualität der Haut? ... Halten Sie die Hand eher fest oder locker ... und wie werden Sie selbst gehalten? ...
Welche **Gedanken** ... und **Gefühle** ... sind mit dem Halten der linken Hand verbunden? .../..., und wie reagiert Ihre eigene Hand und wie Ihr ganzer Körper?

4. Kurz-Entspannung (vgl. Instruktion Reise durch den Körper)

Und während Sie die Hände halten und gehalten werden, richten Sie nun bitte Ihre Aufmerksamkeit auf Ihren übrigen Körper. Beginnen Sie beim **Gesicht** ... Versuchen Sie, soweit es Ihnen heute und in dieser Haltung möglich ist, Ihre **Stirn** zu lockern ... glatt werden zu lassen ... zu entspannen ... sodass alle unnötigen Falten aus Ihrer Stirn verschwinden können ... usw. (Fortsetzung siehe Instruktion zur Übung *Reise durch den Körper*, 3. Muskel-Kurzentspannung, S. 92 ff.)

5. Hände spüren und verabschieden

Gehen Sie mit Ihrer Aufmerksamkeit jetzt nochmals zu Ihren **Händen** ... und **Armen** ... Stellen Sie fest, ob durch ein bewusstes Lockern und Loslassen Ihrer Schultern ... sich auch der Grad der Entspannung in den **Oberarmen** ... **Unterarmen** ... den **Händen** ... den **Fingern** ... bis in die **Fingerspitzen** ... bemerkbar macht ...

Wie fühlt sich nun die Hand Ihres rechten Nachbarn an? ... die Temperatur? ... die Feuchtigkeit? ... die Hautbeschaffenheit? ... Welche Gedanken ... Gefühle ... Körperempfindungen löst das Halten dieser Hand jetzt aus? .../...
Wie fühlt sich nun die Hand Ihres linken Nachbarn an? ... die Temperatur? ... die Feuchtigkeit? ... die Hautbeschaffenheit? ... Welche Gedanken ... Gefühle ... Körperempfindungen löst das Halten dieser Hand jetzt aus? .../...
Verabschieden Sie sich nun bitte von Ihren beiden Nachbarn – gleichzeitig oder nacheinander .../... Lösen Sie die Hände und nehmen Sie nochmals wahr, wie Ihr Körper jetzt auf dem Boden aufliegt ... Ihr Kopf ... Ihre Schultern ... Ihr Rücken ... Ihr Gesäß ... die gesamte Wirbelsäule ... die Oberschenkel ... die Waden ... die Unterschenkel ... und die Füße ... und Ihre Arme .../...
Atmen Sie nun dreimal tief durch ... und kommen Sie mit jedem Atemzug gedanklich ein Stück mehr in diesen Raum zurück .../...

6. Rückkehr in den Raum

Strecken Sie sich jetzt kräftig durch (die Stimme der Therapeutin wird lauter), spannen Sie alle Muskeln Ihres Körpers noch einmal an und lassen Sie diese dann wieder locker, schütteln Sie die Arme aus, die Beine, den Kopf hin und her, öffnen Sie die Augen und richten Sie sich ganz langsam wieder auf. Gehen Sie einige Schritte im Raum umher, damit Ihr Kreislauf wieder in Schwung kommen kann.

Reise zu den Stärken

1. **Psychotherapeutische Ziele**
   a) **Verhaltensbeobachtung**
      - Umgang mit Ruhe und Entspannung
      - Baseline des vorhandenen Verstärkerrepertoires
      - latente Ressourcen
      - Fähigkeit zu visualisieren

   b) **Wirkfaktoren**
      - Arbeitshaltung
      - Kohäsion
      - Unterstützung
      - Rollenspiel
      - Modelllernen

   c) **Inhaltliche Ziele**
      - Mobilisierung von Fähigkeiten
      - Reduzierung von Erregung
      - Blick auf das Positive
      - Mobilisierung des Selbsthilfepotentials

2. **Rahmenbedingungen**
   a) **Material**
      Papier und Wachsmalkreiden, Stifte

   b) **Raum**
      mindestens 25 qm freier Raum für 8 bis 10 Teilnehmer

   c) **Teilnehmer**
      geeignet für Einzeltherapie
      geeignet für Psychotherapiegruppen: 2 bis 10 Teilnehmer
      geeignet für Weiterbildungs- und Selbsterfahrungsgruppen bis max. 20 Teilnehmer

3. **Dauer**
   a) Entspannungsteil: ca. 15 Minuten
   b) Malen ca. 15 Minuten
   c) Anschlussübungen bis zu 70 Minuten

4. **Ablauf**
   a) **Partnerwahl**
      keine

b) **Anordnung im Raum**
Die Teilnehmer sitzen zunächst auf Stühlen im Kreis mit geschlossenen Augen und nehmen dabei eine »Besinnungshaltung« ein.

c) **Therapeutisches Modell**
Die Therapeutin sitzt ebenfalls modellhaft in oben genannter Sitzhaltung.
Beim Malen geht die Therapeutin im Raum umher und gibt den Teilnehmern positive Rückmeldung und Unterstützung.

d) **Durchführung der Übung**
1. *Instruktion*: Die Therapeutin liest entweder die Instruktion »Reise zu den Stärken« (siehe Instruktion) vor oder spricht den Text frei modifiziert für die individuellen Bedürfnisse der Patienten. Der Text wird langsam, gleichmäßig mit vielen Pausen und gedämpfter Stimme vorgetragen.
2. *Darstellungsübung*: In einer Gruppe kann ein Teilnehmer nach dem anderen nun seine wichtigste Stärke nonverbal, nur durch Mimik, Gestik, Körperhaltung darstellen. Die übrigen Gruppenmitglieder können z. B. versuchen, diese Darstellung zu erraten und entsprechende Rückmeldung zu geben.
3. *Identifikationsübung*: Der jeweilige Teilnehmer kann eine Identifikationsübung anschließen (Beispiel: Ich bin deine wichtigste Stärke. Ich heiße Zufriedenheit. Ich kann sehr bescheiden, mit wenig Geld und Konsumgütern leben. Du spürst mich immer dann, wenn du in der Natur bist, dich bewegst, dich in ein Buch versenken kannst usw.). Alle Teilnehmer der Gruppe können nun ihr eigenes Bild bzw. den Begriff vorstellen.
4. *Rollenspiel*: In Zweiergruppen können nun Rollenspiele zu der jeweiligen Stärke z. B. in der Form durchgeführt werden, dass das entsprechende Gegenteil (z. B. Zufriedenheit/Unzufriedenheit) dargestellt wird, um die Auseinandersetzung mit den jeweiligen Stärken und den entsprechenden Schwächen, Hindernissen, Neidgefühlen etc. in Gang zu bringen.

5. *Videoanalyse:* Von diesen Rollenspielen können Videoaufzeichnungen gemacht werden, die im Anschluss oder beim nächsten Gruppentreffen analysiert werden.

Weitere Schritte sind denkbar. Diese Übung kann auch nach jedem einzelnen Teilschritt abgeschlossen werden.

5. Effekte der Übung

Dies ist auch in der Einzeltherapie eine der beliebtesten Übungen, sowohl bei Patienten als auch bei Weiterbildungsteilnehmern.

Die Übung bringt zunächst Ruhe und Entspannung in die Gruppe, die dann von Aktivität und Lebendigkeit abgelöst wird. Die Besinnungsübung schafft meist ein sehr angenehmes Klima und eine positive Atmosphäre im Raum.

Sie hilft den meisten Teilnehmern, sich zum ersten Mal intensiv mit ihren Stärken und Ressourcen zu beschäftigen und diese auch zwischen den Sitzungen wieder zu mobilisieren.

Das gemeinsame Gruppenerlebnis erhöht häufig die Motivation für die Durchführung von Besinnungsübungen und Rollenspielen.

Durch die Vielfältigkeit der Übung gibt es zahlreiche Möglichkeiten von Anschlussübungen, die sich an den spezifischen Bedürfnissen des Einzelnen bzw. der Gruppe orientieren können.

6. Mögliche Anschlussübungen

- Austausch der Erfahrungen mit der Übung in Kleingruppen
- Sammeln von Gruppenstärken
- Gegenüberstellung von Selbstverwirklichung und sozialer Verantwortung
- verschiedene Möglichkeiten der Videoanalyse
- Austausch in der Großgruppe (Ich fühle mich jetzt ..., mir ist bewusst geworden ...)
- gemeinsame Entwicklung von Selbstsicherheitsübungen in Verbindung mit den persönlichen Stärken
- Formulierung von therapeutischen Übungsaufgaben zwischen den Sitzungen (z. B. Beobachtung von Stärken im eigenen sozialen Umfeld, verbunden mit Rückmeldungen, Lobäußerungen etc.)

- bewusste Weiterarbeit an den einzelnen, mit den jeweiligen Stärken verbundenen Körperhaltung einschließlich therapeutischer Übungsaufgaben
- Übung *Gefühlskreis*
- Übung *Biographiereflexion* (siehe Band *Aufbauübungen, Lebensgeschichte*)
- Therapiematerial *Sinneskanäle*
- Therapiematerial *Ressourcen – Erforschung* (siehe Band *Aufbauübungen, Lebensgeschichte*)

7. **Schwierigkeitsgrad (0 = sehr leicht bis 100 = sehr schwer)**
   a) für Patienten mit sozialen Ängsten: 20
   b) für depressive Patienten: 20
   c) für körperlich missbrauchte Patienten: 20
   d) für narzisstisch gestörte oder Borderline-Patienten: 20
   e) für Kollegen in verhaltenstherapeutischer Selbsterfahrung: 10
   Die entsprechenden Anschlussübungen sind teilweise schwieriger einzuschätzen.

Instruktion zur Übung: Reise zu den Stärken

1. Einleitung

Wir machen nun gemeinsam eine Reise zur Quelle Ihrer Stärken, Fähigkeiten, Begabungen und positiven Eigenschaften. Manche dieser Stärken sind Ihnen sicher schon bewusst; andere lernen Sie vielleicht durch diese Besinnungsübung wieder besser kennen.

2. Besinnungshaltung

Setzen Sie sich nun aufrecht in entspannter Besinnungshaltung auf Ihren Stuhl, die Füße etwas auseinander, fest auf den Boden, die Hände auf den Oberschenkeln, den Rücken gegen die Stuhllehne gelehnt, den Kopf in einer bequemen Haltung.
Schließen Sie jetzt allmählich die Augen ... machen Sie sich noch einmal die Sinneseindrücke bewusst, die mit der momentanen Situation verbunden sind ... Bilder ... Geräusche ... Körperempfindungen ... Gerüche ... und vielleicht auch einen bestimmten Geschmack im Mund.

3. Reise in die Vergangenheit

Während Sie dies alles wahrnehmen, können Sie nun mit Ihren Gedanken zurückgehen ... in verschiedene Situationen Ihres Lebens, in denen Sie sich zufrieden ... glücklich ... stark ... selbstbewusst ... fähig ...hilfreich ... oder einfach wohl gefühlt haben .../... gehen Sie gedanklich zurück ... für ein paar Wochen .../... Monate .../... oder Jahre in Ihrem Leben .../...
Lassen Sie sich nun ein wenig **persönliche Zeit**, verschiedene Situationen zu erahnen oder zu finden, in denen Sie im Vollbesitz Ihrer persönlichen Kräfte und Stärke waren .../.../...

4. Auswahl von drei Verstärker-Situationen

Suchen Sie sich nun drei Situationen aus, in denen Sie sich stark und kraftvoll gefühlt haben und in denen Sie aus eigener Kraft etwas dazu beigetragen haben, sich in Ihrer persönlichen Art und Weise besonders fähig, zufrieden, stark zu fühlen .../.../...
Lassen Sie sich hierfür wieder ein wenig persönliche Zeit .../.../...
(*Anmerkung:* In der Einzeltherapie, manchmal auch in der Gruppe, kann es an dieser Stelle nützlich sein, nach ca. 15 Sekunden Folgendes zu ergänzen: »Wenn es Ihnen gelungen ist, drei Situationen auszuwählen, heben Sie bitte die rechte Hand.“)

5. Auswahl einer Stärke-Situation

Suchen Sie sich nun aus diesen drei Situationen eine für Sie persönlich besonders wichtige Situation aus, in der Sie aus eigener Kraft etwas dazu beigetragen haben, sich in Ihrer persönlichen Art und Weise besonders stark, fähig, zufrieden oder wohl zu fühlen.
Lassen Sie sich hierfür wieder ein wenig persönliche Zeit .../.../...
(*Anmerkung:* In der *Einzeltherapie,* manchmal auch in der Gruppentherapie, kann hier Folgendes ergänzt werden: »Wenn es Ihnen gelungen ist, sich für eine Situation zu entscheiden, heben Sie bitte wieder die rechte Hand.«)
In der Einzeltherapie wird dann mindestens zwei Minuten abgewartet, in der Gruppentherapie 3 bis 4 Minuten. Sollten die Patienten dann noch kein Handsignal geben, ergänzen Sie die Instruktion folgendermaßen: »Vielleicht ist es Ihnen noch nicht gelungen,

sich für eine bestimmte Situation zu entscheiden, dann lassen Sie sich noch ein wenig Zeit oder wählen Sie die Situation aus, die am jüngsten zurückliegt.«

Falls dann immer noch kein Handzeichen kommt bzw. noch nicht alle Gruppenmitglieder so weit sind, kann die Instruktion folgendermaßen ergänzt werden:

»Auch wenn es Ihnen heute noch nicht gelingt, eine bestimmte Situation auszuwählen, hat doch jeder Mensch eine gewisse Ahnung von seinen persönlichen Stärken, die sich gedanklich ... gefühlsmäßig ... körperlich ... oder in Ihrem Verhalten andeuten können.«

6. *Sinne schulen*

Versuchen Sie nun, Ihre persönliche Stärke zu spüren und zu erforschen, mit welchen **Gefühlen** und **Körperempfindungen** sie verbunden ist ... Versuchen Sie, sich zuzusehen und sich ein **Bild** davon zu machen, wie Sie selbst handeln ... was sie tun, um sich wohl zu fühlen ... wie Ihr Gesichtsausdruck und Ihre **Körperhaltung** von außen aussehen ... welche anderen wichtigen Bilder möglicherweise mit dieser Situation verbunden sind ... Vielleicht können Sie auch hören, wie sich Ihre Stimme anhört ... oder die anderen **Geräusche** in dieser Situation. ... Vielleicht verbinden Sie diese Situation auch mit einem bestimmten **Geruch** oder **Geschmack** ...

Lassen Sie sich nun wieder ein wenig persönliche Zeit ... zu spüren ... zu sehen ... zu hören ... und vielleicht auch zu riechen oder zu schmecken ... welche Eindrücke mit dieser Situation verbunden sind ... und **was Sie selbst dazu beigetragen haben**, sich in dieser Situation im Vollbesitz Ihrer positiven Eigenschaften, Fähigkeiten und Stärken zu fühlen .../.../...

7. *Symbolischer Begriff*

Versuchen Sie nun, irgendeinen symbolischen Begriff zu finden, der stellvertretend für diese Stärke steht. Nehmen Sie sich hierfür wieder ein wenig persönliche Zeit .../.../... (*Anmerkung*: eventuell Handzeichen abwarten).

Wenn Sie diesen symbolischen Begriff oder auch symbolischen Gegenstand gefunden haben, dann atmen Sie nochmals dreimal tief durch … dehnen und strecken Ihren ganzen Körper, spüren jetzt wieder Ihre Füße auf dem Boden, die Hände auf den Oberschenkeln, den Kontakt des Rückens mit dem Stuhl … öffnen die Augen, strecken sich kräftig durch, schütteln Arme und Beine aus, sehen sich im Raum um, hören die Geräusche im Raum, nehmen vielleicht auch wieder Gerüche und einen bestimmten Geschmack wahr.

8. Malen

Schreiben Sie zunächst den symbolischen Begriff oben auf ein großes Blatt und versuchen Sie dann, ohne zu sprechen, dieses Symbol irgendwie mit Farben, in abstrakten Formen oder auch gegenständlich auf das vor Ihnen liegende Blatt zu malen.
(*Anmerkung:* Die Besinnungsübung kann auch verändert werden, indem sich die Patienten nicht auf eine spezielle Situation beschränken, sondern mehrere verschiedene Situationen auswählen (3 bis 5), die sie im Anschluss an die Entspannungsübung ihrer Lebenslinie zuordnen, siehe dazu auch die Übungen *»Sieben Säulen«* und *»Lebensspuren«* im Band *Aufbauübungen*, Kapitel *Familienanalyse und Analyse der Lebensgeschichte*).

9. Verankern

Instruktion nach Abschluss der Schreib- oder Malübung: »Für die nächsten Wochen oder Monate möchte ich Sie bitten, dieses Symbol als wichtigen **Anker** für Ihre Stärken und positiven Eigenschaften irgendwo an einem gut sichtbaren Ort aufzuhängen, um sich auch in schwierigen Situationen immer wieder an Ihre Stärke(n) zu erinnern.«

5. Therapiematerialien

Beobachtungsbogen – Entspannung

Bitte führen Sie in den kommenden 8 Wochen täglich diesen Beobachtungsbogen, um regelmäßig Entspannung einzuüben und sich selbst zu beobachten, ob Sie in Ihrem Tagesablauf ein gesundes Verhältnis zwischen Anspannung und Entspannung gefunden haben. Tragen Sie jeweils Werte auf einer Skala von 0 (keine Entspannung) bis 100 (sehr gute Entspannung) und die Uhrzeit bei den Übungen, für die Sie sich entschieden haben, ein.

Systematische Entspannung 0 bis 100:	Montag	Dienstag	Mittwoch	Donnerstag	Freitag	Samstag	Sonntag
Progressive Muskelentspannung							
Muskel-Kurz-Entspannung							
Entspannung nach Weitzman							
Phantasie-Reise							
Atem-Entspannung							
Reise zu den Stärken							
Autogenes Training							
Anderes							
Unsystematische Entspannung 0 bis 100:	**Montag**	**Dienstag**	**Mittwoch**	**Donnerstag**	**Freitag**	**Samstag**	**Sonntag**
Pausen von – bis							
Dösen von – bis							
Tagträumen von – bis							
• Musik hören • Lesen • Warmes Bad von – bis							
Anderes							
In welchen Situationen habe ich mich entspannt gefühlt?							
In welchen Situationen war ich angespannt?							
Andere Beobachtungen							
Vorsatz							

Görlitz, G. Körper und Gefühl in der Psychotherapie – Basisübungen. Klett-Cotta. Reihe Leben Lernen, 120

Gefühlskörper

Diese schematische Darstellung eines menschlichen Körpers soll Ihnen bei vielen verschiedenen Körper- und Gefühls-Übungen helfen, Ihre Gefühle und Körperempfindungen richtig zu lokalisieren *und farbig zu kennzeichnen.* (Bitte malen Sie Ihre »Rückseite« selbst.)

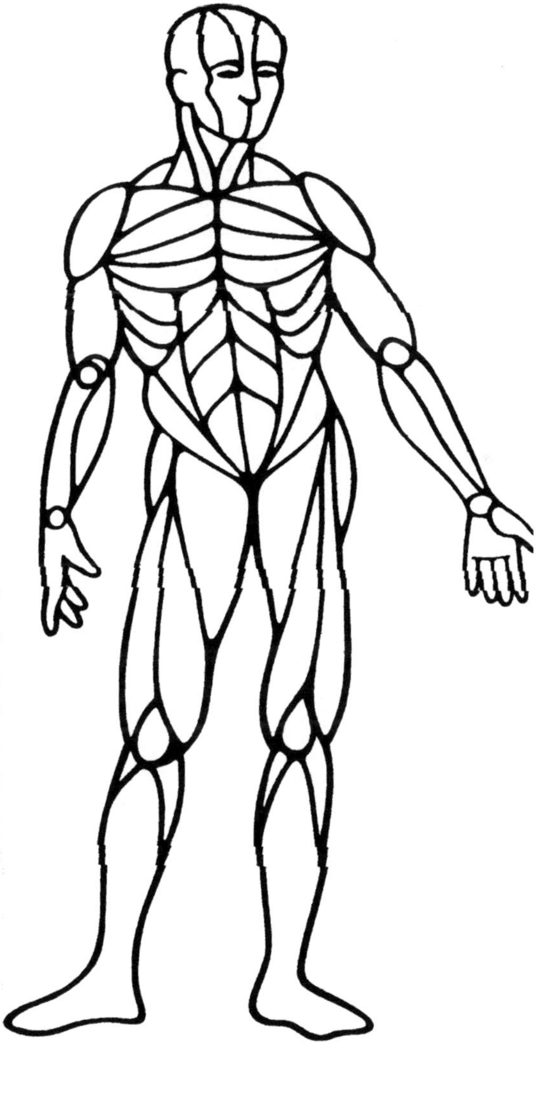

✎ Zufriedenes Dasein

Zur Auseinandersetzung mit den Themen Zufriedenheit, Wohlbefinden und Entspannung hilft Ihnen die Beantwortung folgender Fragen.

Wie stelle ich mir ein zufriedenes Dasein vor ?

....

- *Was verstehe ich unter Wohlbefinden?*

  ....

- *Welche Möglichkeiten habe ich, Stress zu reduzieren?*

  ....

- *Wie kann ich mich entspannen?*

  ....

- *Wie kann ich mir bei der Lösung von Problemen helfen?*

  ....

- *Welche neuen Entspannungsmöglichkeiten möchte ich ausprobieren?*

  ....

- *Was möchte ich in Zukunft intensiver genießen?*

  ....

- *Welche persönlichen Entwicklungschancen möchte ich nutzen?*

  ....

- *Was verstehe ich unter Gesundheit?*

  ....

- *Was verstehe ich unter Glück?*

  ....

- *Wie kann ich häufiger Pausen einlegen?*

  ....

Görlitz, G. Körper und Gefühl in der Psychotherapie – Basisübungen. Klett-Cotta. Reihe Leben Lernen, 120

Wohlbefindlichkeitsprofil

Sie finden im Folgenden verschiedene Situationen, die unterschiedliche Grade von Wohlbefinden auslösen können.
Bitte kreuzen Sie Ihren persönlichen Wohlbefindlichkeitsgrad in den genannten Situationen an: 0 = kein Wohlbefinden, 1 = sehr gering, 2 = gering, 3 = zufriedenstellend, 4 = deutlich, 5 = sehr starkes Wohlbefinden.
Wenn Sie anschließend Ihre Kreuze verbinden, erhalten Sie das Ihnen maximal mögliche Wohlbefindlichkeitsprofil.

Situationen, die Wohlbefinden auslösen können	0	1	2	3	4	5
Die Sonne auf der Haut spüren						
In einer Blumenwiese liegen						
Zukunftspläne schmieden						
Eine Katze streicheln						
Mit einem Freund in ein besonderes Restaurant zum Essen gehen						
Ein kurzer Mittagsschlaf						
Gartenarbeit						
Ein warmes Bad						
Singen						
Ins Grüne radeln						
Sich ungestört einen Fernsehfilm ansehen						
Tanzen						
Zeit für einen Stadtbummel						
Ein Gedicht lesen						
Ein Geschenk besonders schön verpacken						
Das Fensterbrett neu dekorieren						
Sexualität						
Fremde Menschen anlächeln						
Bei einem Spaziergang alleine seinen Gedanken nachhängen						
Sich engagieren						
In Ruhe Zeitung lesen						
Barfuß durch Pfützen laufen						
Sich massieren lassen						
Den Vormittag im Bett verbringen						
Zärtlich sein						
Urlaubspläne schmieden						
Sich auf eine kulturelle Veranstaltung in Ruhe vorbereiten						
Auf einer Luftmatratze im Wasser liegen						
Aus dem Fenster schauen						
Ein Saunabesuch						
In Ruhe den Schreibtisch aufräumen						
Ein spannendes Buch lesen						
Den Duft einer Blume bewusst riechen						
Schmusen						
Sich schön machen						

6. Information für Patienten: Entspannung

Die Aufgabe eines Therapeuten besteht nicht nur darin, die Problemzusammenhänge eines Patienten aufzudecken, sondern auch mit dem Patienten gemeinsam positive Veränderungsziele festzulegen und seine vorhandenen Fähigkeiten zu nutzen.

- **Jeder Mensch hat sein eigenes Wohlbefindlichkeitsprofil**

Es erscheint wichtig, dieses persönliche Wohlbefindlichkeitsprofil zukünftig auch in jeder Therapie zu erarbeiten. Dieser sogenannte ressourcenorientierte Ansatz gewinnt im Bereich der verhaltenstherapeutischen Psychotherapie auch durch verschiedene Gesundheits- und Präventionsprogramme zunehmend an Bedeutung.

- **Entspannungsmöglichkeiten sind wichtige Bausteine zur Steigerung des Wohlbefindens**

Wohlbefinden ist ein Schlüssel zur Gesundheit und umgekehrt. Wohlbefinden ist verbunden mit positiven Gefühlen wie Glück oder Geborgenheit. Sie werden vermisst, wenn sie nicht vorhanden sind. Diese Empfindungen in Worte zu fassen fällt schwer – dies kommt nicht von ungefähr. Eine differenziertere Sprache wird eher für die negativen Dinge des Lebens bereit gehalten. In psychologischen Lehrbüchern wurde lange Zeit überwiegend problemzentriert über Angst und Depression geschrieben, aber nur wenig über Gesundheitsfaktoren, Genuss oder Faktoren des Wohlbefindens.

- **Eine Grundform der Entspannung, die alle Menschen kennen, sind kürzere oder längere Ruhepausen**

Während dieser Ruhepausen geben wir dem Körper Zeit, sich zu erholen. Viele Menschen haben jedoch über Jahre hinweg geübt, die körpereigenen Ermüdungsgefühle nicht ernst zu nehmen. Sie haben im Gegenteil geübt, diese Zeichen von Erschöpfung mit Kaffee oder anderen »Muntermachern« zu übergehen und auf diese Art und Weise die »körpereigene Batterie« zu entladen. In der Psychotherapie begegnen uns häufig Menschen, die nicht mehr in der Lage sind, ihre natürlichen Ermüdungsgefühle richtig zu deuten. Sie können entweder Erschöpfung und ihre Belastungsgrenze nicht mehr wahrnehmen oder missdeuten diese Gefühle sogar als unnatürliches Problem. Durch verschiedene Entspannungsmethoden und Körperwahrnehmungsübungen können wir wieder lernen, die natürlichen Signale unseres Körpers richtig zu deuten.

In unserer Gesellschaft erscheinen die Begriffe Wohlbefinden, Genuss, Beschaulichkeit, Bedächtigkeit antiquiert. Sie werden oft ersetzt durch den Begriff Erholung. Diese Erholung wird jedoch bei vielen Menschen gleichgesetzt mit Urlaub. Leider arten auch Urlaub und Wochenenden oft in einen sogenannten »Freizeitsstress« aus. Im Urlaub soll dann alles an Erholung nachgeholt werden, was im Alltag nicht möglich war. Die Bedürfnisse unseres Körpers lassen sich jedoch nicht auf Urlaub und Wochenende verschieben. Dies ist natürlich klar, wenn es sich um Grundbedürfnisse wie Essen, Trinken, Schlafen usw. handelt. Wir wissen, dass der Körper regelmäßiges Essen, Trinken und Schlaf benötigt. Ebenso benötigt er regelmäßige Pausen, Erholung und Entspannung.

Drei Faktoren spielen dabei eine wesentliche Rolle:

- *sich Zeit nehmen*
- *sich Entspannung erlauben*
- *Entspannung muss für eine begrenzte Zeit im Mittelpunkt stehen ohne andere Aktivitäten nebenbei.*

Das Gegenteil von Entspannung ist Anspannung. Ein ausgewogenes Gleichgewicht von Anspannung und Entspannung ist gesund. Andauernde Belastungen und Überforderungen können längerfristig zu Überanstrengung und psychosomatischen Krankheiten, verbunden mit einer allgemeinen Einschränkung des Wohlbefindens, führen. Diesen Zustand kennen wir auch unter dem Begriff *Belastungsstress.* »Stress ist eine Aktivierungsreaktion des gesamten Organismus auf Stressoren, also auf alles, was als Anforderung, Bedrohung oder Schaden bewertet wird ... Stress ist ein uraltes Programm unserer Gene. Wir verhalten uns heute noch ähnlich unseren Vorfahren und vielen anderen Säugetieren. Sinn der Stressreaktion ist ursprünglich die Lebenserhaltung durch einen reflexhaften Angriffs- und Fluchtmechanismus. Wenn Gefahr droht, kommt es zu einer immensen Kraftentfaltung und -bereitstellung: Die Nebennieren schießen unter anderem Adrenalin ins Blut. Die Tätigkeit des Sympathikus-Nervs wird gesteigert. Dadurch werden Energien in Muskeln und Gehirn freigesetzt, es erfolgt eine blitzartige Mobilmachung aller Körperreserven. Puls, Blutdruck und Atemfrequenz steigen … Innerhalb kürzester Zeit ist der Mensch kampf- und fluchtbereit, man spricht von der Alarmreaktion des Körpers, die auf jede Art möglicher Gefährdung des Wohlergehens automatisch erfolgt« (*Wagner-Link,* 2001, S. 6).

- **Anspannung, verbunden mit Daueranstrengung, übermäßigen Belastungen und Ärgernissen, führt oft zu Belastungsstress.**

Da wir Menschen im Gegensatz zu Tieren in diesen Situationen weder fliehen noch kämpfen können, richtet sich die frei werdende Energie, wenn sie nicht genutzt wird, häufig gegen unseren eigenen Körper. Ein Fehler, den viele Menschen begehen, ist, sich nach dem Stress der Arbeit mit einem oder mehreren Gläsern Bier vor den Fernseher zu setzen und dabei möglicherweise auch noch einzuschlafen. Sie wundern sich, dass danach keine Erholungsreaktion eintritt. Der Grund hierfür besteht darin, dass der Stress nicht abreagiert werden konnte.

- **Der Stressmechanismus programmiert zu Bewegung, damit die bereitgestellten Energien abgeführt werden können. Erst danach benötigt der Körper eine Erholungsphase**

Unterforderung kann ebenfalls Stress auslösen. Primär ist Stress zunächst positiv, der nur im Übermaß krank macht. Dabei werden Stresshormone produziert wie Adrenalin, Noradrenalin, Testosteron und Cortisol.

Die Stresshormone können auf den Körper folgende Auswirkungen haben:

- *Beschleunigung des Atems,*
- *schnellerer Herzschlag,*
- *flaues Gefühl im Magen,*

- *Schwitzen, Zittern,*
- *Erweiterung der Pupillen,*
- *Engegefühl in der Brust,*
- *Spannungskopfschmerzen,*
- *Zähneknirschen,*
- *Konzentrationsprobleme,*
- *Aggressionsbereitschaft,*
- *Nervosität und Gereiztheit,*
- *Angstgefühle,*
- *Schlafstörungen,*
- *chronische Müdigkeit,*
- *Schwindel,*
- *vorübergehende Einschränkung der Sexualfunktionen usw.*

Zur Stressbewältigung werden häufig Entspannungsmethoden eingesetzt, die durch regelmäßiges Einüben erlernt werden. Hierbei wird zwischen kurzfristigen, eher unsystematischen Entspannungsmöglichkeiten und langfristig wirksamen systematischen Entspannungsmethoden unterschieden. Unter **kurzfristigen Möglichkeiten** verstehen wir das Einlegen von Pausen, Tagträumen, Dösen, Lesen, Musikhören, ein warmes Bad nehmen, Trödeln usw.

Langfristig wirksame Entspannungsmethoden wirken erst nach einer Zeit von ca. sechs Wochen täglicher Übung. Hierzu zählen Muskelentspannungsmethoden, das Autogene Training, Atemübungen oder Vorstellungsübungen.

Im Bereich systematischer Entspannungsmethoden ist die Progressive Muskelentspannung der günstigste Einstieg. Diese kann dann nach einiger Zeit durch Autogenes Training oder andere systematische Entspannungs- und Besinnungs- und Visualisierungsübungen ergänzt werden.

Weitere Informationen, die sich an aktuellen Leitlinien orientieren, finden Sie in Derra, C. (2017) »Progressive Relaxation«.

III. Übungen zur Schulung der Körperwahrnehmung

Der Körper
Ist der Übersetzer der Seele
Ins Sichtbare (*Christian Morgenstern*)

1. Grundlagen

Die innere Beziehung zu unserem Körper prägt unser seelisches Wohlbefinden, unsere Persönlichkeit und unser äußeres Erscheinungsbild. Die Köperwahrnehmung kann vielfältig beeinträchtigt sein.
Die diagnostisch und therapeutisch relevanten Grundlagen für dieses zentrale Thema möchte ich etwas ausführlicher darstellen, da die Übungen, entsprechend den jeweiligen diagnostischen Schwerpunkten, besonders sorgfältig ausgewählt und zusammengestellt werden sollten. Im Folgenden möchte ich kurz die vier wichtigsten Erscheinungsformen gestörten Körpererlebens vorstellen.

Das Überforderungssyndrom

Manche Menschen erwarten von ihrem Körper selbstverständliches Funktionieren. Sie nehmen ihren Körper erst dann wahr, wenn er Schmerzen signalisiert oder krank ist, dann wird er für eine gewisse Zeit beachtet und geschont, bis er wieder funktioniert. Dies kann im Laufe der Jahre zu Überlastungsreaktionen und einem *Überforderungssyndrom* führen, das schließlich körperliche Erkrankungen nach sich ziehen kann. Die Schädigung des Herz-Kreislaufsystems, des Magen-Darmtrakts, der Wirbelsäule, innerer Organe usw. kann die Folge sein. Für diese Menschen sind die vorgestellten Übungen zur Verbesserung der Körperwahrnehmung und des Körperbewusstseins besonders wichtig. Informationen zum Gesundheitsverhalten stellen eine notwendige Ergänzung dar (siehe auch Band *Aufbauübungen*).

Im Lehrbuch der medizinischen Psychologie (*Rösler et al.*, 1996) heißt es hierzu: »Verhaltensweisen, die dem Schutz, der Erhaltung, Wiederherstellung und Steigerung der Gesundheit dienen, gewinnen zunehmend an Bedeutung. Hierunter werden ganz unterschiedliche Aktivitäten verstanden: Körperpflege und -hygiene, Bewegung und Entspannung, Schlaf und Erholung, Ernährungs- und Stresskontrolle, Teilnahme an ärztlichen Vorsorgeuntersuchungen, Sicherheitsvorkehrungen zur Verhütung von Unfällen, Vermeidung von gefährlichen Substanzen und Umweltgefahren.« (S. 219) In diesem Zusammenhang bezeichnen die Autoren u. a. folgende Verhaltensweisen als *gesundheitsgefährdendes Verhalten:*

- *Mangelnde Entspannung und Erholung*
- *Rauchen*
- *Übermäßiges, ungesundes Essen*
- *Missbrauch von Alkohol*
- *Missbrauch von Medikamenten und Drogen*
- *Bewegungsarmut*
- *Inadäquate Stressbewältigung*

Diese sicher nicht ganz vollständige Aufzählung macht deutlich, dass für körperlich und seelisch überlastete Menschen neben den in diesem Kapitel genannten auch die Übungen zu den Bereichen *Entspannung, Gefühlsausdruck, Angstbewältigung und Selbstsicherheit* wertvoll sind (vgl. hierzu auch die entsprechenden Kapitel im Band *Aufbauübungen*).

Die hypochondrische Störung

Menschen, die unter Hypochondrie leiden, schenken Ihrem Körper zu viel negative Beachtung. Jede kleinste Veränderung wird ängstlich registriert und problematisiert. Die Unterscheidung zwischen natürlichen Schwankungen des körperlichen Wohlbefindens einerseits und ernst zu nehmenden Krankheitssymptomen andererseits fällt ihnen schwer. Die Betroffenen werden oft belächelt, obwohl dies eine ernst zu nehmende Störung mit Krankheitswert und deutlichem Leidensdruck ist.

*Vorherrschendes Kennzeichen der **hypochondrischen Störung** (ICD 10 F45.2) »ist die beharrliche Beschäftigung mit der Möglichkeit, an einer oder mehreren schweren und fortschreitenden körperlichen Krankheiten zu leiden, manifestiert durch anhaltende körperliche Beschwerden oder ständige Beschäftigung mit der eigenen körperlichen Erscheinung. Normale oder allgemeine Empfindungen und Erscheinungen werden von der betroffenen Person oft als abnorm oder belastend interpretiert und die Aufmerksamkeit meist auf nur ein oder zwei Organe oder Organsysteme fokusiert.« (ICD-10, Kapitel V, S. 187)*

Für diese Erkrankung gibt es auch die Bezeichnung »körperdysmorphe Störung«. Sie ist häufig mit Ängsten und Depressionen verbunden. Die Gedanken dieser Patienten kreisen ängstlich um mögliche schwere Erkrankungen wie Krebs, drohenden Herzinfarkt, Aids usw. und um die Befürchtung, bald sterben zu müssen. Meist haben sie zahlreiche medizinische Untersuchungen ohne pathologische Befunde hinter sich. Sie weigern sich, den Rat der Ärzte und die Versicherung, dass keine schwere körperliche Erkrankung vorliegt, zu akzeptieren. Diese Patienten haben meist mehrere Gesundheitsbücher gelesen und finden sich, so wie manchmal Medizinstudenten, in jedem zweiten Symptom wieder. Es gibt auch hypochondrische Patienten, die aufgrund dieser Erfahrungen inzwischen ängstlich vermeiden, sich mit medizinischen Themen weiter auseinander zu setzen.
Übungen zum Aufbau von Kausal- und Kontrollattributionen wie z. B. *Hyperventilationstest, Heißer Stuhl, Indianertrab* sind für diese Patienten neben den Übungen zur *Angstbewältigung* besonders wichtig.

Störungen des Körperbilds

Daneben gibt es immer mehr Menschen, die unter einem *negativen Körperbild* leiden, die mit ihrer äußeren Erscheinung unzufrieden sind. »Umfragen belegen, dass die Konfrontation mit dem eigenen Leibe für die meisten Menschen einer Mutprobe gleichkommt. Kaum jemand, dem es gelingt, sich im eigenen Körper rundherum wohl zu fühlen, der einverstanden wäre mit Größe, Gewicht, Bauchumfang, Busen, Nasenform. Die meisten würden, wenn sie nur könnten, ihren Körper gegen einen anderen eintauschen: einen schlankeren, einen Körper ohne Cellulite, einen Körper mit mehr Muskeln an den richtigen Stellen, einen Körper, der niemals altert.« (*Nuber*, 1997, S. 21)

Die Ursachen für ein negatives Körperbild können vielfältig sein:

- *Kritik der Eltern an der äußerlichen Erscheinung ihrer Kinder*
- *Barbie- und Muskel-Puppen als prägende Vorbilder in der Kindheit*
- *Beeinflussung durch Medien*
- *wiederholte Diäten*
- *mangelnde Informationen über Ernährung und Stoffwechselvorgänge*
- *Versuche, Models und Muskelmänner zu imitieren*
- *Perfektionsstreben*
- *Hänseleien in der Schulzeit*
- *Gruppendruck in der Clique, im Sportverein usw.*
- *falsche Vorstellungen über die Bedeutung des Äußeren*
- *emotionale Verarmung*
- *traumatische Erlebnisse u. a.*

Eine *Psychology-today-Umfrage* von 1997 zu diesem Thema belegte schon damals, dass Frauen bezüglich ihres Äußeren zwar das eindeutig unzufriedenere Geschlecht sind, dass sich aber auch das Körperbild der Männer in den letzten Jahren drastisch verschlechtert hat. Auch viele Männer haben heute sog. »Body-Image-Probleme (vgl. *Psychologie Heute*, 9.97).
Zu den Erkrankungen, bei denen das Körperbild gestört ist, gehören unter anderem auch die Essstörungen wie Anorexie und Bulimie.

> *Die* ***Anorexia nervosa*** *(ICD-10 F50.0) »ist durch einen absichtlichen selbst herbeigeführten oder aufrechterhaltenen Gewichtsverlust charakterisiert. Am häufigsten ist die Störung bei heranwachsenden Mädchen und jungen Frauen ... Obwohl die Ursachen der Anorexia nervosa noch wenig fassbar sind, wächst*

die Überzeugung, dass vor allem die Interaktion soziokultureller und biologischer Faktoren sowie auch unspezifische psychologische Mechanismen und die Vulnerabilität der Persönlichkeit eine Rolle spielen.« (S. 199) Diese Erkrankung ist durch eine Unterernährung unterschiedlichen Schweregrades gekennzeichnet. Sekundär führt sie zu endokrinen und metabolischen Veränderungen sowie zu anderen körperlichen Funktionsstörungen. Neben der eingeschränkten Nahrungsaufnahme betreiben die Betroffenen häufig exzessiv Sport und benutzen oft auch Abführmittel. Elektrolytentgleisungen sind die Folge.

Wenn das Körpergewicht mindestens 15% unter dem zu erwartenden Gewicht liegt und nicht auf eine körperliche Erkrankung zurückzuführen ist, spricht man von Anorexie. Bei der Bulimie liegt das Körpergewicht dagegen meist im Normbereich. Sie fällt im Gegensatz zur Anorexie äußerlich selten auf.

*Die **Bulimia nervosa** (ICD-10 F50.2) »ist durch wiederholte Anfälle von Heißhunger (Essattacken) und eine übertriebene Beschäftigung mit der Kontrolle des Körpergewichts charakterisiert … Die Störung kann nach einer Anorexia nervosa auftreten und umgekehrt.« (S. 202)*

Die Patienten versuchen, mit extremen Maßnahmen die Kalorienaufnahme der zugeführten Nahrung zu mindern. Ein gesundheitsschädigender Teufelskreis von Hungern mit darauffolgendem Heißhunger und Essattacken und anschließendem Erbrechen ist die Folge. Dies führt ähnlich wie bei der Anorexie zu Stoffwechselstörungen und anderen körperlichen Schädigungen (siehe auch *Informationen Essstörungen* Band *Aufbauübungen*).
Die kurze Darstellung der Essstörungen macht deutlich, dass die beschriebenen körperorientierten Übungen nur nach vorheriger gründlicher Exploration und Diagnostik eingesetzt werden dürfen. Die Empfehlung verstärkter körperlicher Aktivitäten wäre z. B. eher kontraindiziert, da Essgestörte diese überwiegend unter dem Blickwinkel des Abbaus von Kalorien einsetzen. Sinnvoll sind bei dieser Patientengruppe insbesondere Übungen zum *Genießen*, zur *Schulung der Sinne* und zur Förderung der Körperwahrnehmung wie z. B. *Feldenkrais** oder die Übung *Körper-*

*rhythmen**. Darüber hinaus liegt das Schwergewicht der Behandlung in den Bereichen *Familienanalyse** und Autonomieentwicklung, Förderung der *emotionalen Wahrnehmungs- und Expressionsfähigkeit* sowie Aufbau von Selbstwert und *Selbstsicherheit* (vgl. die entsprechenden Übungs-Kapitel).

Traumatische Erfahrungen

Besonders sorgfältig ausgewählt werden sollten die Übungen für Patienten, die belastende Erfahrungen im körperlichen Bereich oder sexuelle Grenzüberschreitungen erlebt haben. Das können körperliche Verletzungen, häufige Schläge, permanente Lächerlichmachung, Anzüglichkeiten, Vergewaltigung, Inzest o.ä. gewesen sein.

> *In einigen dieser Fälle kann die Diagnose* ***Posttraumatische Belastungsstörung*** *(ICD-10 F43.1) lauten. »Hierzu gehören eine durch Naturereignisse oder eine von Menschen verursachte Katastrophe, eine Kampfhandlung, ein schwerer Unfall oder Zeuge des gewaltsamen Todes anderer oder selbst Opfer von Folterung, Terrorismus, Vergewaltigung oder anderen Verbrechen zu sein ... Typische Merkmale sind das wiederholte Erleben des Traumas in sich aufdrängenden Erinnerungen (Nachhallerinnerungen, flashbacks) oder in Träumen, vor dem Hintergrund eines andauernden Gefühls von Betäubtsein und emotionaler Stumpfheit.« (S. 169)*

Ein Zustand von vegetativer Übererregtheit mit Vigilanzsteigerung sowie übermäßige Schreckhaftigkeit, Schlaflosigkeit, Angst und Depression treten häufig auf, auch Suizidgedanken sind nicht selten. Übermäßiger Alkoholkonsum und/oder Drogeneinnahmen erschweren das Krankheitsbild. Die Störung kann Wochen bis Monate nach dem traumatischen Ereignis auftreten (jedoch selten mehr als sechs Monate nach dem Trauma).

Bei manchen Patienten wird diese Störung über viele Jahre chronisch und geht dann in eine **andauernde Persönlichkeitsänderung nach Extrembelastung (F62.0)** über.

Natürlich sind die folgenden Übungen zur Förderung der Körperwahrnehmung und des Körperbewusstseins auch für andere als o.g. Patientengruppen geeignet.

2. Quellen und Kurzdarstellung der Übungen

Die Übungen zur Schulung der Körperwahrnehmung und des Körperbewusstseins enthalten folgende Elemente:

Teil 1: Körperwahrnehmung (Band Basisübungen)

- *Körperliche Wahrnehmung*
- *sinnliche Wahrnehmung*
- *Körperkontakt*

Teil 2: Körperbewusstsein (Band Aufbauübungen)

- *Körperbild*
- *Körperliche Aktivierung*
- *Gesundheitsverhalten*

Diese Elemente sind zwar teilweise auch in den Übungen anderer Kapitel enthalten, spielen jedoch im Folgenden die zentrale Rolle.

Kopfwiegen ist eine sicherlich bekannte entspannende Übung mit Körperkontakt der Gruppenteilnehmer untereinander. Die Gruppenteilnehmer bilden Paare. Ein Partner liegt auf dem Boden, der andere kniet an seinem Kopfende und wiegt behutsam den Kopf des Partners hin und her. Mit dieser seit vielen Jahren bewährten Übung kann der Therapeut gleichzeitig oder nacheinander verschiedene Ziele verfolgen wie z. B. Förderung kinästhetischer Erfahrungen, Aufbau von Vertrauen und sozialer Verantwortung oder Auseinandersetzung mit Normen im Bereich Körperkontakt. Nach anfänglicher Aufregung wird diese Übung von Gruppenteilnehmern meist sehr geschätzt.

Mit der Übung **Partner-Atmen** können ähnliche Ziele verfolgt werden. Im Kontakt mit den Schultern des Partners wird mit hoher Aufmerksamkeit für den anderen der eigene Atemrhythmus und derjenige des Partners verfolgt. Dabei treten mit der Zeit ein sehr entspannender Effekt und eine gleichmäßige Regulation der Atemrhythmen ein. Der Körperkontakt ist dabei nur in seltenen Fällen angstauslösend.

Die Übung **Genießen** haben mich in dieser Form essgestörte Patientinnen gelehrt, die nach einem stationären Aufenthalt in einer psychosomatischen Klinik zur ambulanten Nachbetreuung in unsere Praxis kamen. Elemente der Übung und der Information zum Thema Genießen finden sich bei *Lutz* (2000). Beim Genießen verschiedener winziger Mengen an Nahrungs- oder Genussmitteln wird der Geschmackssinn geschult, die Genussfähigkeit gefördert sowie die Wiederherstellung eines bewussten, gesunden Essverhaltens. Viele Teilnehmer, welche diese Übung z. B. mit einem kleinen Stückchen Schokolade, am eigenen Leibe erfahren haben, sind überwältigt von der Wirkung.

Die **Schulung der Sinne** wird auch im Neurolinguistischen Programmieren sowie in der Hypnotherapie praktiziert. Auch in der Verhaltenstherapie gibt es hierzu Untersuchungen. *Hanisch und Ferstl* (1993) haben z. B. »Düfte als Stimuli für angenehme Erlebnisse« untersucht. Die Autoren konnten nachweisen, dass angenehme Düfte einen Zustand des Wohlbefindens erzeugen und weit zurückliegende Erinnerungen wachrufen können. Angenehme Düfte können beruhigend wirken und in Verbindung mit Selbstkonditionierung eine mit Angst inkompatible Reaktion hervorrufen (nicht zu verwechseln mit der esoterischen Aromatherapie, die eine heilende Wirkung ätherischer Öle annimmt).
Die Übung Schulung der Sinneskanäle eignet sich v.a. auch für häusliche therapeutische Übungsaufgaben. Hierzu dient auch das unter »Therapiematerialien« dargestellte Übungsblatt. Vom Patienten regelmäßig eingeübt, führt die Schulung der Sinneskanäle zur Verbesserung der Lebensqualität und zur Erweiterung des Verhaltensrepertoires.

Rücken an Rücken ist eine nonverbale Körperkontaktübung mit erhöhtem Schwierigkeitsgrad. Die Teilnehmer bilden Paare, fassen sich an den Händen und nehmen dann mit allen Sinnen ihre Partner möglichst genau und umfassend wahr. Anschließend, Rücken an Rücken gelehnt, wird das Wahrgenommene wiederholt und ein hervorstechendes Merkmal als Beziehungsanker mit nach Hause genommen. Diese Übung ist meist ein intensives Erlebnis mit hoher emotionaler Beteiligung.

Die Übung **Gefühlsfarben** besteht aus zwei Teilen. Der **Übungsteil 1: Gefühle atmen** veranschaulicht den Teilnehmern, wie alleine die Vorstellung von Gefühlen und das Hineinfühlen die verschiedenen Gefühlsqualitäten verdeutlichen und erlebbar machen kann. Je nach Behandlungsbedarf können den Teilnehmern verschieden Gefühle vorgegeben werden, die beim geräuschvollen Atmen mit einem Ton und der entsprechenden Mimik und Körperhaltung ausgedrückt werden. Im Unterschied zum *Gefühlskreis* handelt es sich hierbei nicht nur um die tatsächlichen aktuellen Gefühle der Teilnehmer, sondern um die vorgestellten, d. h. vom Therapeuten ausgewählten und vorgegebenen Gefühle. In der vorliegenden Neuauflage dieses Bandes wurden sowohl die wissenschaftlichen Untersuchungsergebnisse zur »Emotionalen Hemmung« von *Traue* (2000) als auch Elemente der »Acceptance and Commitment Therapy« nach *Hayes et. al.* (2004) zur Unterscheidung von bewertendem versus akzeptierendem Gefühlsumgang.

Im **Übungsteil 2: Nachspüren** wird die Aufmerksamkeit auf die Nachwirkung der Gefühle gelenkt und die daraus resultierenden Körperempfindungen. Die hierfür benutzten Instruktionen sind nach

Feldenkrais (1967) modifiziert. Am Ende der Übung malen die Teilnehmer ein Körperbild und kennzeichnen dabei sowohl angenehme als auch unangenehme Gefühle und Körperempfindungen farbig.

Weitere körperorientierte Übungen findet der Leser bei *Sulz*, *Schrenker* und *Schricker* (2005).

3. Übersicht – Körperwahrnehmung

Übungen und Therapiematerialien

ÜBUNGEN	Schwerpunkt	geeignet für: Einzeltherapie/Gruppen/ Kinder/Weiterbildung E*	G*	K*	W*	Mindest-dauer (Min.)	Schwie-rigkeit
Kopfwiegen	Vertrauen	bedingt	ja	ja	ja	20	mittel bis schwer
Partner-Atmen	soziale Wahrnehmung	bedingt	ja	ja	ja	20	mittel bis schwer
Genießen	Genussfähigkeit	ja	ja	ja	ja	30 bis 60	leicht
Schulung der Sinne	Wahrnehmungs-schulung	ja	ja	ja	ja	60	leicht bis mittel
Rücken an Rücken	Körperkontakt	bedingt	ja	ja	ja	20	schwer
Gefühlsfarben a) Gefühle atmen b) Nachspüren	Verknüpfung von emotionaler und körperlicher Wahrnehmung	ja	ja	ja	ja	15 bis 120	mittel bis schwer
THERAPIE-MATERIAL	**Schwerpunkt**	**geeignet für: Einzeltherapie/Gruppen/ Kinder/Weiterbildung E**	**G**	**K**	**W**	**Mindest-dauer (Min.)**	**Schwie-rigkeit**
Hier und Jetzt	Umgang mit Körperempfindungen	ja	ja	ja	ja	15	mittel
Sinneskanäle	Wahrnehmungs-schulung	ja	ja	ja	ja	15	leicht
Grund-bedürfnisse	Körperbewusstsein	ja	ja	bedingt	ja	20	schwer
Körperfragen	Gesundheit	ja	ja	bedingt	ja	20	mittel
Information	Genießen	ja	ja	bedingt	ja	10	leicht

* E = Einzeltherapie; G = Gruppentherapie; K = Kindertherapie; W = Weiterbildung

4. Praktische Übungen

Kopfwiegen

1. **Psychotherapeutische Ziele**
   a) **Verhaltensbeobachtung**
      - Umgang mit Nähe
      - Vertrauen versus Misstrauen
      - Umgang mit Körperkontakt

   b) **Wirkfaktoren**
      - Kohäsion
      - Vertrauen
      - Modelllernen
      - Feedback
      - Unterstützung

   c) **Inhaltliche Ziele**
      - Aufbau von Vertrauen
      - Abbau sozialer Ängste im Bereich Körperkontakt
      - Entwicklung von sozialer Verantwortung
      - Sensibilisierung für den Umgang mit Körperkontakt
      - Kinästhetische Erfahrung

2. **Rahmenbedingungen**
   a) **Material**
   eventuell Decken am Boden
   Kassettenrecorder und ein entspannendes Musikstück

   b) **Raum**
   ca. 25 bis 30 qm für 8 bis 10 Teilnehmer
   die Möbelstücke und Stühle sollten zur Seite geräumt sein

   c) **Teilnehmer**
   bedingt geeignet für Einzeltherapie
   geeignet für Psychotherapiegruppen: 4 bis maximal 10 Teilnehmer
   geeignet für Weiterbildungs- und Selbsterfahrungsgruppen bis max. 20 Teilnehmer

3. **Dauer**
Zwei Durchgänge mit Rollenwechsel (A/B) ca. 10 Minuten anschließender Austausch ca. 10 Minuten

4. **Ablauf**
   a) **Partnerwahl**
   Zweiergruppen A/B
   b) **Anordnung im Raum**
   A liegt am Boden auf dem Rücken, B sitzt oder kniet hinter dem Kopf von A.
   c) **Therapeutisches Modell**
   Zunächst führt die Therapeutin die Übung selbst mit einer freiwilligen oder ausgewählten Teilnehmerin vor.
   d) **Durchführung der Übung/Instruktion:**
   »Bitte einigen Sie sich zunächst, wer A und wer B ist.
   Alle A-Teilnehmer legen sich nun mit dem Rücken auf den Boden, und zwar so, dass Sie die Arme und Beine nach allen Richtungen ausstrecken können, damit Ihre Partner auch genügend Platz und Bewegungsspielraum haben.
   Alle B-Teilnehmer knien oder setzen sich an das Kopfende von A und nehmen sehr behutsam den Kopf von A in ihre Hände und bewegen ihn im Zeitlupentempo langsam und sanft nach rechts und links, auf und ab, in weichen, rollenden Bewegungen. Bitte schließen Sie alle die Augen, sodass Sie Ihre Aufmerksamkeit vor allem auf die körperliche Empfindung des Wiegens und des Gewiegtwerdens richten können. Die **Aufgabe von A** besteht darin, dass Sie Ihren Kopf vertrauensvoll B überlassen, ohne Eigenbewegungen zu machen. Die **Aufgabe von B** besteht darin, liebevoll und verantwortungsvoll mit A umzugehen.«
   Nach der Instruktion wird eine Entspannungsmusik aufgelegt, am Ende des Stücks wird die Musik abgeschaltet und mit der Instruktion: »Bitte kommen Sie nun langsam zum Ende, legen Sie den Kopf wieder behutsam ab, öffnen Sie Ihre Augen und wechseln Sie, ganz in Ruhe, die Positionen, ohne zunächst miteinander zu sprechen«. Danach liegt B am Boden und A wiegt den Kopf von B.

Um allen Teilnehmern ähnliches Erleben zu ermöglichen, wird das Musikstück nochmals wiederholt. Anschließend erfolgt ein Austausch über das Erlebte.

5. **Effekte der Übung**

Diese Übung wirkt entweder sehr entspannend und beruhigend oder für Teilnehmer mit wenig Übung im Bereich Körperkontakt emotional anregend. Sie ist eine wichtige *Ankerübung* im Bereich Körperkontakt und Gefühlswahrnehmung, da sie von den meisten Gruppenmitgliedern auch lange Zeit später noch als angenehm erinnert wird.

6. **Mögliche Anschlussübungen**

- Die Übung kann in ähnlicher Weise mit Armen und Beinen fortgesetzt werden
- Erfahrungsaustausch in der Großgruppe
- Einstiegsübung zum Thema Erfahrungen mit Tabus im Bereich Körperkontakt
- weitere Übungen zu den Themen Körperkontakt, Vertrauen, Misstrauen als therapeutische Übungaufgaben »zwischen den Sitzungen«
- Übung *Gefühlsfarben*
- Übung *Fixieren* (siehe Band *Aufbauübungen, Selbstsicherheit*)
- Therapiematerial *Gefühlskörper*
- Therapiematerial *Geschichte »Die Rose«* (siehe Band *Aufbauübungen, Lebensgeschichte*)

7. **Schwierigkeitsgrad (0 = sehr leicht bis 100 = sehr schwer)**

a) für Patienten mit sozialen Ängsten: ca. 50 bis 70
b) für depressive Patienten: ca. 20
c) für körperlich missbrauchte Patienten: 70 bis 90
d) für narzisstisch gestörte Patienten: 30 bis 40
e) für Kollegen in verhaltenstherapeutischer Selbsterfahrung: 20

Partner-Atmen

1. **Psychotherapeutische Ziele**
   a) **Verhaltensbeobachtung**
   - Umgang mit Körperkontakt
   - Wahrnehmungssensibilität im sozialen Kontakt
   - Fähigkeiten und Defizite im Bereich der Körperwahrnehmung

   b) **Wirkfaktoren**
   - Kohäsion
   - Vertrauen
   - Feedback
   - Unterstützung

   c) **Inhaltliche Ziele**
   - Förderung der sozialen Wahrnehmungsfähigkeit
   - Entwicklung von Mitgefühl
   - Förderung von Körperwahrnehmung und Körperbewusstsein
   - Übernahme von sozialer Verantwortung
   - Abbau sozialer Ängste
   - Umgang mit Körperkontakt
   - Atemregulation

2. **Rahmenbedingungen**
   a) **Material**
   eventuell Entspannungsmusik

   b) **Raum**
   mindestens 20 qm freier Raum für 8 bis 10 Teilnehmer

   c) **Teilnehmer**
   bedingt geeignet für Einzeltherapie
   geeignet für Psychotherapiegruppen: 4 bis 10 Teilnehmer
   geeignet für Weiterbildungs- und Selbsterfahrungsgruppen bis max. 20 Teilnehmer

3. **Dauer**
   ca. 20 Minuten

4. **Ablauf**

a) **Partnerwahl**
vgl. Übung *Winken*

b) **Anordnung im Raum**
Die Hälfte der Teilnehmer sitzt auf Stühlen oder am Boden, die Partner stehen oder sitzen jeweils dahinter.

c) **Therapeutisches Modell**
Die Therapeutin führt die Übung mit einem Teilnehmer vor.

d) **Durchführung der Übung/Instruktion**
(die Instruktion kann von leiser Entspannungsmusik im Hintergrund begleitet werden) »Die Sitzenden schließen nun bitte ihre Augen und die Stehenden legen ihre beiden Hände auf die Schultern des vor ihnen sitzenden Partners. Legen Sie Ihre Hände nur ganz sanft und behutsam auf die Schultern, so leicht wie ein Federgewicht. Richten Sie nun Ihre Aufmerksamkeit zunächst nur auf die Atembewegung in den Schultern Ihres Partners (10 Sek. Pause) und beobachten Sie das Auf und Ab der Schultern beim Ein- und Ausatmen, während die Sitzenden – ohne irgendeine Anstrengung – in ihrem eigenen Rhythmus atmen (30 Sek. Pause).

Versuchen Sie nun die Atembewegung durch leichtes Heben und Senken Ihrer Hände zu unterstützen. Achten Sie dabei darauf, dass Sie nur unterstützen, ohne zusätzliche Eigenbewegungen. In der Regel heben sich beim Einatmen die Schultern leicht an, sodass Ihre Hände leicht nach oben gehen. Beim Ausatmen sinken die Schultern, manchmal kaum spürbar, manchmal deutlich, sodass Ihre Hände mit den Schultern ein wenig nach unten gehen. Nun schließen auch die Stehenden allmählich die Augen. Lassen Sie sich Zeit, die Atembewegung Ihres Partners zu spüren und zu unterstützen. (1 Min. Pause)

Achten Sie dabei vor allem auf das, was Sie bei Ihrem Partner wahrnehmen … Achten Sie jetzt darauf, was Sie bei sich selbst wahrnehmen … pendeln Sie dann zwischen sich und Ihrem Partner hin und her …

Alle diejenigen, die sitzen, beobachten dabei, wie deutlich sie sich unterstützt fühlen, wie gut es ihnen gelingt, sich Ihrem Partner zu überlassen, welche angenehmen oder unangenehmen Gefühle auftauchen, welche Gedanken, welche Körperreaktionen. Wie gehen Sie mit dieser ungewöhnlichen Situation um?«
(Die Übung kann durch Auflegen der Hände auf Oberarme und Rücken ergänzt werden. Die Wiederholung der Übung im Brust- und Bauchbereich erfolgt besser mit gleichgeschlechtlichen Paaren.)
Nach ca. 5 Minuten werden die Partner gewechselt, die Stehenden verabschieden sich nun liebevoll von ihren Partnern, anschließend erfolgt ein Partneraustausch.

5. Effekte der Übung
Bei dieser Übung wird deutlich, wie gut es den Einzelnen gelingt, sich in den Partner einzufühlen und sich einem Partner vertrauensvoll zu überlassen. Häufig stellen die Paare fest, dass sich im Verlauf dieser Übung ihr Atemrhythmus angleicht.

6. Mögliche Anschlussübungen
- Wiederholung der Übung mit wechselnden Partnern
- therapeutische Übungsaufgaben für Paare in der Paar- oder Familientherapie
- Übung *Atementspannung*
- Übung *Körperbild* (siehe Band *Aufbauübungen, Körperbewusstsein*)
- Therapiematerial *Erlebnisebenen*
- Therapiematerial *Grundbedürfnisse*
- Therapiematerial *Körperanalyse* (siehe Band *Aufbauübungen, Körperbewusstsein*)

7. Schwierigkeitsgrad (0 = sehr leicht bis 100 = sehr schwer)
a) für Patienten mit sozialen Ängsten: 60
b) für depressive Patienten: 30
c) für körperlich missbrauchte Patienten: 80
d) für narzisstisch gestörte oder Borderline-Patienten: 60
e) für Kollegen in verhaltenstherapeutischer Selbsterfahrung: 30

Genießen

1. **Psychotherapeutische Ziele**
   a) **Verhaltensbeobachtung**
      - Essverhalten
      - Genussfähigkeit
      - Umgang mit Langsamkeit

   b) **Wirkfaktoren**
      - Modelllernen
      - Arbeitshaltung
      - Existentielle Einsicht

   c) **Inhaltliche Ziele**
      - Förderung der Genussfähigkeit
      - Schulung des Geschmackssinns
      - Reduzierung des persönlichen Tempos
      - Einübung von Entspannungs- und Ruhepausen
      - Behandlungsbaustein bei Essstörungen und exzessivem Süßigkeitengenuss zur Förderung bewusster Nahrungsaufnahme
      - Einübung von Selbstkontrolle, insbesondere der Fähigkeit zu verzichten

2. **Rahmenbedingungen**
   a) **Material**
   Schokolade
   (für Anschlussübungen oder alternativ: Erdbeeren, Himbeeren, getrocknete Aprikosen, Kekse, Kartoffelchips, Apfelringe usw.)
   Information *Genießen*

   b) **Raum**
   Es genügt ein Raum von ca. 20 qm bei 8 bis 9 Teilnehmern.

   c) **Teilnehmer**
   geeignet für Einzeltherapie
   geeignet für Psychotherapiegruppen: 2 bis 10 Teilnehmer
   geeignet für Weiterbildungs- und Selbsterfahrungsgruppen: bis max. 16 Teilnehmer
   (bei mehr als 16 Teilnehmern ist die individuelle Handha-

bung der Übung für die Leiterin nicht mehr überschaubar, notwendige Unterstützung käme zu kurz)

3. **Dauer**
Für einen Durchgang mit einem Genussmittel werden ca. 30 Minuten benötigt.

4. **Ablauf**
   a) **Partnerwahl**
   keine
   b) **Anordnung im Raum**
   Die Teilnehmer sitzen auf Stühlen oder am Boden im Kreis.
   c) **Therapeutisches Modell**
   Die Therapeutin beteiligt sich selbst auch an der Genussübung und demonstriert die einzelnen Übungsschritte modellhaft.
   d) **Durchführung der Übung**
   Bei dieser Übung wird zunächst ein halbes Stückchen Schokolade bewusst ausgepackt, und die Teilnehmer lassen es in kleinen Häppchen nacheinander ganz langsam im Mund zergehen. Dies geschieht auf genussvolle Art und Weise, durch Einbeziehung aller Sinne im Zeitlupentempo (evtl. kann auch mit einem anderen Nahrungsmittel begonnen werden). Dies führt für die meisten Teilnehmer erstaunlicherweise bereits zu einem intensiven Genusserlebnis und Sättigungsgefühl. Zum Schluss wird dann bewusst Verzicht auf den Rest der Schokolade verbal, kognitiv und verhaltensorientiert eingeübt.
   In den darauffolgenden Sitzungen kann die Übung mit anderen »Genussmitteln« wiederholt werden.

5. **Effekte der Übung**
Dies ist eine wichtige Übung für alle Patienten mit Essstörungen (Anorexie, Bulimie, Übergewicht), für depressive Patienten oder für Patienten mit einem Überforderungssyndrom. Durch die Langsamkeit und Ausführlichkeit der Übung mit winzigen Stücken von Nahrungsmitteln entsteht ein deutlicher Ruhe- und Entspannungseffekt. Einzelheiten des Wahrnehmungsfeldes werden durch Verlangsamung wieder wahrgenommen, und

dennoch vergeht die Zeit wie im Flug. Die Teilnehmer erleben meist einen großen Überraschungseffekt durch den erlebten Sättigungseffekt nach einem halben Stückchen Schokolade, einer Himbeere, einem viertel Keks oder einem Kartoffelchip. Nach mehrmaliger Einübung des bewussten »Genießens« und entsprechenden täglichen Übungsaufgaben entsteht meist ein guter Transfer des Genussverhaltens in den Alltag. Die Wahrscheinlichkeit, bewusster zwischen schmackhafter und weniger schmackhafter, natürlicher und künstlicher, gesunder und ungesunder Nahrung zu unterscheiden, erhöht sich deutlich.

6. **Mögliche Anschlussübungen**
   - Wiederholung der Übung mit verschiedenen schmackhaften und auch weniger schmackhaften Nahrungsmitteln
   - Ernährungsinformationen
   - therapeutische Übungsaufgaben zum Genießen zwischen den Sitzungen
   - gemeinsames – bewusst genussvolles – Essen in der Gruppe
   - Video von Essgewohnheiten der Gruppenmitglieder
   - Übung *Schulung der Sinne*
   - Übung *Energiekuchen* (siehe Band *Aufbauübungen, Körperbewusstsein*)
   - Therapiematerial *Grundbedürfnisse*
   - Therapiematerial *Körperanalyse* (siehe Band *Aufbauübungen, Körperbewusstsein*)

7. **Schwierigkeitsgrad (0 = sehr leicht bis 100 = sehr schwer)**
   a) für Patienten mit sozialen Ängsten: 30
   b) für depressive Patienten: 10
   c) für körperlich missbrauchte Patienten: 20
   d) für narzisstisch gestörte oder Borderline-Patienten: 30
   e) für Kollegen in verhaltenstherapeutischer Selbsterfahrung: 10
   f) für essgestörte Patienten: 30

Instruktion zur Übung: Genießen

1. Einleitung

Ich möchte Sie nun bitten, mir einfach nur zuzuhören und auf die Anweisungen zu achten, ohne mit mir während der Übung darüber zu sprechen, wir können dies dann nach Abschluss der Übung tun.

2. Verpackung wahrnehmen

Bitte nehmen Sie die Tafel Schokolade, die Sie mitgebracht haben, in beide Hände. **Sehen** Sie sich zunächst ganz genau die Verpackung an. Was spricht Sie an, was gefällt Ihnen weniger? Aus wie vielen und welchen Materialien besteht die Verpackung? Wohin wandern diese Materialien und wie werden sie entsorgt? Welche kennen Sie, welche sind Ihnen unbekannt, welche sind Ihnen angenehmer, welche weniger?
Riechen Sie nun an der Verpackung, welche verschiedenen Gerüche nehmen Sie wahr, welche sind eher angenehm, welche eher unangenehm?
Schließen Sie nun die Augen und **fühlen** Sie die Qualität der Verpackung, lädt sie eher zum Genießen ein, stößt sie ab, macht sie nachdenklich, ärgerlich oder erleben Sie die Verpackung eher als neutral?
Welche Geräusche **hören** Sie beim Befühlen der Verpackung?
Spüren Sie im Moment bestimmte körperliche Empfindungen wie Magenknurren, Herzklopfen, Schwitzen oder läuft Ihnen das Wasser im Mund zusammen?
Nun öffnen Sie bitte die Verpackung im Zeitlupentempo.

3. Genussmittel wahrnehmen

a) **Vorbereitung:**
Brechen Sie sich nun ein kleines Stück Schokolade ab und legen Sie den Rest der Tafel Schokolade zur Seite. Nehmen Sie sich 2 Papierservietten (oder bereitgestellte Papiertaschentücher), brechen Sie das Stück Schokolade in der Mitte durch, legen Sie die eine Hälfte auf die Serviette neben sich und legen Sie die andere Hälfte auf die zweite Serviette auf Ihre linke Handinnenfläche.

b) **Sinne schulen:**
Sehen Sie sich das halbierte Stückchen Schokolade genau an, die Form, das Muster, die Farbe. Schließen Sie nun die Augen.

Fühlen Sie die Qualität mit den Fingern der rechten Hand. **Riechen** Sie nun an der Schokolade. Mit welchen Erinnerungen verbinden Sie diesen Geruch, wie bezeichnen Sie die Geruchsqualität? Beißen Sie nun ein kleines Stück ab, legen Sie es auf die Zunge und nehmen Sie sich Zeit, die Schokolade zu **schmecken.** Lassen Sie das kleine Stück auf der Zunge zergehen, ganz von alleine.
Vielleicht können Sie spüren, wie Ihr Körper auf diese Wahrnehmungen reagiert, wie stark das Wasser in Ihrem Mund zusammenläuft (die Speichelsekretion), ob Sie verstärkte Magen-Darmgeräusche wahrnehmen, An- oder Entspannung, Schweißsekretion, Veränderung des Herzschlages oder anderes. Wie hat sich Ihr Appetit auf Schokolade verändert?

c) **Wiederholungen:**
Schlucken Sie, schmecken und genießen Sie so lange, bis der Schokoladengeschmack im Mund ganz undeutlich geworden ist. Beißen Sie dann wieder ein kleines Stückchen ab und schieben Sie es dieses Mal in die linke Backe, lassen Sie es dort zerfließen. (Wiederholung der Instruktion siehe Punkt 2. ; Sehen, Fühlen, Riechen, Schmecken)
Wie b und c: Rechte Backe
Wie b und c: Zunge
Wie b und c: Zungenspitze

4. Nachspüren

Schließen Sie nun nochmals die Augen und nehmen Sie dabei wahr, welche Wirkung diese Übung auf Sie hat. Welche Körperreaktionen haben sich verändert, wie ist der Speichelfluss, das Magenknurren usw. jetzt? Welche Gedanken und Gefühle sind mit dieser Übung verbunden? Wie hat sich Ihr Appetit auf Schokolade verändert?

5. Verzicht

Dieser Teil kann insbesondere für Patienten mit Übergewicht und Essanfällen ergänzt und erweitert werden.
Nehmen Sie nun ein weiteres Stückchen Schokolade und üben Sie

bewussten Verzicht. Sehen Sie es an, riechen Sie nochmals daran und sprechen Sie Ihren persönlichen »Verzichtsatz« aus:

Beispiele:

- *Ich bin jetzt satt und kann auf dich verzichten*
- *Ich kann jetzt der Versuchung auf mehr Süßes widerstehen*
- *Von Süßem habe ich jetzt genug*
- *Ich habe mich mit dir, Schokolade, jetzt schon eine halbe Stunde lang beschäftigt, jetzt reicht es.*

Dies letzte Stückchen Schokolade wird dann in den bereitstehenden Papierkorb geworfen, die restliche Tafel Schokolade wird sorgfältig wieder eingepackt und außer Reichweite gelegt. Diese Handlungen und Sätze dienen auch zum persönlichen Transfer der Übung in den Alltag.

Schulung der Sinne

1. **Psychotherapeutische Ziele**
   a) **Verhaltensbeobachtung**
   - Bevorzugte Wahrnehmungskanäle
   - Umgang mit Intensität und Langsamkeit
   - Umgang mit Körperkontakt

   b) **Wirkfaktoren**
   - Kohäsion
   - Modelllernen
   - Arbeitshaltung
   - Existentielle Einsicht

   c) **Inhaltliche Ziele**
   - Wahrnehmungsschulung im Bereich der fünf Sinne
   - Erweiterung des Verhaltensrepertoires im Bereich Genuss und Genießen
   - Reduzierung des persönlichen Tempos
   - Förderung des sozialen Kontaktverhaltens

2. **Rahmenbedingungen**
   a) **Material**
   Visuell (Sehen): eine schöne Tischdecke, Bilder oder Fotos, Früchte, eine Vase mit einer Blume usw.
   Olfaktorisch (Riechen): Duftessenzen, Räucherstäbchen, Blüten, Früchte, Gräser usw.
   Kinästhetisch (Fühlen): harte, weiche, spitze, eckige, runde Gegenstände usw.
   Gustatorisch (Schmecken): Brot, Kuchen, Schokolade, Chips, getrocknete Früchte, frische Früchte usw.
   Auditiv (Hören): verschiedene Musikstücke, Musikinstrumente, Trockenblumen, Wasser, Rasseln usw.

   b) **Raum**
   Es genügt ein Raum von ca. 20 Quadratmetern bei 8 bis 10 Teilnehmern.

   c) **Teilnehmer**
   geeignet für Einzeltherapie

geeignet für Psychotherapiegruppen: 2 bis 10 Teilnehmer
geeignet für Weiterbildungs- und Selbsterfahrungsgruppen bis max. 16 Teilnehmer (bei mehr als 16 Teilnehmern ist die notwendige Beobachtung der Teilnehmer durch den Leiter reduziert, notwendige Unterstützung käme zu kurz).

3. **Dauer**
ca. 60 Minuten

4. **Ablauf**
   a) **Partnerwahl**
   keine
   b) **Anordnung im Raum**
   Die Teilnehmer sitzen auf Stühlen um einen Tisch oder am Boden im Kreis um die Tischdecke. Auf der Tischdecke werden die beschriebenen Gegenstände optisch ansprechend drapiert, der Tisch mit Tellern, Gläsern, Servietten, eventuell Besteck gedeckt, Kerzen angezündet usw.
   c) **Therapeutisches Modell**
   keines
   d) **Durchführung der Übung**
   Die Übung kann in Form eines feierlichen Rituals durchgeführt werden. Die Therapeutin dunkelt den Raum ab, zündet Kerzen an, legt Musik auf, stellt Tischkärtchen auf, bittet dann die Teilnehmer in den Raum, die sich zunächst im Kreis um den gedeckten Tisch stellen, ihn betrachten, der Musik lauschen und die feierliche Atmosphäre auf sich wirken lassen (an dieser Stelle kann auch mit bestimmten angenehmen Erinnerungen und Assoziationen zur eigenen Lebensgeschichte weitergearbeitet werden).
   Nach einigen Minuten sucht sich jeder seinen Platz, und die Therapeutin gibt langsam nacheinander entsprechende Übungsaufgaben und Instruktionen zum bewussten Wahrnehmen im Bereich der einzelnen Sinne. Die Übung wird immer wieder von Besinnungsübungen unterbrochen, mit anschließendem Aufschreiben von Gedanken, Gefühlen, Körperreaktionen. Am Schluss stellt jeder einzelne Teilnehmer sein persönliches Wahrnehmungsprofil auf. Zur Vorbereitung für therapeutische Übungsaufgaben zwischen den

Sitzungen kann anschließend der Bogen »*Sinneskanäle*« ausgeteilt werden.

5. **Effekte der Übung**
Insbesondere depressive Patienten sowie Suchtpatienten (Essstörungen, Medikamenten-, Drogen-, Alkoholabhängigkeit) oder Patienten mit einem Überforderungssyndrom profitieren von dieser Übung. Die Patienten lernen, ihre eigenen Sinne als natürlicherweise vorhandene Ressourcen wiederzuentdecken und daraus Vergnügen, Genuss, Entspannung und Kraft zu schöpfen. Die feierliche Atmosphäre ist ein großer Gewinn für die Gruppenkohäsion und erweitert das Verhaltensrepertoire der Patienten. Dies kann durch spezifische therapeutische Übungsaufgaben noch intensiviert werden. Über diese direkten Effekte hinaus kann die Übung auch indirekt dazu benutzt werden, das emotionale Erleben bezüglich angenehmer oder konfliktträchtiger lebensgeschichtlicher Ereignisse zu provozieren und entsprechende Auslöser zu identifizieren. Durch diese Übung erreicht der Gruppenleiter eine hohe emotionale und kognitive Aufmerksamkeit aller Gruppenmitglieder.

6. **Mögliche Anschlussübungen**
   - Übertragung der Verantwortung für eine weitere Zeremonie an einzelne Gruppenmitglieder
   - Übung *Reise zu den Stärken*
   - Übung *Erziehersätze* (siehe Band *Aufbauübungen, Lebensgeschichte*)
   - Therapiematerial *Glücksmomente*
   - Therapiematerial *Gesundheitsprofil* (siehe Band *Aufbauübungen, Körperbewusstsein*)

7. **Schwierigkeitsgrad (0 = sehr leicht bis 100 = sehr schwer)**
   a) für Patienten mit sozialen Ängsten: 30 bis 50
   b) für depressive Patienten: 30
   c) für körperlich missbrauchte Patienten: 30
   d) für narzisstisch gestörte oder Borderline-Patienten: 40
   e) für Kollegen in verhaltenstherapeutischer Selbsterfahrung: 10

Rücken an Rücken

1. **Psychotherapeutische Ziele**
   a) **Verhaltensbeobachtung**
      - Umgang mit Körperkontakt
      - Wahrnehmungsfähigkeit
      - Gedächtnis in erregungsauslösenden Situationen
      - Fähigkeit zum sozial verantwortlichen Umgang

   b) **Wirkfaktoren**
      - Kohäsion
      - Offenheit
      - Feedback

   c) **Inhaltliche Ziele**
      - Umgang mit Körperkontakt
      - Wahrnehmungsschulung
      - Förderung der sozialen Wahrnehmung
      - Abbau sozialer Ängste
      - Kontaktaufbau

2. **Rahmenbedingungen**
   a) **Material**
      Entspannungsmusik

   b) **Raum**
      mindestens 25 qm freier Raum für 8 bis 10 Teilnehmer

   c) **Teilnehmer**
      bedingt geeignet für Einzeltherapie (falls eine Körperkontaktübung zur aktuellen therapeutischen Beziehung passt)
      geeignet für Psychotherapiegruppen: 8 bis 10 Teilnehmer
      geeignet für Weiterbildungs- und Selbsterfahrungsgruppen bis max. 20 Teilnehmer

3. **Dauer**
   ca. 20 Minuten

4. **Ablauf**
   a) **Partnerwahl**
      beliebig
      (Die gegengeschlechtliche Partnerwahl erhöht meist den

Schwierigkeitsgrad der Übung gegenüber der gleichgeschlechtlichen Partnerwahl.)

b) **Anordnung im Raum**
Die Teilnehmer sitzen sich in einer Reihe paarweise im Schneidersitz am Boden gegenüber, so nah, dass sich die Knie fast berühren, und halten sich dabei an den Händen.

c) **Therapeutisches Modell**
keines

d) **Durchführung der Übung**
Die Partner halten sich, auf dem Boden sitzend, an den Händen, bewegen sich im Rhythmus der Entspannungsmusik leicht hin und her. Die Teilnehmer richten dabei ihre Aufmerksamkeit auf die Empfindungen der Hände bei geschlossenen Augen. Beim anschließenden Summen versucht jeder Einzelne, bewusst die Stimme des Partners herauszuhören und die eigene Stimme so deutlich zu machen, dass der Partner auch eine Chance hat, sie zu hören.
Während die Augen weiterhin geschlossen bleiben, versucht jeder Einzelne, den Geruch der Hände des Partners wahrzunehmen. Anschließend betrachten sich die Partner mit offenen Augen, um einen Eindruck von Gesicht, Frisur, Kleidung einschließlich Farben und Formen ihrer Partner zu erhalten. Mit geschlossenen Augen versucht sich nun jeder Einzelne nochmals alles Wahrgenommene zu vergegenwärtigen und richtet die Aufmerksamkeit auf die Veränderungen der Empfindungen in den eigenen Händen und denen des Partners.
Zum Schluss sucht sich jeder mit geöffneten Augen ein für ihn wichtiges Merkmal seines Partners aus. Anschließend setzen sich alle Paare Rücken an Rücken, lehnen sich aneinander. Paarweise wird nun laut von jedem Teilnehmer berichtet, was er alles an seinem Partner wahrgenommen hat und welches typische Kennzeichen er mit nach Hause nehmen möchte. Währenddessen sitzen alle anderen Paare auch Rücken an Rücken und hören und sehen den beiden, die sich gerade ihre Beobachtungen mitteilen, zu. Zum Schluss drehen sich die Paare nochmals um und können so Ihr Ge-

dächtnis in erregungsauslösenden Situationen testen, d. h. die Richtigkeit Ihrer Wahrnehmung überprüfen.

5. **Effekte der Übung**
Die meisten Patienten nehmen diese Übung als sehr intensives Erlebnis, das gleichzeitig neue Erfahrungen im Bereich der sinnlichen Wahrnehmung und im Bereich des Körperkontakts vermittelt, mit nach Hause. Diese Übung ist besonders dann in einer Gruppe indiziert, wenn eine relativ hohe emotionale Beteiligung mit einem mittleren bis höheren Erregungsniveau bei allen Gruppenteilnehmern erzielt werden soll. Daneben beschleunigt sie in hohem Maße das gegenseitige Kennenlernen und die Vertrautheit der einzelnen Gruppenmitglieder untereinander.

6. **Mögliche Anschlussübungen**
   - Austausch in der Klein- oder Großgruppe
   - Wiederholung der Übung mit anderen Partnern
   - Videoanalyse
   - Therapeutische Übungsaufgaben zum Thema soziale Wahrnehmung
   - Übung *Einfühlen*
   - Übung *Körperbild* (siehe Band *Aufbauübungen, Körperbewusstsein*)
   - Therapiematerial *Sinneskanäle*
   - Therapiematerial *Kurztest »Sozialangst«* (siehe Band *Aufbauübungen Angstbewältigung*)

7. **Schwierigkeitsgrad (0 = sehr leicht bis 100 = sehr schwer)**
   a) für Patienten mit sozialen Ängsten: 70
   b) für depressive Patienten: 40
   c) für körperlich missbrauchte Patienten: 80
   d) für narzisstisch gestörte oder Borderline-Patienten: 70
   e) für Kollegen in verhaltenstherapeutischer Selbsterfahrung: 40

Gefühlsfarben

1. **Psychotherapeutische Ziele**
   a) **Verhaltensbeobachtung**
   - Mimische Ausdrucksvariabilität
   - emotionale und körperliche Wahrnehmungsfähigkeit
   - Fähigkeit zur körperlichen Darstellung von Gefühlen

   b) **Wirkfaktoren**
   - Modelllernen
   - Rollenspiel
   - Arbeitshaltung
   - Unterstützung

   c) **Inhaltliche Ziele**
   - Verknüpfung von emotionaler und körperlicher Wahrnehmung
   - Erweiterung des emotionalen Ausdrucksrepertoires
   - Aufbau von Kausalattributionen (Zusammenhänge zwischen Ausdrucksverhalten, körperlichen Vorgängen und Gefühlen)
   - Aufbau von Selbstsicherheit und sozialer Kompetenzen

2. **Rahmenbedingungen**
   a) **Material**
   Therapiematerial *Basisgefühle*
   Therapiematerial *Gefühlskörper*

   b) **Raum**
   ca. 30 qm für 8 bis 10 Teilnehmer

   c) **Teilnehmer**
   geeignet für Einzeltherapie
   geeignet für Psychotherapiegruppen: 2 bis 10 Teilnehmer
   geeignet für Weiterbildungs- und Selbsterfahrungsgruppen bis max. 20 Teilnehmer

3. **Dauer**
   ca. 15 Min. für den 1. Durchgang
   je 10 Min. für jeden weiteren Durchgang
   Die gesamte Übung, mit allen Teilübungen, dem Nachspüren

und den therapeutischen Übungsaufgaben dauert ca. 100 bis 120 Minuten.

4. **Ablauf**

a) **Partnerwahl**

keine

b) **Anordnung im Raum**

Die Teilnehmer stellen sich zunächst in einem großen Kreis mit genügend persönlichem Bewegungsspielraum auf.
Zur Übung *Nachspüren* legen sich die Teilnehmer auf den Boden

c) **Therapeutisches Modell**

Soweit nötig, macht die Therapeutin die einzelnen Übungsschritte modellhaft vor.

d) **Durchführung der Übung**

Diese Übung besteht aus 2 Teilübungen. Sie eignet sich sowohl zur Förderung von Gefühlswahrnehmung und Gefühlsausdruck als auch zur Schulung der Körperwahrnehmung. Die Teilnehmer atmen zunächst im Stehen, bei gleichzeitigen Pendelbewegungen des Körpers, in momentane und vorgegebene Gefühle und Körperempfindungen hinein. Das Atmen und die Bewegungen werden begleitet von Körper- und Gefühlstönen. Beim Nachspüren im 2. Übungsteil, im Liegen auf dem Boden, wird die Aufmerksamkeit bewusst auf den Unterschied zwischen Gefühlen und Körperempfindungen gerichtet. Dies geschieht dann nochmals anhand des Therapiematerials *Gefühlskörper*. Gefühle und Körperempfindungen können dabei folgendermaßen farbig gekennzeichnet werden:

- *angenehme Körperempfindungen* – ***blau***
- *unangenehme Körperempfindungen* – ***rot***
- *angenehme Gefühle* – ***gelb***
- *unangenehme Gefühle* – ***grün*** *(bewusst grün und* ***nicht schwarz****, um dem Klischee, dass unangenehme Gefühle etwas Negatives seien und daher schwarz, zu entgehen).*

Dieser Bewusstmachung mit Hilfe des *Gefühlskörpers* und der anschließenden Mitteilung der Gefühle gegenüber verschiedenen Gruppenmitgliedern sollten therapeutische

Übungsaufgaben für den Transfer in die natürliche Umgebung folgen.

5. **Effekte der Übung**
   Diese Übung ist der Prototyp für die Kombination von körper- und gefühlsorientiertem Vorgehen, das mit kognitiven und verhaltensorientierten Vorgehen verknüpft werden kann. Die Übung ist eine intensive Schulung des emotionalen und körperlichen Bereichs. Angenehme und unangenehme Körperempfindungen und Gefühle können durch diese Übung provoziert werden. Der Gruppenleiter muss daher selbst an diese Übung mit der Überzeugung herangehen, dass Gefühle jeder Art ein wichtiger Teil der Person sind. Er sollte sich sicher sein, auch mit unangenehmen Gefühlen selbstverständlich umgehen zu können.

6. **Mögliche Anschlussübungen**
   - Provokation von Gefühlen (z. B.: durch geeignete Musikstücke, siehe Anhang Band *Aufbauübungen*)
   - Übung *Gefühlskreis*
   - Übung *Das Befürchtete tun* (siehe Band *Aufbauübungen, Angstbewältigung*)
   - Therapiematerial *Einfühlen*
   - Therapiematerial *Geschichte »Die Rose«* (siehe Band *Aufbauübungen, Lebensgeschichte*)

7. **Schwierigkeitsgrad (0 = sehr leicht bis 100 = sehr schwer)**
   a) für Patienten mit sozialen Ängsten: 50
   b) für depressive Patienten: 50
   c) für körperlich missbrauchte Patienten: 40 bis 60
   d) für narzisstisch gestörte oder Borderline-Patienten: 20 bis 60
   e) für Kollegen in verhaltenstherapeutischer Selbsterfahrung: 30

Instruktion: Gefühlsfarben
Instruktion für Teil 1: Gefühle atmen

1. Einführung und Aufstellung

Wir beschäftigen uns heute mit Gefühlserfahrungen und Körperwahrnehmung, das heißt mit den Auswirkungen von Gefühlen

auf das körperliche Erleben und Ausdrucksverhalten und deren Wechselwirkungen.
Stellen Sie sich bitte in einem großen Kreis auf, sodass Sie noch genügend Bewegungsspielraum haben, um Ihre Arme und Ihren Körper frei bewegen zu können, die Beine etwas auseinander, die Fußsohlen fest auf dem Boden ...

2. Bewegung im Atemrhythmus

Schließen Sie jetzt Ihre Augen und richten Sie Ihre Aufmerksamkeit auf Ihren Atemrhythmus. Bewegen Sie sich nun leicht im Rhythmus Ihres Atems hin und her, wie ein Baum im Wind ... lassen Sie dabei auch Ihren Kopf mitpendeln ...

3. Gefühls-Töne

Lassen Sie nun beim Ausatmen nach jedem Atemzug irgendeinen Ton kommen ... Lassen Sie die Bewegung und den Ton stärker werden ... Dieser Ton kann auch ihr momentanes Gefühl ausdrücken ... Bewegen Sie die Schultern und den Oberkörper mit ... und die Hüften ... bewegen Sie sich weiter hin und her und achten Sie darauf, dass Ihre Fußsohlen fest auf dem Boden stehen ... und während Sie sich bewegen, lassen Sie gleichzeitig beim Ausatmen immer wieder verschiedene Gefühls-Töne kommen ...

4. Gefühle atmen

Ich werde Ihnen nun einige Gefühle nennen und Sie bitten – während Sie weiter hin und her pendeln –, in diese Gefühle irgendwie hineinzupendeln und hineinzuatmen – so gut es Ihnen heute eben gelingt.
Atmen und pendeln Sie sich zunächst in das Gefühl »Freude« hinein. Strengen Sie sich dabei nicht besonders an, es gibt kein bestimmtes Rezept für das Hineinatmen in Gefühle, jeder kann das auf seine persönliche Art und Weise tun. Versuchen Sie einfach, sich mit Ihrem Atem, Ihrer Bewegung, Ihrer Stimme irgendwie in das Gefühl Freude einzuatmen.
(Der folgende Text gilt gleichermaßen auch für alle anderen Gefühle.)

Atmen Sie das Gefühl der ... (Freude, Begeisterung usw.). Machen Sie es auch in Ihren Bewegungen deutlich, bewegen Sie dabei

Ihren Kopf, die Hände und Arme und Ihren übrigen Körper. Drücken Sie dieses Gefühl mit Ihrem Atem, mit Ihren Augen, dem Mund und dem übrigen Gesicht aus – zuerst mit geschlossenen Augen ... Öffnen Sie nun die Augen und zeigen Sie den anderen Gruppenteilnehmern Ihren persönlichen Ausdruck des Gefühls ..., drücken Sie es mit Ihrem Gesicht, den Händen, Armen und bestimmten Tönen gleichzeitig aus ... mit geöffneten Augen, damit Sie sich von den Ausdrucksfähigkeiten der anderen Teilnehmer etwas abschauen können ... Sprechen Sie dabei nicht, nehmen Sie nur wahr, was in Ihrem Körper geschieht und was Sie bei den anderen Teilnehmern sehen ... Achten Sie darauf, was Sie über das Gefühl und den Ausdruck von (z. B. Freude) ... von den anderen Teilnehmern lernen können.
Machen Sie jetzt eine kleine Pause, verabschieden Sie sich von dem Gefühl und wandern Sie mit Ihrer Aufmerksamkeit wieder zurück in Ihren Körper. Schließen Sie wieder Ihre Augen und richten Sie Ihre Aufmerksamkeit erneut auf Ihren Atemrhythmus. Bewegen Sie sich leicht im Rhythmus des Atems hin und her, lassen Sie den Kopf, die Arme und den übrigen Körper hin- und herpendeln und baumeln. (Der Text wird nun für ein weiteres Gefühl mit der Instruktion ab »3. Gefühls-Töne« fortgesetzt.)

Auf die gleiche oder ähnliche Art und Weise können nun neben »Freude« entweder verschiedene Basisgefühle durchgegangen werden (Trauer, Furcht, Wut, Überraschung, Ekel, Verachtung) oder auch nur ein einzelnes Basisgefühl mit den entsprechenden Mischgefühlen (für Freude z. B. Begeisterung, Zuneigung, Lust, Zufriedenheit usw., siehe Therapiematerial *Basisgefühle*).

Instruktion für Teil 2: Nachspüren

Dieser Übungsteil kann auch als selbstständige Übung, unabhängig von Teil 1, durchgeführt werden oder im Anschluss an andere Übungen.

Legen Sie sich nun auf den Rücken auf den Boden, machen Sie es sich bequem, strecken Sie sich aus, Arme und Beine jeweils ein wenig auseinander ...
Atmen Sie einige Male tief durch. Atmen Sie in Ihr momentanes

Gefühl hinein. Erforschen Sie, was sich von Beginn der Übung bis jetzt verändert hat …
Nehmen Sie sich Zeit zum Nachspüren. Atmen Sie tief in Ihre momentanen Körperempfindungen und in Ihr Gefühl hinein. …

1. *Kämmen Sie jetzt Ihren ganzen Körper durch:*

    - Wie liegt Ihr Kopf auf dem Boden,
    - Ihre Wirbelsäule,
    - Ihre Schultern und der gesamte Schultergürtel,
    - Ihre Arme und Hände bis zu den Fingern und Fingerspitzen?
    - Wie wirkt sich die Lage der Wirbelsäule, der Schultern und Arme auf den übrigen Brustkorb und Ihre Hüften aus?
    - Wie ist der Kontakt Ihres Beckens und Ihrer beiden Gesäßhälften mit dem Boden?
    - Wie ist die Lage Ihrer Beine von den Oberschenkeln über die Unterschenkel bis zu den Fersen, den Fußsohlen und den Zehenspitzen?
    - Wie wirkt sich die Lage des Beckens und der Beine auf Ihre Bauchdecke und die Empfindungen im Bauchraum aus?
    - Welche körperlichen Empfindungen sind mit Ihrer momentanen Körperhaltung verbunden?
    - Wie wirkt sich die Wahrnehmung Ihres Körpers und Ihrer Körperempfindungen auf Ihr momentanes Gefühl aus?
    - Beobachten Sie, wie sich das Gefühl wiederum auf den Körper auswirkt und umgekehrt.

2. *Veränderung der Körperhaltung*

    - Kauern Sie sich nun zusammen, rollen Sie sich ein wie eine Schnecke oder ein Embryo, verharren Sie einige Sekunden in dieser Stellung.
    - Können Sie eine Veränderung in Ihren Körperempfindungen verspüren?
    - Mit welchen neuen, anderen oder zusätzlichen Gefühlen sind diese veränderten Körperempfindungen verbunden?
    - Strecken Sie sich wieder auf dem Rücken aus, Arme und Beine auseinander.
    - Atmen Sie in das wiederum neue, veränderte Gefühl hinein

– wie fühlt es sich an und wie wirkt es sich auf den Körper und Ihre Körperempfindungen aus?

- Drehen Sie sich nun auf den Bauch, breiten Sie Arme und Beine aus (Fragen wie oben).
- Verschränken Sie jetzt Ihre Arme und benutzen Sie diese als Kopfkissen für Ihren Kopf, drehen Sie dabei den Kopf zur Seite (Fragen w. o.).
- Schließen Sie die Beine, so fest, dass sie sich berühren (Fragen w. o.).
- Legen Sie sich auf die rechte/linke Seite (Fragen w. o.).
- Ziehen Sie die Knie fest an den Körper an, den Kopf gegen die Knie gerichtet, die Arme und Hände schützend über Ihrem Kopf (Fragen w. o.).
- Rollen Sie sich in dieser Haltung auf den Rücken und schaukeln Sie sanft hin und her, zuerst von vorne nach hinten, indem Sie jeweils den Kopf leicht vom Boden abheben und sich dadurch Schwung geben. Dies kann anstrengend sein. Machen Sie die Bewegung ohne besondere Anstrengung (Fragen w. o.).
- Schaukeln Sie jetzt seitlich, indem Sie den Kopf in Ihre verschränkten Hände legen, die Ellenbogen gegen Ihre Knie richten und beides gleichzeitig von links nach rechts bewegen und auf Ihrer Wirbelsäule dabei hin und her rollen, nur soweit es bequem für Sie ist (Fragen w.o.).
- Weitere Veränderungen der Körperhaltung – im Liegen, Sitzen, Stehen und Gehen – sind denkbar und, soweit das **Nachspüren als eigenständige Übung** durchgeführt wird, auch sinnvoll.

3. *Nachwirkung spüren*

- Legen Sie sich zum Schluss noch einmal auf den Rücken auf den Boden, alle Glieder ausgestreckt, und spüren Sie die Nachwirkung dieser Übung.
- Atmen Sie einige Male tief in Ihr momentanes Gefühl hinein und in die Empfindungen Ihres Körpers, sodass Sie die Atembewegung bis in den Bauch, den Rücken vielleicht sogar bis in Ihre Finger- und Zehenspitzen hinein spüren können.

- Richten Sie sich nun behutsam auf, gehen Sie einige Schritte im Raum umher.
- Atmen Sie nochmals in Ihre Gefühle und in Ihren Körper hinein, und nehmen Sie wahr, wie sich Gefühle und Körperempfindungen seit Beginn dieser Übung verändert haben.

4. *Gefühls- und Körperbild – Körperempfindungen*

- Nehmen Sie sich nun das Therapiematerial *Gefühlskörper* und Farbstifte zur Hand
- Machen Sie mit **blauer** Farbe Punkte an mindestens zwei Stellen Ihres Körpers, die Sie momentan als besonders leicht, entspannt oder irgendwie als **angenehm** empfinden. Wir können uns im Anschluss an diese Übung den Unterschied zwischen Gefühlen und Körperempfindungen noch genauer ansehen. Machen Sie es so, wie es momentan für Sie stimmig ist.
- Machen Sie **rote** Punkte, an höchstens drei Stellen Ihres Körpers, die vielleicht momentan schmerzen, verspannt sind oder die Sie momentan irgendwie als **unangenehm** empfinden.
- Schreiben Sie zu den blauen und roten Punkten jeweils Ihre entsprechenden **Körperempfindungen** dazu.

5. *Gefühls- und Körperbild – Gefühle*

- Nun wird es meist etwas schwierig, weil wir versuchen, zwischen **Körperempfindungen** (Entspannung, Schmerz, Wärme, Kälte, Kribbeln, Verkrampfung usw.) und **Gefühlen** (Gelassenheit, Misstrauen, Überraschung, Verwirrung, Aufregung usw.) zu unterscheiden. Versuchen Sie es einfach. Manchmal verwischen sich auch die Grenzen zwischen Gefühlen und Körperempfindungen.
- Markieren Sie jetzt mit **gelber** Farbe Ihre **angenehmen** Gefühle, wie Freude, Ausgeglichenheit, Erleichterung usw., an den Stellen Ihres Körpers, an denen Sie diese besonders deutlich fühlen, und beschriften Sie wieder Ihre gelben Punkte.
- Markieren Sie mit der Farbe **Grün** die Stellen, an denen Sie eher Ihre **unangenehmen** Gefühle deutlicher spüren, wie

Ärger, Ungeduld, Unsicherheit usw., und beschriften Sie diese Punkte mit den entsprechenden Gefühlsnamen, die Sie heute dafür finden.

- Sie haben nun Ihr aktuelles Körperbild zu Papier gebracht. Sie können wahrnehmen, innerlich und äußerlich, wie Sie den Zustand Ihres Körpers im »Hier und Jetzt« erleben – und er wird sich bald wieder verändern.

6. *Transfer – Aufgaben*

- Suchen Sie sich jetzt eine Partnerin oder einen Partner aus, nehmen Sie Ihr Gefühls- und Körperbild mit den farbigen Punkten zur Hand und teilen Sie Ihre Erfahrungen, Gefühle, Körperempfindungen mit.
- Machen Sie täglich in verschiedenen Situationen Teile dieser Übung in Ihrer natürlichen Umgebung. Erstellen Sie bis zur nächsten Sitzung mindestens ein neues Körperbild, das Sie zum gegenseitigen Erfahrungsaustausch mitbringen.
- Nehmen Sie sich vor, mindestens zweimal mit verschiedenen Personen über Ihre Körperempfindungen und Gefühle zu sprechen.

Für die Schulung der Körper- und Gefühlswahrnehmung bei Kindern und Jugendlichen findet der Leser in meinem Band *Psychotherapie für Kinder und Jugendliche* (*Görlitz*, Psychotherapie für Kinder und Jugendliche) u. a. die Übungen *Gefühlsbesinnung* (S. 82–84) und *Mein Körper* und *Ich* (S. 199–201).

5. Therapiematerialien

Hier und Jetzt

Grundsatz zur Einübung von Gefühls- und Körperwahrnehmung, Beschreibung der inneren und äußeren Realität

- **Lassen Sie alle aufkommenden Körperempfindungen und Gefühle zu, beobachten und beschreiben Sie nur sich selbst, die Realität der Reaktionen Ihres Körpers im »Hier und Jetzt«.**

Geben Sie nicht Ihren Phantasien über mögliche falsche oder schlimme und katastrophale Ereignisse nach, deuten und interpretieren Sie nicht.
Versuchen Sie auch nicht, ihre unangenehmen Gefühle oder Körperreaktionen durch irgendwelche gedanklichen oder andere Vermeidungsmanöver zu unterdrücken oder zu bekämpfen.
Üben Sie immer und immer wieder den Satz:

- **Ich erlaube mir meine angenehmen und unangenehmen Gefühle und Körperreaktionen, ich will sie bewusst erleben und zulassen, um sie noch besser kennenzulernen.**

(Wenn ich nur davonlaufe und vermeide, dann wird es mir auch nicht möglich sein, mit meinen Empfindungen hilfreicher umzugehen.)
Falls auf diese Weise eine Situation **scheinbar unerträglich** werden sollte, so versuchen Sie, sich weitere **10 Sekunden** zu geben, um in der Situation zu bleiben und mit der Beschreibung der inneren und äußeren Realität im Folgenden fortzufahren.
Bitte lesen Sie diesen Grundsatz täglich einmal durch (und vor »schwierigen Situationen«). Versuchen Sie immer deutlicher zu verstehen, was dieser Grundsatz ganz persönlich für Sie und Ihren Körper bedeuten könnte, welche angenehmen oder unangenehmen Gefühle und Körperempfindungen Sie sich persönlich häufi-

ger gestatten wollen oder sollten, um im Laufe der nächsten Monate und Jahre einfacher und mit weniger Anstrengung damit umgehen zu lernen. *modifiziert nach Hand (1986)*

Bitte beantworten Sie in erregungsauslösenden Situationen folgende Fragen und üben Sie dabei, das, was Sie hier und jetzt wahrnehmen, **ohne gedankliche Bewertung** aufzuschreiben:

1. Was ist jetzt mit mir los?

2. In welchen Teilen meines Körpers spüre ich jetzt **angenehme Körperempfindungen**? (bitte unterstreichen und ergänzen):
Entspannung, Lockerheit, Erschöpfung, Wärme, Durchblutung, Kribbeln, Weichheit, Belebung, anderes ...

3. In welchen Teilen meines Körpers spüre ich JETZT **unangenehme Körperempfindungen**? (bitte unterstreichen und ergänzen):
Schmerzen, Stechen, Zittern, Erröten, Schwindel, Flattern, Schwitzen, Kloßgefühl, Kälte, Hitze, anderes ...

4. Welche **angenehmen Gefühle** empfinde ich JETZT? (bitte unterstreichen und ergänzen):
Freude, Ruhe, Lebendigkeit, Erleichterung, Aufregung, Gelassenheit, Ausgeglichenheit, Gespanntheit, Unternehmungslust, Angriffslust, Sicherheit, Vertrauen, Abenteuerlust, Geborgenheit, Zuversicht, Heiterkeit, Fröhlichkeit, Zufriedenheit, Mut, Risikobereitschaft, Verwunderung, Erlaubnis von Schwächen und Fehlern, anderes ...

5. Welche **unangenehmen Gefühle** empfinde ich JETZT? (bitte unterstreichen und ergänzen):
Unsicherheit, Verlassenheit, Angst, Zurückweisung, Verzweiflung, Hilflosigkeit, Traurigkeit, Unzufriedenheit, Aggression, Pessimismus, Bedrohung, Lustlosigkeit, Ärger, Kraftlosigkeit, Feindseligkeit, Trotz, Wut, Resignation, Gleichgültigkeit, Enttäuschung, anderes ...

Sinneskanäle

Zur Schulung der Wahrnehmungsfähigkeit gehört auch die Einbeziehung der Sinneskanäle **Sehen, Hören, Riechen, Schmecken, Tasten**.
Streichen Sie nun im Folgenden an, in welchen Bereichen Sie Erfahrungen haben oder neue Erfahrungen machen möchten, und ergänzen Sie das Übungsblatt durch Ihre eigenen Ideen:

1. Sehen

Orte aufsuchen, die mir eine »Augenweide« sind:

☐ Wiese
☐ Schaufenster
☐ Gemüsemarkt
☐ Wald
☐

Mit dem Fotoapparat auf Entdeckungstouren gehen:

☐ Nahaufnahmen
☐ Landschaftsaufnahmen
☐ Gebäude
☐ Menschen
☐

Bilder malen:

☐ Farben
☐ Formen
☐ Szenen
☐ Strukturen
☐

2. Hören

Geräusche in bestimmten Situationen herausfiltern:

☐ Fußgängerzone
☐ Natur
☐ Vortrag
☐ Fernsehfilm
☐

Geräuschen lauschen, die ich mit verschiedenen Materialien und Gegenständen erzeuge:

- ☐ Metall
- ☐ Holz
- ☐ Papier
- ☐ Stein
- ☐

3. Riechen

Bewusst Geruchserfahrungen herbeiführen:

- ☐ Duftessenzen auswählen
- ☐ Gerüche in der eigenen Wohnung ausfindig machen
- ☐ Räucherstäbchen anzünden
- ☐ Bilder aus Ihrer Lebensgeschichte erinnern, die Sie mit Gerüchen verknüpfen
- ☐

Auf Erfahrungstour nach angenehmen Gerüchen gehen:

- ☐ Bäckerei
- ☐ Gasthäuser
- ☐ Schuster
- ☐ Natur (Wald, Wiese etc.)
- ☐

4. Schmecken

Genussübung mit verschiedenen Nahrungsmitteln durchführen:

- ☐ Schokolade
- ☐ Früchte
- ☐ Chips
- ☐ Käse
- ☐

Werbeinserate mit Abbildungen von leckeren Nahrungsmitteln ausschneiden und sich den jeweiligen Geschmack innerlich vorstellen, Körperreaktionen wahrnehmen:

- ☐ Pizza
- ☐ Braten
- ☐ Kaffee
- ☐ Eis
- ☐

5. Tasten/Fühlen

Streichelübungen mit den Händen:

☐ Wange
☐ Handinnenfläche
☐ Unterarm
☐ Ellenbogen
☐

Streichelübung mit Gegenständen, z. B. mit Grashalm:

☐ Nasenspitze
☐ Fußsohlenarbeitsblätter_Layout 1
☐ Hals
☐ Knie
☐

Bewusst Tasterfahrungen herbeiführen

☐ bewusstes Eincremen des ganzen Körpers
☐ angenehme, weiche Kleidung tragen
☐ Gegenstände in einem Sack blind erfühlen
☐ Wahrnehmen von Temperaturunterschieden
☐

Folgende Wahrnehmungsbereiche sind bei mir

besonders ausgeprägt:	**weniger gut ausgeprägt:**
....	....
....	....

Vorsätze für die kommende Woche: ....

....

....

(weitere praktische Anregungen siehe auch in Görlitz, Selbsthilfe bei Depressionen, S. 23)

Grundbedürfnisse des Menschen

Bitte schätzen Sie die folgenden Grundbedürfnisse auf einer Skala ein, von 0 (fehlt mir völlig) bis 100 (dafür sorge ich in ausreichendem Maße) und notieren Sie sich anschließend Ihre Vorsätze für die kommende Woche. Tragen Sie dann am Ende der Woche erneut die Werte von 0 – 100 ein. (Diese Liste von Grundbedürfnissen wurde von Teilnehmern am Ende einer Gruppentherapie zusammengestellt.)

Grundbedürfnisse	Wochenanfang 0 bis 100	Vorsatz	Wochenende 0 bis100
Sauerstoff, täglich frische Luft			
Schlaf, 7-8 Stunden (auch mal früh zu Bett)			
Regelmäßiges Essen, Hungergefühl beachten			
Puls täglich auf 130 bringen			
Pausen einlegen, mindestens 5 pro Tag			
Leben genießen			
Gefühle ausleben			
Liebe geben, geistig, seelisch, körperlich			
Liebe nehmen			
Lachen			
Weinen			
Ausgelassen sein			
Auf die Sprache des Körpers achten			
Sich Gutes tun (Buch/Musik …)			
Sich als lebendiger Mensch spüren			
Sich täglich 5-mal loben			
Entspannungsübungen			
Ruhe suchen			
Bewusst wahrnehmen, hören, sehen, riechen, schmecken, fühlen			
Anderes:			

Körper-Fragen

1. Wie stelle ich mir einen idealen Körper vor?
   (machen Sie eine kleine Skizze, die Sie schriftlich erläutern)

2. Was gefällt mir an meinem Körper?
   – sehr gut: ....
   – gut: ....
   – weniger gut: ....
   – gar nicht: ....
3. Wie pflege ich meinen Körper?
   ....
   ....
4. Welche Nahrung verweigere ich meinem Körper?
   ....
   ....
5. Mit welchen Ernährungsgewohnheiten schade ich meinem Körper (Alkohol, Kaffee, Süßigkeiten, Fett, übermäßiges Essen, Erbrechen, Abführmittel, Medikamente, anderes)?
   ....
   ....

6. Welche Art der Ernährung tut meinem Körper besonders gut?

....

....

....

7. In welcher Art und Weise kann mein Körper auftanken?

....

....

....

8. Wie überlaste ich meinen Körper?

....

....

....

9. Welche Möglichkeiten kenne ich, mich zu entspannen?

....

....

....

10. In welcher Körperhaltung fühle ich mich am wohlsten?

....

....

....

11. Ich bin mir bewusst, dass ich meinen Körper ... (bitte ergänzen Sie 1–3 Sätze):

....

....

....

6. Information für Patienten: Genießen

Genussfähigkeit und Körperwahrnehmung liegen eng beieinander und bedingen sich gegenseitig. Beides hängt mit gesundheitsfördernden Verhaltensweisen zusammen.
Nur ein Gleichgewicht zwischen Gefordertsein und Ausruhen führt dauerhaft zu psychischer Gesundheit. Neben Entspannung, körperlicher Aktivierung, befriedigenden Sozialkontakten, Beschäftigung mit persönlichen Interessen und Hobbys trägt bewusstes Genießen zur Aufrechterhaltung des seelischen und körperlichen Gleichgewichts bei. Um genießen zu können, brauchen wir bestimmte Rahmenbedingungen, die es uns ermöglichen, alle unsere Sinne bewusst zu benutzen:

1. Genuss erlauben

Es hängt wesentlich von der erlebten Atmosphäre in der Herkunftsfamilie ab, ob wir gelernt haben, uns Müßiggang und leistungsfreies Wohlbefinden zuzugestehen und ob wir bereits in den verschiedenen Bereichen des Genießens auch über Erfahrungen verfügen. Manche Menschen haben gelernt, dass Zeit zum Genießen etwas Überflüssiges sei. Haben Sie sich Müßiggang und Genießen im Kindes- oder Jugendalter als etwas Selbstverständliches erlaubt, so wurden Sie vielleicht sogar als »genusssüchtig« oder »verwöhnt« abgewertet. Erlauben Sie sich Ihre Genusspausen. Der Zustand des Genießens entwickelt sich langsam. Langsamkeit braucht viel Zeit, Verharren, Verweilen, Beschaulichkeit, manchmal sogar im Zeitlupentempo.
Reservieren Sie sich Ihre ruhigen Genusszeiten ganz bewusst in Ihrem Alltag. Verschieben Sie Zeit für Erholung und Wohlbefinden nicht erst auf den Urlaub, erlauben Sie sich täglich mindestens 20 Minuten dafür. Erfüllen Sie sich diese und andere Urlaubssehnsüchte in Ihrem Alltag:

- *Baden am See und anschließend die Sonne auf der Haut spüren*

- *Mit dem Fahrrad in den Wald fahren, das saftige Grün betrachten, die würzige Luft einatmen, dem Zwitschern der Vögel lauschen*
- *Ein warmes Bad mit einem angenehm duftenden Badezusatz*
- *Zeit für ein fesselndes Buch, in das Sie mit all Ihren Sinnen versinken können*
- *Ein Spaziergang im Schnee und anschließend das wohlige Gefühl bei einer warmen Tasse Tee*
- *Barfuß mit allen Sinnen durch einen Herbstblätter-Teppich gehen*
- *Zeit für Zärtlichkeiten*

Achten Sie auch darauf, Ihre »sight-seeing«-Programme im Urlaub auf Weniges zusammenzustreichen. Legen Sie bewusst Genuss- und Gammeltage ein.

2. Genuss braucht volle Aufmerksamkeit

Genießen geht nicht nebenbei und nicht nachrangig zur Erledigung von Alltagspflichten. Es ist wichtig, sich Zeit im Tagesablauf für Genuss einzurichten, Störungen auszuschalten (z. B. das Telefon), sich bewusst zu besinnen und das Erleben des Genusses für einen bestimmten Zeitraum zur Hauptsache zu machen. Die Lieblingsmusik nebenbei dahinplätschern zu lassen oder das leckere Abendessen neben dem laufenden Fernseher einzunehmen verringert den Genuss deutlich. Das Hören der Musik mit Kopfhörer auf einem bequemen Stuhl, mit geschlossenen Augen in entspannter Körperhaltung, kann den Musikgenuss wesentlich erhöhen. Genussvolle Wahrnehmung braucht Ihre volle Aufmerksamkeit.
Auch wenn Sie Ihre Aufmerksamkeit bewusst auf eine einzelne, begrenzte Tätigkeit richten, die Sie interessiert und motiviert, kann sich Ihr Genussgefühl ausbreiten und entfalten. So können Sie auch immer wieder bei der Arbeit Energie tanken und zu Ihrer eigenen »Tankstelle« werden.

3. Beschränkung des Genießens

Wenn die Zeit des Genießens zu lange ausgedehnt wird, lassen die Aufmerksamkeit und die Qualität des Genusses nach. Langeweile oder das Bedürfnis nach immer noch intensiveren Reizen kann die Folge sein. Nur der Wechsel von Bedürfnisaufschub und Bedürfnisbefriedigung kann zu Genuss führen.

Genießen ist nicht vergleichbar mit Konsumieren. Sich im Kaufhaus ins Menschengetümmel zu stürzen und Großeinkäufe zu erledigen, ob Lebensmittel, Kleidung oder anderes, regt nur die Besitzgier an. Zu Hause angelangt, werden uns die Kosten, die Mühen des Verstauens, die Verpackungsberge und alle anderen negativen Konsequenzen bewusst. Der Satz »ich gönne mir etwas« wird häufig für »Konsumtouren« missbraucht. Sich langsam und bewusst eine kleine Menge Erdbeeren oder ein Stück Schokolade zu gönnen und zu genießen, erzeugt meist ein sehr viel größeres Wohlbefinden. (Vgl. auch *Lutz* (2009); *Wagner-Link* (2010)

Beispiele für konkrete Genussmöglichkeiten finden Sie auch in den Therapiematerialien *Glücksmomente* und *Wohlbefindlichkeitsprofil.*

7. Patientenbericht: Selbstporträt eines menschlichen Körpers

Darf ich mich zuerst einmal vorstellen: Mein Name ist Körper, menschlicher Körper. Ihr dürft aber auch Körperle oder Bodily zu mir sagen. Es liegt mir heute sehr am Herzen, euch mal Näheres von mir zu erzählen, was ich so brauche, welche Bedürfnisse ich habe und was mir gut tut. Ihr müsst nämlich wissen, dass ich bei schlechter Behandlung ganz schön Schaden nehmen kann.

Beginnen wir doch damit, was ich zum Leben unbedingt brauche:
- *Luft oder genauer gesagt Sauerstoff, sonst mach ich's nur höchstens fünf Minuten.*
- *Schlafen tue ich für mein Leben gerne, am besten sechs bis acht Stunden am Tag, Verzeihung in der Nacht. Aber bitte nicht mehr und nicht weniger.*
- *Natürlich brauche ich auch Nahrung zum Essen. Wenn's geht in 5 kleineren Mahlzeiten am Tag: Ich hoffe, dass Ihr mir dabei nur gesunde, ballaststoffreiche, kohlenhydratreiche und fettarme Häppchen gönnt.*

Psst... Hallo, ja du, hast du für mich ein Stückchen Schokolade? Nein? Schade, aber ich glaube es ist besser so wegen der Pölsterchen. Apropos Nahrung: Wenn Ihr nun denkt, das sei alles, dann habt ihr euch getäuscht. Das wäre viel zu einfach: Ich bin nämlich ein kompliziertes Körperle. Ich habe nicht nur Organe, sondern auch eine Seele und einen Geist, die gefüttert werden wollen. Fachleute sprechen hier von seelisch geistiger Nahrung. Ich kann gar nicht genug davon bekommen und sie ist für mich genauso wichtig wie Essen und Trinken.

Wollt Ihr wissen, was ich damit meine?
- *Wesentlich für mich ist es, immer ein Ziel vor Augen zu haben. Das regt mich an und lenkt mich von schweren Gedanken ab.*
- *Was mir sehr gut gefällt sind Streicheleinheiten, Körperkontakt, Zärtlichkeit und Wärme.*
- *Bewegung und maßvoller Sport sind gut für mein Wohlbefinden und mein Selbstwertgefühl.*
- *Und wenn Ihr mir dann danach auch noch Ruhe und Entspannung gebt, bin ich der glücklichste Body der Welt.*
- *Bringt mich bitte auch oft nach draußen an das Tageslicht, besonders im Winter. Ich werde es euch mit guter Stimmung danken.*

- *Wenn Ihr mich gut pflegt, also zum Beispiel mich mit Duschen, Rasieren (nur bei den männlichen Bodys) und Haarewaschen schön sauber haltet und mir mit schöner Kleidung ein entsprechendes Outfit verleiht, bin ich im 7ten Körperhimmel.*
- *Übrigens könnt Ihr ruhig gelegentlich meine Sinne in Schwung bringen mit Musik, wohlriechenden Düften, Blumen, genussvollem Essen und Tanzen.*
- *Wenn ich so darüber nachdenke, wäre ich am liebsten der Körper eines Bauern oder Gärtners, denn die besitzen die zufriedensten Körper. Wie ich beide beneide!*

Euer Gruppenmitglied Hermann

IV. Übungen zur Förderung der Gefühlswahrnehmung und des Gefühlsausdrucks

1. Grundlagen

Ebenso wie körperorientiertes Vorgehen viele Jahre in der Verhaltenstherapie zu kurz kam, wurde die Arbeit mit Gefühlen lange Zeit vernachlässigt.
Revenstorf (1996) schreibt hierzu: »Während der emotionale Bereich in der klassischen Verhaltenstherapie nur im defizitären Sinne berücksichtigt wird und dort zum Abbau von Exzessen dient, fand die Berücksichtigung von positiven Aspekten von Emotionen als Grundlage des Handlungsentwurfs bisher wenig Beachtung. Entsprechende Methoden zur Evokation und Nutzung emotionaler Ressourcen bietet die Gestalttherapie, die zur Arbeit auf dieser Ebene herangezogen werden kann.« (S. 151) Das bedeutet, dass sich die Methoden der Verhaltenstherapie lange Zeit überwiegend auf die Reduktion von unangenehmen Affekten bezogen wie Angst, Trauer, Wut, Scham oder Schuldgefühle, die als Beeinträchtigung erlebt werden. »Ein anderes Verständnis von Emotionen liegt gestalttherapeutischen Interventionen zugrunde. Hier wird Emotion als notwendige Voraussetzung der Handlungssteuerung betrachtet.« (S. 140)
In der *Gestalttherapie* werden Emotionen, die rudimentär ausgeprägt oder blockiert sind, wiederbelebt. Ebenso wie in der Verhaltenstherapie wird dadurch das Verhaltensrepertoire erweitert und eine Kongruenz zwischen innerem Erleben und äußerem Verhalten angestrebt. Ich kenne inzwischen eine Reihe von verhaltenstherapeutischen Praktikern und Wissenschaftlern, die sich theoretisch oder in »Selbsterfahrung« mit den emotionalen Methoden der Gestalttherapie, als notwendige Ergänzung zur Verhaltenstherapie, auseinander setzen. Trotz unterschiedlicher Hintergründe dieser beiden Therapieformen halte ich die gestalttherapeutische Arbeit an den Emotionen für eine gut integrierbare

Möglichkeit emotionaler Interventionen in der Verhaltenstherapie. »In der Gestalttherapie geht es um die Veränderung des Erlebnisprozesses und um die zurückgewonnene Selbstunterstützung. Diese Ziele sind jedoch keineswegs inkompatibel, sondern ergänzen sich zu einem authentischen Veränderungsprozess.« (S. 141)
Bevor ich die Übungen genauer beschreibe, möchte ich das Thema Emotionen noch etwas ausführlicher behandeln.
Die emotionale Entwicklung des Kindes ist im Lehrbuch der Entwicklungspsychologie von *Oerter und Montada* (1995) wie folgt dargestellt: »In den ersten eineinhalb Jahren der vorsprachlichen Zeit des Kindes sind Gefühle eine wichtige Ausdrucksform. Es drückt damit sein Wohlbefinden und Unbehagen aus, etwa bei Hunger oder Krankheit, aber auch sein Verstehen von Ereignissen, etwa seine Freude oder Furcht vor neuen Spielgegenständen oder Personen, und sein Vergnügen an Kommunikationsspielen. Sie dienen aber auch der Verhaltenssteuerung und haben damit adaptive Funktion, und sie dienen dem Aufbau und Erhalt, aber auch dem Abbruch sozialer Beziehungen und der Kommunikation.« (S. 232) Zur Entwicklungsabfolge des Emotionsverständnisses siehe Oerter, 2002.
Mimische Ausdrucksmuster wie Überraschung, Ärger, Abscheu, Traurigkeit sowie Lächeln, die in der Forschung als emotionale Grundmuster bezeichnet werden, können bereits auf dem Gesicht des Neugeborenen im REM-Schlaf entdeckt werden. Wahrscheinlich sind sie jedoch im Schlaf kaum mit den entsprechenden Gefühlen verbunden. Sie scheinen vielmehr mit oszillierenden Erregungszuständen des Gehirns zusammenzuhängen und als vorprogrammierte mimische Reaktionsmuster in der Übergangsphase vom zweiten zum vierten Monat unter die Kontrolle kortikaler Programme zu gelangen. »Dann aber dürfte die Beziehung zwischen mimischem Ausdruck und zugehöriger subjektiver Gefühlsqualität in der frühen Kindheit enger sein als später. Im Unterschied zu größeren Kindern und Erwachsenen ist das Ausdrucksgeschehen von Kindern in den ersten beiden Lebensjahren noch verhältnismäßig eindeutig; sie reagieren direkt auf eine emotionsauslösende Situation; sie können ihren mimischen Ausdruck noch nicht bewusst kaschieren … im zweiten Lebensjahr aber sind sie bereits in der Lage, ihren Gefühlsausdruck zu intensivieren oder

gar zu übertreiben und ihn zu vermindern.« (S. 233). Sowohl die Forschung im Bereich der Entwicklungspsychologie als auch im Bereich der biologischen Psychologie beschäftigt sich mit den Erscheinungsformen, Ursprüngen und Funktionen der Gefühle.
Nach *Birbaumer und Schmidt* (2005) laufen Gefühle auf drei Verhaltensebenen ab:

- *Der physiologisch humoralen Ebene*
- *Der motorisch verhaltensmäßigen Ebene und*
- *Der subjektiv psychologischen Ebene*

Nach *Zimbardo* und *Gerrig* (2016/2018) deuten kulturvergleichende Untersuchungen darauf hin, dass folgende sieben Emotionen weltweit in gleicher Weise erkannt und ausgedrückt werden:

- *Freude*
- *Trauer*
- *Furcht*
- *Wut*
- *Überraschung*
- *Ekel*
- *Verachtung*

Pauli, Rau und Birbaumer (2000) haben eine Tabelle zusammengestellt, aus der für einzelne Primäremotionen Auslöser und Funktionen deutlich werden.

- **Die biologisch evolutionäre Funktion von Gefühlen ist die der Regulation und Kommunikation.**

Für die *Freude* z. B. wird als Auslöser Vertrautheit genannt, als regulative Funktion die Fortsetzung der augenblicklichen Tätigkeit, als kommunikative Funktion die Förderung sozialer Bindungen.
Für die *Trauer* als Auslöser Verlust, als regulative Funktion Aktivitätsreduktion, als kommunikative Funktion das Auslösen von Pflege- und Hilfeverhalten.
Die derzeitige Forschung im Bereich der Emotionen ist für die Entwicklung weiterer psychotherapeutischer Methoden im emotionalen Bereich sicherlich hilfreich. So findet sich z. B. bei den genannten Autoren ein wichtiger Hinweis dafür, wie die emotionale Erlebnis- und Ausdrucksfähigkeit depressiver Patienten verbessert werden kann:

»Depressive Patienten zeichnen sich (insbesondere während einer depressiven Phase) durch eine besondere Ausdrucksarmut in ihrer Mimik aus. Aus der Perspektive der *›facial-feedback‹-Hypothese‹* kommt hierdurch ein Teufelskreis in Gang: Depressivität geht mit Ausdrucksarmut einher, welche dann über das Feedback dem Zentralnervensystem ein Fehlen der emotionalen Regungen signalisiert. Diese wiederum verstärkt die mimische Ausdrucksarmut usw. Therapeutisch kann hieraus abgeleitet werden, dass eine durchaus sinnvolle Maßnahme bei der Behandlung der Depression darin bestehen kann, Modulationen des mimischen Ausdrucks zu trainieren und positive emotionale Gesichtsausdrücke zu verstärken.« (S. 79)
Traue (1998, 2000), *LeDoux* (2001), *Greenberg* (2000) u. a. forschen in den letzten Jahren verstärkt zum Thema „Psychotherapie mit Emotionen." *Sulz* und *Lenz* (2000) haben hierzu einen Sammelband zum Thema *»Von der Kognition zur Emotion«* herausgegeben.
Die psychischen Erkrankungen, bei denen es (neben den Angststörungen, die im Band *Aufbauübungen* behandelt werden) hauptsächlich zu Störungen im emotionalen Bereich kommt, werden nach der *Internationalen Klassifikation psychischer Störungen* (ICD-10, 2005) Affektive Störungen genannt.

Bei diesen Störungen bestehen die Hauptsymptome in einer Veränderung der Stimmung oder der Affektivität, meist zur Depression hin, mit oder ohne begleitende Angst, oder zur gehobenen Stimmung. Dieser Stimmungswechsel wird in der Regel von einem Wechsel des allgemeinen Aktivitätsniveaus begleitet … Der Beginn der einzelnen Episoden ist oft mit belastenden Ereignissen oder Situationen in Zusammenhang zu bringen. (S. 131)

*Bei der **Manie** (F30.1) ist die Stimmung situationsinadäquat gehoben und kann zwischen sorgloser Heiterkeit und fast unkontrollierbarer Erregung schwanken. Die gehobene Stimmung ist mit vermehrtem Antrieb verbunden und führt zu Überaktivität, Rededrang und vermindertem Schlafbedürfnis. Übliche soziale Hemmungen gehen verloren, die Aufmerksamkeit kann nicht mehr aufrechterhalten werden, stattdessen kommt es oft zu starker Ablenkbarkeit. Die Selbsteinschätzung ist überhöht, Größenideen und maßloser Optimismus werden frei geäußert. (S. 133)*

*Bei der **bipolaren Störung** (F31) treten einmal eine gehobene Stimmung mit vermehrtem Antrieb auf, dann wieder eine Stimmungssenkung mit vermindertem Antrieb. Zwischen den Episoden ist die Besserung charakteristischerweise vollständig. (S. 135)*

*Bei **depressiven Episoden** (F32.0 – F32.3) »leidet die betreffende Person gewöhnlich unter gedrückter Stimmung, Interessensverlust, Freudlosigkeit und einer Verminderung des Antriebs. Die Verminderung der Energie führt zu erhöhter Ermüdbarkeit und Aktivitätseinschränkung.« (S. 139)*

*Die **Dysthymia** (F34.1) ist eine chronische depressive Verstimmung.*

*Die **Zyklothymia** (F34.0) zeichnet sich durch eine andauernde Instabilität der Stimmung aus, mit zahlreichen Perioden leichter Depression und leichter gehobener Stimmung. Sie nimmt einen chronischen Verlauf. (S. 149)*

Sowohl bei der Manie als auch bei einer depressiven Episode und bipolaren Störung kann es zu unterschiedlicher Ausprägung und zu psychotischen Symptomen kommen. Die Patienten mit den genannten Störungen müssen begleitend psychiatrisch, meist auch medikamentös behandelt werden. (s. Hautziger 2010)

Dieser kurze Ausflug in die Diagnostik soll zeigen, dass bei der Indikation für einzelne Übungen eine vorhergehende Verhaltensanalyse und Diagnostik dringend notwendig sind. Die meisten der vorgestellten Übungen sind z. B. bei schweren (endogenen) Depressionen oder Manie nicht geeignet. Keine dieser Übungen sollte mit Patienten in einer akuten psychotischen Phase durchgeführt werden.

Bei leichteren bis mittelschweren Depressionen steht an erster Stelle meist ein eher verhaltensorientiertes und kognitives Vorgehen, bevor körper- und gefühlsorientierte Übungen durchgeführt werden.

Die Arbeit mit und an den Gefühlen ist ansonsten prinzipiell für alle Menschen wichtig. Bei den in diesem Kapitel dargestellten Übungen *Gefühlskreis, Gefühle Atmen* und *Streicheleinheiten* werden z. B. unterschiedliche Gefühle bewusst ausprobiert, erfahren, ausgedrückt und erlebt. Die Übung *Gefühlstopf* hilft den Pa-

tienten, ihre Gefühle genauer zu erforschen, auszudrücken und Lösungsstrategien zu entwickeln.
Diese Differenzierung von Gefühlen erscheint mir in der psychotherapeutischen Arbeit für Patienten ganz besonders wichtig, da nur dann adäquate Lösungsstrategien entwickelt werden können, wenn Patient und Therapeut genau wissen, was sich im Inneren des Patienten gefühlsmäßig (und natürlich auch kognitiv und physiologisch) abspielt. Die Beschreibung der einzelnen Gefühlsqualitäten ist für viele Patienten hilfreich. Das unter »Therapiematerialien« dargestellte *Übungsblatt Basisgefühle* soll Patienten dazu anregen, sich emotional und gedanklich mit der vorhandenen Vielfalt von Gefühlen auseinander zu setzen.
Die früheren Modelle von Primärgefühlen nannten an erster Stelle die Kombination

Glück und Freude

Inzwischen ist jedoch bekannt, dass Glück von sehr komplexen Bedingungen abhängt. Da Glück das wohl begehrteste aller Gefühle ist, möchte ich nicht versäumen, hier noch einige Informationen zu diesem Thema zu geben:
In der *Märzausgabe 1997 von »Psychologie heute«* berichtet *Heiko Ernst* über verschiedene Ergebnisse moderner Glücksforschung, die ich im Folgenden zusammenfassen möchte:

- *Die Glückszentren des Gehirns können zwar durch verschiedene Stoffe stimuliert werden, die Wirkung lässt jedoch sehr schnell nach, der Kater danach ist oft schmerzhaft und die Dosis muss bald gesteigert werden*
- *Wirkliches Glück können wir nur dann genießen, wenn wir es selbst herbeigeführt haben*
- *Arbeit ist eine wichtige Glücksquelle*
- *Glückliche Menschen sind aktiv, sie sind engagiert und teilweise absorbiert von dem, was sie tun*
- *Gleichzeitig sind glückliche Menschen in der Lage, ein Gleichgewicht zwischen Anspannung und Entspannung herzustellen*
- *Glück ist ein kompliziertes Wechselspiel zwischen dem, was wir haben, und dem, was wir wollen*
- *Für glückliche Menschen ereignet sich Glück nebenbei. Es ist nicht das erklärte Ziel, auf das sie sich krampfhaft konzentrieren*

- *Viele kleine Anlässe, bei denen wir uns wohl fühlen, können zu glücklichen Gefühlen führen. Glück ist nur selten ein Großereignis*
- *Glückliche Menschen können ihre Ziele und Möglichkeiten realistisch einschätzen*
- *Soziale Beziehungen sind für glückliche Menschen wichtig. Dafür investieren sie viel Zeit und Energie*
- *Die Stimulation eines Gefühls in Mimik und Gestik (z. B. Lächeln und eine offene Körperhaltung) kann das Gefühl tatsächlich erzeugen*
- *Körperliche Aktivitäten setzen Glückshormone (Endorphine) im Körper frei, die eine Stimmungsaufhellung erzeugen können*
- *Ererbte und erworbene Eigenschaften wie Extraversion, Optimismus und ein ausgeprägtes Selbstwertgefühl zeichnen glückliche Menschen aus.*

Wie in vielen anderen Bereichen der Psychologie bringen in den letzten Jahren Forschungsergebnisse der Medizin, Biochemie, Neurophysiologie auch im Bereich der Gefühle viele neue Erkenntnisse. Inzwischen wurde sogar ein Gen gefunden, das für Gefühle mitverantwortlich sein soll. »Eine Gruppe deutscher und amerikanischer Forscher hat 1996 ein Gen namens 5-HTT ausfindig gemacht, das den Serotonin-Haushalt des Gehirns steuert – und damit die Regulierung von Gefühlen, vor allem der Ängstlichkeit. Dieses Gen, nach dem Prototyp des Unglücksraben und Stadtneurotikers auch das ›Woody-Allen-Gen‹ genannt, könnte die unterschiedlich ausgeprägten Begabungen zum Glücklichsein zumindest teilweise erklären.« (S. 24)
Einen guten Überblick über emotionsfokussierte Therapie findet der Leser bei Herrmann & Auszra (2021).

2. Quellen und Kurzdarstellung der Übungen

Am Anfang der therapeutischen Arbeit mit Gefühlen steht die Übung **Gefühlstopf** mit dem dazugehörigen Arbeitsblatt. Der Patient beschreibt eine konkrete Gefühlssituation und benennt hierfür ein Basisgefühl. Danach werden die dazugehörigen sekundären Gefühle gesucht oder dargestellt, bestimmten Situationen zugeordnet und anschließend Umgangs-, Akzeptanz-, und Bewältigungsmöglichkeiten entwickelt. Im Rahmen einer Gruppentherapie kann diese Übung aufgrund der Gefühlsdarstellungen der übrigen Teilnehmer zu einem sehr intensiven emotionalen Erlebnis werden. Für die Suche nach Bewältigungsmöglichkeiten eignen sich Rollenspiele und Methoden der kognitiven Verhaltenstherapie.

Die Übung **Gefühlskreis** ist eine meiner bevorzugten Übungen, weil sie auf überraschende Weise die aktuellen Gefühle der Teilnehmer zum Vorschein bringt. Darüber hinaus eignet sie sich durch die ausgeprägte Modellwirkung hervorragend dazu, das Repertoire im Bereich emotionaler Ausdrucksfähigkeiten zu erweitern. Das äußere Schema der Übung – die Gruppe bildet einen Kreis, ein Teilnehmer tritt in den Kreis und zeigt mimisch, gestisch und verbal sein Gefühl, alle anderen imitieren dies mehrmals – kann auch gut auf andere Übungsthemen im Bereich der Selbstsicherheitsübungen übertragen werden. Ebenso wie die Übung Selbstsicherheitsmaschine (s. Bd. 2) habe ich diese Übung bei *Augusto Boal* kennen gelernt, dem Begründer des »Theaters der Unterdrückten« (1989), der damit Verhaltensänderungen auf gesellschaftlicher Ebene in seinem Herkunftsland Brasilien anstrebt.

Tröster ist eine Übung zum Erlernen eines hilfreichen Umgangs mit unangenehmen Gefühlen. Sie eignet sich zur ersten Vorbereitung für In-vivo-Übungen im Bereich Selbstsicherheit und Durchsetzung. Die Teilnehmer üben, sich mit ihren unangenehmen Gefühlen auseinander zu setzen, sie kennen zu lernen, zuzulassen und sie zu akzeptieren. In der Gruppe wird das Gefühl zunächst in einer Besinnungsübung erforscht, dann gemalt oder modelliert. Die Teilnehmer üben danach paarweise das gegenseitige »Trösten«

und schließlich jeder für sich alleine. Bei der späteren Durchführung von Übungen zur Reizkonfrontation wird dieser neue Umgang mit unangenehmen Gefühlen nochmals gegenseitig und alleine umgesetzt. Das Übungsblatt *Erfahrung mit unangenehmen Gefühlen* enthält hierzu 19 mögliche Übungen. Die Übung Tröster kann auch für den Umgang mit angenehmen Gefühlen entsprechend modifiziert werden.

Streicheleinheiten ist eine Kombination von emotionalem Ausdruck, Körperkontakt und Kommunikation im Bereich Lob äußern und Lob annehmen. Die Teilnehmer tauschen dabei – »jeder mit jedem« nacheinander – körperliche und kommunikative Streicheleinheiten aus. Dies ist eine Übung mit erhöhtem Schwierigkeitsgrad, da sie mit einem hohen emotionalen Erregungspegel verbunden ist. Die Teilnehmer erleben sowohl durch die gehäuften Komplimente als auch den damit verbundenen Körperkontakt intensive, überwiegend sehr angenehme Gefühle, werden aber auch mit Beschämung und Peinlichkeit konfrontiert. Die Durchführung dieser Übung wird eher gegen Ende einer Gruppentherapie empfohlen, da die Teilnehmer dann in der Regel im Umgang mit Körperkontakt und Kommunikation schon geübt sind, sich gefühlsmäßig nicht mehr so überflutet fühlen und daher auch die Inhalte der positiven Rückmeldungen besser aufnehmen und annehmen können.

Einfühlen ist eine Besinnungs- und Vorstellungsübung, welche die Übung *Tröster* ergänzen und intensivieren kann. Mit Hilfe einer ausführlichen Instruktion werden den Teilnehmern sechs Vorstellungssituationen gegeben mit verschiedenen Möglichkeiten des emotionalen Umgangs. Die Übung Einfühlen besteht aus sechs Einzelübungen, die auch unabhängig voneinander durchgeführt werden können: Schweigepause einlegen; Akzeptanz; Achtsamkeit; Gefühlswellen kommen und gehen lassen; Mitgefühl entwickeln; Einfühlen. Diese Übung habe ich im Anschluss an die Lektüre des Buches *»Full Catastrophy Living«* von *Jon Kabat-Zinn (1990)* entwickelt und die Instruktion teilweise auch nach seinen Texten für verhaltenstherapeutisches Vorgehen modifiziert.

3. Übersicht – Gefühlswahrnehmung und Gefühlsausdruck

Übungen und Therapiematerialien

ÜBUNGEN	Schwerpunkt	geeignet für: Einzeltherapie/ Gruppen/ Kinder/Weiterbildung E*	G*	K*	W*	Mindest-dauer (Min.)	Schwie-rigkeit
Gefühlstopf	Gefühlsdif-ferenzierung	modifi-ziert	ja	modifi-ziert	ja	30	mittel
Gefühlskreis	Gefühls-ausdruck	modifi-ziert	ja	ja	ja	20	mittel bis schwer
Tröster	Entkatastro-phisieren	ja	ja	ja	ja	30	mittel
Streicheleinheiten	Umgang mit angenehmen Gefühlen	modifi-ziert	ja	ja	ja	20	mittel bis schwer
Einfühlen a) Schweigepause b) Akzeptanz c) Achtsamkeit d) Gefühlswellen e) Mitgefühl f) Einfühlen	Umgang mit angenehmen und unange-nehmen Gefühlen im sozialen Kontext	ja	ja	nein	ja	15 bis 100	leicht bis mittel
THERAPIE-MATERIAL	**Schwerpunkt**	**geeignet für: Einzeltherapie/ Gruppen/ Kinder/Weiterbildung E**	**G**	**K**	**W**	**Mindest-dauer (Min.)**	**Schwie-rigkeit**
Basisgefühle	Gefühlsdif-ferenzierung	ja	ja	ja	ja	15	mittel
Gefühlstopf	Lösungs-strategien	ja	ja	ja	ja	20	mittel
Erfahrungen mit unangenehmen Gefühlen	Reiz-konfrontation	ja	ja	ja	ja	10 bis 100	schwer
Glücksmomente	angenehme Gefühle	ja	ja	ja	ja	10	leicht
Einfühlen	Gefühlswahr-nehmung	ja	ja	nein	ja	10	mittel
Lob	Kom-munikation	ja	ja	modifi-ziert	ja	20	mittel
Information	Gefühle	ja	ja	bedingt	ja	10	leicht

4. Praktische Übungen

Gefühlstopf

1. **Psychotherapeutische Ziele**
   a) **Verhaltensbeobachtung**
      - Variabilität des Gefühlsausdrucks
      - Soziale Wahrnehmung
      - Ausdrucksfertigkeiten

   b) **Wirkfaktoren**
      - Kohäsion
      - Modelllernen
      - Offenheit
      - Arbeitshaltung

   c) **Inhaltliche Ziele**
      - Gefühlsdifferenzierung
      - Aufbau von Problemlösestrategien
      - Förderung der emotionalen Wahrnehmung
      - Kognitive Umstrukturierung
      - Förderung von Eigeninitiative

2. **Rahmenbedingungen**
   a) **Material**
      Schnüre
      Therapiematerial *Gefühlstopf*
      Therapiematerial *Basisgefühle*
      Video bei Bedarf

   b) **Raum**
      ca. 25 qm für 8 Teilnehmer

   c) **Teilnehmer**
      modifiziert geeignet für Einzeltherapie
      geeignet für Psychotherapiegruppen: 2 bis 10 Teilnehmer
      geeignet für Weiterbildungs- und Selbsterfahrungsgruppen: bis 10 Teilnehmer

3. **Dauer**
   ca. 30 Minuten für einen Durchgang

4. Ablauf

a) **Partnerwahl**
keine

b) **Anordnung im Raum**
Die Übung wird im Stehen durchgeführt.

c) **Therapeutisches Modell**
Die Therapeutin kann die Übung bei Bedarf kurz selbst demonstrieren und die Basisgefühle *(Freude, Trauer, Furcht, Wut, Überraschung, Ekel, Verachtung)* auf eine Wandtafel schreiben, eventuell auch das Übungsblatt *Basisgefühle* aushändigen.

d) **Durchführung der Übung**
Bei dieser Übung beschäftigen sich die Teilnehmer mit den o. g. sieben Primäremotionen im Zusammenhang mit aktuellen Gefühls-, Problem- oder Konfliktsituationen. Mit Hilfe einer Schnur wird ein symbolischer Gefühlstopf gelegt, in welchem die Teilnehmer die verschiedenen Grund- und Mischgefühle, die zu der geschilderten Situation gehören, mimisch, gestisch und körperlich darstellen. Der fertige Gefühlstopf erhält dann einen Namen (z. B. Furchttopf) und wird anschließend zu Papier gebracht. Dies kann entweder in Form eines gemalten Bildes geschehen oder auf dem *Übungsblatt Gefühlstopf.* Anschließend wird in der Gruppe begonnen, gemeinsam Lösungsstrategien zu entwickeln, die dann von dem jeweiligen Teilnehmer bis zur nächsten Sitzung ergänzt werden. Die übrigen Teilnehmer erhalten ebenfalls die therapeutische Übungsaufgabe, einen Gefühlstopf für eine persönliche Gefühls-, Problem- oder Konfliktsituation zu erstellen.

5. Effekte der Übung

Der Gefühlstopf eignet sich sehr gut für die Mobilisierung von Selbsthilfekräften und den notwendigen Transfer in den Alltag durch therapeutische Übungsaufgaben. Diese Übung beeindruckt durch die Verdeutlichung der möglichen emotionalen Vielfalt insbesondere kognitiv betonter Patienten. Es ist nicht unbedingt erforderlich, dass alle Gruppenteilnehmer die Übung Gefühlstopf innerhalb der Gruppensituation selbst durchführen. Meist genügt eine modellhafte Darstellung, um den übrigen Teilnehmern genügend Anregungen für die häusliche Bearbeitung des *Übungsblattes Gefühlstopf* zu geben.

6. **Mögliche Anschlussübungen**
   - Austausch in der Großgruppe
   - Wiederholung der Übung mit anderen Basisgefühlen
   - Rollenspiele zum Aufbau von Problemlösestrategien
   - Übung *Gefühlskreis*
   - Übung *Das Befürchtete tun* (siehe Band *Aufbauübungen, Angstbewältigung*)
   - Therapiematerial *Gefühlspolaritäten*
   - Therapiematerial *Körperanalyse* (siehe Band *Aufbauübungen, Körperbewusstsein*)
7. **Schwierigkeitsgrad (0 = sehr leicht bis 100 = sehr schwer)**
   a) für Patienten mit sozialen Ängsten: 40
   b) für depressive Patienten: 50
   c) für körperlich missbrauchte Patienten: 40
   d) für narzisstisch gestörte oder Borderline-Patienten: 20
   e) für Kollegen in verhaltenstherapeutischer Selbsterfahrung: 20

Instruktion zur Übung: Gefühlstopf

1. Einführung

Wir beschäftigen uns heute mit den Grundgefühlen *Freude, Trauer, Furcht, Wut, Überraschung, Ekel, Verachtung* und den unterschiedlichen Gefühlen und Ereignissen, die zu diesen Grundgefühlen führen können. Wir beginnen auch nach Konflikten zu forschen, die möglicherweise hinter einzelnen Gefühlen stehen, um Strategien zur Bewältigung von Konflikten zu entwickeln. Teile dieser Übung beginnen wir heute hier, damit Sie bis zur nächsten Sitzung selbst daran weiterarbeiten können.« Derjenige Teilnehmer, der mit der Übung beginnt, erhält folgende Anweisung:
»Bitte schildern Sie nun den Gruppenteilnehmern eine konkrete Gefühls- oder Problemsituation, die Ihnen noch lebhaft in Erinnerung ist, die durch eines der (o. g.) Basisgefühle bestimmt war.

2. Gefühlstopf darstellen

Für welches Basisgefühl entscheiden Sie sich? (Wenn die Patientin z. B. das Gefühl *Wut* nennt, dann werden die dazugehörigen Ge-

fühle wie *»Ärger, Aggression, Zorn, Eifersucht«* usw. ebenfalls auf die Wandtafel geschrieben. Die Therapeutin malt oder legt nun mit einer Schnur den »Gefühlstopf«, einen großen Kreis, in dem alle Teilnehmer bequem Platz haben, auf den Boden.)
Bitte ordnen Sie nun jedem Teilnehmer eines der genannten Gefühle zu und bitten Sie ihn, dieses Gefühl im Kreis mimisch und gestisch darzustellen. Modellieren Sie ihn so lange, bis Sie den Eindruck haben, dass er wirklich auch das Gefühl darstellt, das Sie selbst in dieser Situation neben dem Grundgefühl oder als dessen Ursache auch noch gespürt haben. Falls ein und dasselbe Zusatzgefühl verschiedene Ausdrucksformen haben sollte, können Sie auch mehreren Teilnehmern denselben Gefühlsnamen zuordnen.

3. Gefühlstopf zu Papier bringen

Wenn nun alle Teilnehmer im Gefühlstopf stehen, so sehen Sie ihn sich von außen an *(z. B. den Furchttopf)* und lassen Sie ihn zunächst auf sich wirken.
(An dieser Stelle kann die Übung auch noch dadurch erweitert werden, dass der Teilnehmer jedem Gefühlsprotagonisten einen typischen Satz zuordnet oder diesen selbst äußern lässt.)
Bringen Sie nun Ihren *Gefühlstopf* (siehe Therapiematerialien S. 225) zu Papier. In der Mitte steht das Grundgefühl *(z. B. Furcht).* Dann füllen Sie die restlichen Kästchen mit den dazugehörigen dargestellten Gefühlen.

4. Lösungen und Bewältigungsstrategien

Die Pfeile, die aus den Kästchen nach außen führen, dienen der Entwicklung von Bewältigungsmöglichkeiten und Lösungen. Dazu können Sie sich von den einzelnen Teilnehmern noch Anregungen, Tips, Hinweise und Ratschläge geben lassen.
(Nach ca. 10 Minuten) Bitte füllen Sie den Rest des Blattes zu Hause bis zur nächsten Sitzung aus.
Auch alle übrigen Teilnehmer erhalten das Arbeitsblatt »Gefühlstopf«, um es bis zur nächsten Sitzung ebenfalls mit einer beispielhaften Gefühlssituation zu bearbeiten.

Gefühlskreis

1. **Psychotherapeutische Ziele**
   a) **Verhaltensbeobachtung**
   - Gefühlsausdruck
   - Körpersprache
   - Imitationsverhalten

   b) **Wirkfaktoren**
   - Kohäsion
   - Offenheit
   - Feedback
   - Modelllernen
   - Rollenspiel

   c) **Inhaltliche Ziele**
   - Förderung des emotionalen Ausdrucks
   - Abbau sozialer Ängste
   - Förderung der sozialen Wahrnehmungsfähigkeit
   - Einüben von Blickkontakt

2. **Rahmenbedingungen**
   a) **Material**
   keines

   b) **Raum**
   ca. 30 qm freier Raum für 8 bis 12 Teilnehmer

   c) **Teilnehmer**
   modifiziert geeignet für Einzeltherapie
   geeignet für Psychotherapiegruppen: 4 bis 10 Teilnehmer
   geeignet für Weiterbildungs- und Selbsterfahrungsgruppen bis max. 16 Teilnehmer
   (Bei einer höheren Teilnehmerzahl dauert die Übung zu lange und verliert dadurch leicht ihren belebenden Effekt.)

3. **Dauer**
   ca. 20 bis 30 Minuten für 8 Teilnehmer

4. **Ablauf**
   a) **Partnerwahl**
   keine

b) **Anordnung im Raum**
Die Stühle werden zur Seite gestellt. Die Teilnehmer der Gruppe werden gebeten, sich in einem Kreis mit einem Durchmesser von ca. 2 bis 3 m aufzustellen.

c) **Therapeutisches Modell**
Die Therapeutin führt die Übung modellhaft vor.

d) **Durchführung der Übung / Instruktion**
1. Durchgang:
Zunächst erklärt die Therapeutin, dass nun eine Übung zur Wahrnehmung und zum Ausdruck von Gefühlen folgt. Sie führt die Übung selbst vor, indem sie in den Kreis tritt, mit der Bemerkung »wir beginnen zunächst möglichst einfach, indem wir unsere Gefühle laut nur mit dem Vokal (i) und einer entsprechenden Körperbewegung ausdrücken«. Die Therapeutin demonstriert drei »i-Beispiele«, z. B. ein fröhliches, ein trauriges und ein ärgerliches i. Beim dritten »i-Beispiel« tritt sie in die Mitte des Kreises. Danach verlässt sie den Kreis wieder und bittet die Teilnehmer, dieses drei Mal zu imitieren, indem jeder einen Schritt in den Kreis tritt und bei der Imitation Blickkontakt mit einem anderen Gruppenmitglied hält.
Die Therapeutin bittet nun die Gruppenteilnehmer, möglichst spontan, ohne große Pausen zwischen den einzelnen Akteuren jeweils zunächst mit Hilfe des Vokals »i« ihre momentane Stimmung im Kreis zu demonstrieren. Danach imitieren, wie bereits durch das Therapeuten-Modell gezeigt, die anderen Teilnehmer durch gleichzeitiges Eintreten in den Kreis mit wechselndem Blickkontakt (jedes einzelne Beispiel drei Mal hintereinander).
2. Durchgang:
Nach der ersten Runde folgt eine zweite Runde mit dem Vokal a. Je nachdem, wie weit nun die Hemmungen vor dieser Übung abgebaut werden konnten, folgt nunmehr ein dritter Vokal »u« und eventuell noch »o«

3. Durchgang:
Nun wird diese Übung mit einem Gefühlswort wiederholt (z. B. Freude, Ärger, Wut, Müdigkeit, Gelassenheit usw.).

4. Durchgang:
In der letzten Runde wird von jedem Teilnehmer diese Übung mit einem Gefühlssatz beendet, der beginnt mit »Ich fühle mich jetzt ...«

5. Effekte der Übung
Der Gefühlskreis bringt sehr viel Bewegung und Auflockerung in die Gruppe, es wird häufig gelacht, und die Teilnehmer fühlen sich hinterher meist frisch, aktiv und in der Lage, weitere Übungen zum Thema Ausdruck von Gefühlen anzuschließen. Diese Übung eignet sich auch sehr gut, um bestehende intraindividuelle oder auch innerhalb der Gruppe bestehende Spannungen zu lösen.
Sehr häufig bekommt die Therapeutin auch erstaunliche Zusatzinformationen über die tatsächlichen Gefühle der Teilnehmer, die bis dahin teilweise verborgen, nicht beobachtet wurden oder dem Teilnehmer vielleicht auch nicht bewusst waren.

6. Mögliche Anschlussübungen
- Videoaufzeichnung und Video-Analyse
- Der Gefühlskreis kann auch für andere therapeutische Themen benutzt werden (z. B. Einübung von verschiedenen Möglichkeiten, »NEIN« zu sagen).
- Übung *Gefühlsfarben*
- Übung *Körperrhythmen* (siehe Band *Aufbauübungen, Körperbewusstsein*)
- Therapiematerial *Basisgefühle*
- Therapiematerial *Verhaltensbeobachtung Selbstsicherheit* (siehe Band *Aufbauübungen, Selbstsicherheit*)

7. Schwierigkeitsgrad (0 = sehr leicht bis 100 = sehr schwer)
a) für Patienten mit sozialen Ängsten: ca. 40 bis 50
b) für depressive Patienten: ca. 40 bis 60
c) für körperlich missbrauchte Patienten: 60
d) für narzisstisch gestörte oder Borderline-Patienten: eher schwierig durchzuführen, da diese Übung Boykotttendenzen provoziert
e) für Kollegen in verhaltenstherapeutischer Selbsterfahrung: 30

Tröster

1. **Psychotherapeutische Ziele**
   a) **Verhaltensbeobachtung**
   - Emotionale Wahrnehmungs- und Ausdrucksfähigkeit
   - Umgang mit unangenehmen Gefühlen

   b) **Wirkfaktoren**
   - Kohäsion
   - Offenheit
   - Vertrauen
   - Modelllernen
   - Altruismus
   - Unterstützung
   - Katharsis
   - Universalität des Leidens

   c) **Inhaltliche Ziele**
   - Entkatastrophisieren
   - Auseinandersetzung mit unangenehmen Gefühlen
   - Differenzierung unangenehmer Gefühle (Aufbau von Alternativen zur häufigen Formulierung: »mir geht es schlecht«)
   - Abbau sozialer Ängste
   - Aufbau eines realistischen Gefühlsumgangs
   - Aufbau von Bewältigungsstrategien

2. **Rahmenbedingungen**
   a) **Material**
   Zeichenblätter und Wachsmalkreiden
   Wandtafel oder Flipchart
   Therapiematerial *Gefühlspolaritäten* und/oder *Basisgefühle*

   b) **Raum**
   ca. 30 qm freien Raum für 8 bis 10 Teilnehmer

   c) **Teilnehmer**
   geeignet für Einzeltherapie (Teile der Übung)
   geeignet für Psychotherapiegruppen: 2 bis 10 Teilnehmer, geeignet für Weiterbildungs- und Selbsterfahrungsgruppen bis max. 16 Teilnehmer

3. Dauer

ca. 30 Minuten für einen Durchgang einschließlich Partnerübung

4. Ablauf

a) **Partnerwahl**

beliebig

b) **Anordnung im Raum**

Die Teilnehmer sitzen zunächst auf Stühlen im Kreis, später bei der Partnerübung auf Stühlen einander gegenüber.

c) **Therapeutisches Modell**

Die Therapeutin führt nach der Besinnungsübung und dem Sammeln der Gefühle die Übung in der Einzel- wie in der Gruppentherapie modellhaft vor.

d) **Durchführung der Übung**

Zunächst erforschen die Teilnehmer während einer kurzen Besinnungsübung ihre aktuellen Gefühle. Anschließend werden alle angenehmen und unangenehmen Gefühle auf zwei Blättern (die bereits von der Therapeutin vorbereitet sind) gesammelt. Den Teilnehmern wird erklärt, dass es bei dieser Übung um den Umgang mit unangenehmen Gefühlen geht. Jeder Einzelne richtet in einer zweiten Besinnungsübung seine Aufmerksamkeit auf das im Moment vordergründigste (oder am besten erinnerte) unangenehme Gefühl. Währenddessen werden verschiedene »tröstende« Instruktionen zum Erforschen und zur Akzeptanz unangenehmer Gefühle gegeben. Nach der Besinnungsübung malen die Teilnehmer mit der »nicht dominanten Hand« ihr Gefühl. Danach erfolgt (in der Gruppe) eine Partnerübung, bei der die Teilnehmer das »Trösten« gegenseitig, auch körperlich, üben können.

5. Effekte der Übung

Diese Übung bringt meist einen hohen Überraschungseffekt, da die Teilnehmer einen ungewohnten, paradoxen Umgang mit Gefühlen erleben und meist nicht gewöhnt sind, sich die ausführliche Beschäftigung mit unangenehmen Gefühlen zu erlauben. Häufig spüren die Teilnehmer nach zweimaliger Durchführung Entspannung und Wärme sowie liebevolle Zuneigung sich selbst und dem Partner gegenüber.

6. **Mögliche Anschlussübungen**
   - Übungen zur kognitiven Angstbewältigung
   - Austausch in der Großgruppe
   - Übungen zum Thema *Erfahrungen mit unangenehmen Gefühlen* (siehe Therapiematerial) in Kleingruppen zwischen den therapeutischen Sitzungen
   - Übung *Gefühlskreis*
   - Übung *Heißer Stuhl* (siehe Band *Aufbauübungen, Angstbewältigung*)
   - Therapiematerial *Gefühlstopf*
   - Therapiematerial *Selbstsicherheitsfragebogen* (siehe Band *Aufbauübungen, Selbstsicherheit*)

7. **Schwierigkeitsgrad (0 = sehr leicht bis 100 = sehr schwer)**
   a) für Patienten mit sozialen Ängsten: 40 bis 50
   b) für depressive Patienten: 20 bis 30
   c) für körperlich missbrauchte Patienten: 70 bis 80
   d) für narzisstisch gestörte oder Borderline-Patienten: 40
   e) für Kollegen in verhaltenstherapeutischer Selbsterfahrung: 30

Instruktion zur Übung: Tröster

1. Gefühlserforschung

In einer kurzen Besinnungsübung erforschen die Teilnehmer ihre aktuellen Gefühle, neben den angenehmen auch die unangenehmen Emotionen: »Bei dieser Übung können Sie lernen, sich mit Ihren unangenehmen Gefühlen zu konfrontieren, d. h. sie genauer zu erforschen, sich ihnen zu öffnen, anstatt sich zu verschließen oder vor diesen Gefühlen davonzulaufen.
Setzen Sie sich bitte auf den Stuhl, die Beine etwas auseinander, die Füße fest auf dem Boden, die Hände auf den Oberschenkeln, die Augen geschlossen. Während Sie spüren können, wie fest Sie auf dem Stuhl sitzen, möchte ich Sie nun bitten, Ihre momentanen Gefühle zu erforschen, d. h. festzustellen, wie Sie sich in diesem Augenblick, hier in diesem Raum fühlen. (ca. 1 Minute Pause)
Lassen Sie sich alle Zeit, die Sie brauchen, um Ihre momentanen Gefühle zu erforschen. ... Wenn Sie einen oder mehrere Namen

für Ihre Gefühle gefunden haben, dann kommen Sie langsam gedanklich, körperlich, gefühlsmäßig und als ganze Person wieder zurück in diesen Raum, öffnen Sie Ihre Augen und strecken Sie sich kräftig durch.“

2. Sammeln der Gruppengefühle

Nach Beendigung der Besinnungsübung: »Bitte schreiben Sie nun alle zusammen Ihre vorherrschenden angenehmen und unangenehmen Gefühle auf die beiden Blätter, die am Boden in der Mitte des Stuhlkreises liegen.« (Diese Blätter können bis zur nächsten Sitzung für alle Teilnehmer, zur Erweiterung des Gefühls – Repertoires, kopiert werden.)

3. Gefühlsliste

Die Teilnehmer erhalten eine Liste mit angenehmen und unangenehmen Gefühlen *(Gefühlspolaritäten* oder *Basisgefühle)* und unterstreichen alle Gefühle, die jetzt im Augenblick vorhanden sind. Die Teilnehmer werden nun aufgefordert, sich das häufigste oder deutlichste unangenehme Gefühl aus der Liste auszusuchen. (Sollten keine unangenehmen Gefühle aktuell sein, so kann die Instruktion gegeben werden, sich eine unangenehme Situation aus der Vergangenheit vorzustellen.)

4. Erforschen und Zulassen unangenehmer Gefühle – Trösten

In einer weiteren Besinnungsübung wird nun folgende Instruktion gegeben:
„Bitte setzen Sie sich nun wieder aufrecht auf Ihren Stuhl, die Augen geschlossen, in der gewohnten Besinnungshaltung (s. o.). Wir beschäftigen uns heute bewusst mit unangenehmen Gefühlen (die angenehmen Gefühle pflegen wir zu einem anderen Zeitpunkt auf ähnliche Art und Weise).
Stellen Sie sich jetzt ein bestimmtes unangenehmes Gefühl vor, das Sie selbst vielleicht als Angst, Ärger usw. bezeichnen. Erforschen Sie Ihr unangenehmes Gefühl. Suchen Sie die Stelle an Ihrem Körper, wo Sie dieses Gefühl besonders deutlich spüren … und legen Sie dann, wenn Sie so weit sind, die rechte Hand auf diese Körperstelle. Nehmen Sie sich nun Zeit, dieses Gefühl genauer zu erforschen, sagen Sie sich Sätze wie:

- *Ich erlaube mir jetzt dieses unangenehme Gefühl, soweit es mir heute möglich ist,*
- *ich möchte es kennen lernen und erforschen,*
- *ich möchte es liebevoll behandeln und nicht bekämpfen,*
- *dieses Gefühl ist ein Teil von mir, ich akzeptiere diesen Teil,*
- *ich gestatte mir dieses unangenehme Gefühl,*
- *ich möchte erfahren, was es mir mitteilen möchte.*

Lassen Sie nun dieses Gefühl sich ausbreiten, geben Sie ihm Platz und Raum in Ihrem Körper, lassen Sie es größer werden, stellen Sie sich vor, welche Farben und Formen Sie mit diesem Gefühl verbinden, lassen Sie es sich ausdehnen, sich entfernen und näher kommen und vielleicht auch seine Farbe und Form verändern. Spüren Sie sich auch in die Qualität der Veränderung des Gefühls hinein …

Jedes Gefühl dauert eine ganz bestimmte Zeit, wird größer und kleiner, intensiver und schwächer. Lassen Sie Ihr Gefühl größer und kleiner werden. Bekämpfen Sie es nicht und lassen Sie ihm immer mehr den Raum, den es gerade benötigt. Achten Sie auch darauf, wie sich das Zulassen dieses unangenehmen Gefühls auf die anderen Teile Ihres Körpers auswirkt.

Welche Bedeutung könnte dieses momentane Gefühl für Ihr Leben haben? Wobei ist es Ihnen behilflich? Welche Funktionen und Auswirkungen hat es?

Vielleicht können Sie sich eine oder mehrere dieser Fragen beantworten. Beobachten Sie dabei erneut, wie sich Ihr Gefühl verändert und jetzt anfühlt. Streichen Sie mit Ihrer rechten Hand liebevoll über die Stelle Ihres Körpers, an der Sie Ihr unangenehmes Gefühl jetzt besonders deutlich spüren. Trösten Sie sich selbst auf Ihre eigene Art und Weise, wie eine tröstende Mutter, ein tröstender Vater oder Freund, z. B. mit folgenden Worten:

- *dieses Gefühl ist nur eine Reaktion auf eine Situation, es bedroht dich nicht*
- *dein Gefühl ist angemessen, du hast ein Recht auf deine Gefühle*
- *es gibt keine schlechten oder guten Gefühle, da alle zur Natur des Menschen gehören, nur manche sind angenehmer als andere*
- *nicht jeder unangenehme Gefühlszustand muss sofort behoben werden, nimm dir erst einmal Zeit, ihn zu erforschen*
- *auch wenn es unangenehm ist, du kannst dieses Gefühl aushalten*

- *für jedes noch so quälende Gefühl gibt es irgendeine Lösung*
- *ertappe dich bei all' deinen Gefühlsvermeidungsmanövern*
- *belaste dich nicht mit schlucken oder verbergen, gib deinem Gefühl Raum*
- *lass' es fließen, damit es nicht im Untergrund zu brodeln beginnt*
- *jedes Gefühl kommt und geht auch wieder, kein Gefühl dauert ewig*
- *Gefühle sind auch dazu da, manchmal noch besser mit dir selbst oder anderen Menschen in Kontakt zu kommen.*
- *atme in dein Gefühl hinein, um es so lange lebendig zu halten, bis es sich von selbst verändert*
- *geh' in die Angst hinein und nimm' dir vor zu tun, was du befürchtest*
- *prüfe, ob dein Gefühl diesem einen Anlass entspricht, oder ob sich andere Situationen, Befürchtungen, Phantasien hinzumischen*
- *versuche nicht, deine Mitmenschen zu täuschen, d. h. ihnen äußerlich andere Gefühle vorzuspielen als du innerlich fühlst, dies kostet nur ein ungesundes Maß an psychischer Kraft.*

(Vergleiche auch *Sulz* (2000) und *Traue* (2000))

5. Gefühl malen

Wenn Sie in ein paar Sekunden wieder zurück in den Raum kommen, versuchen Sie, Ihr Gefühl in Farben und Formen auf das vor Ihnen liegende Papier zu malen. Malen Sie mit Ihrer »nicht dominanten Hand«, das ist bei der Mehrzahl der Menschen die linke Hand, weil wir mit dieser Hand in der Regel kein »schönes« Bild malen können und daher nicht so viel Energie benötigen, um auf die Schönheit der Gefühlsdarstellung zu achten, denn es soll kein besonders schönes, sondern nur ein besonders echtes Bild werden.

6. Partnerübung – Tröster

Nun sucht sich jeder Teilnehmer einen Partner aus und legt fest, wer zuerst die Rolle von A (Getrösteter) und wer die Rolle von B (Tröster) einnimmt.
A zeigt und erläutert sein Bild, den Namen des unangenehmen Gefühls und beschreibt die Gefühlsqualität.

B wiederholt das Gehörte und versichert sich, den Partner richtig verstanden zu haben.
A zeigt die Stelle seines Körpers, an der er dieses Gefühl besonders deutlich spürt.
B legt die Hand auf diese Körperstelle von A, bittet A die Augen zu schließen und nimmt die Rolle einer tröstenden Mutter, eines tröstenden Vaters oder eines tröstenden Freundes ein, um A die Beschäftigung mit seinen unangenehmen Gefühlen zu ermöglichen und zu gestatten.
Als Gedankengerüst für die Gruppenteilnehmer wird folgender (für die meisten Teilnehmer ungewöhnlicher und paradoxer) tröstender Umgang mit unangenehmen Gefühlen auf eine Tafel, Flipchart, Wandbild etc. geschrieben:

Unangenehme Gefühle:

- *akzeptieren (nicht wegschieben)*
- *sich erlauben (nicht verbieten)*
- *sich gestatten (nicht ignorieren)*
- *kennenlernen (nicht vermeiden)*
- *erforschen (nicht so tun, als wäre nichts)*
- *als Freund behandeln (nicht als Feind)*
- *erfahren, was die Gefühle mir mitteilen wollen*
- *liebevoll behandeln (nicht bekämpfen)*
- *begrüßen (nicht wegdrängen)*
- *sich ausbreiten lassen (nicht unterdrücken)*
- *als Teil von sich selbst behandeln (nicht beschimpfen)*
- *streicheln usw.*

B wiederholt diese Anweisung auch in eigene Worte gekleidet und in unterschiedlicher Reihenfolge mehrmals, während er/sie die betreffende Körperstelle von A ganz sanft und leicht massiert.
Nach ca. drei Minuten wird diese Übung beendet. A und B tauschen sich über das Erlebte aus.
Anschließend werden die Rollen getauscht. Die Übung sollte in der gleichen Sitzung mehrmals wiederholt werden, in der Gruppe mit wechselnden Partnern.
Diese Übung dient auch zur Vorbereitung für Übungen zur Reizkonfrontation.

Streicheleinheiten

1. **Psychotherapeutische Ziele**
   a) **Verhaltensbeobachtung**
   - Umgang mit Lob
   - Umgang mit Körperkontakt
   - emotionale Ausdrucksfertigkeiten

   b) **Wirkfaktoren**
   - Kohäsion
   - Offenheit
   - Vertrauen
   - Modelllernen
   - Feedback
   - Arbeitshaltung

   c) **Inhaltliche Ziele**
   - Umgang mit angenehmen und unangenehmen Gefühlen
   - Lob äußern und Lob annehmen
   - Erfahrung der Wirkung von körperlichen und seelischen Streicheleinheiten
   - Körperwahrnehmung
   - Identifizierung von Lernprogrammen
   - Aufbau sozialer Kompetenzen

2. **Rahmenbedingungen**
   a) **Material**
   Vorbereitete Lobäußerungen (siehe Therapiematerial *Lob*)

   b) **Raum**
   mindestens 25 qm freier Raum für 8 bis 10 Teilnehmer

   c) **Teilnehmer**
   modifiziert geeignet für Einzeltherapie,
   geeignet für Psychotherapiegruppen 2 bis 10 Teilnehmer
   geeignet für Weiterbildungs- und Selbsterfahrungsgruppen bis max. 16 Teilnehmer

3. **Dauer**
   ca. 20 bis 30 Minuten für 8 Teilnehmer

4. **Ablauf**

a) **Partnerwahl**

Jeder Teilnehmer hat bereits für jedes andere Gruppenmitglied zu Hause eine Lobäußerung vorbereitet, sodass jeder einmal der Partner eines jeden anderen ist.

b) **Anordnung im Raum**

Die Teilnehmer stellen sich in zwei gleich langen Reihen einander gegenüber auf. Die sich jeweils gegenüberstehenden Teilnehmer tauschen ihre Lobäußerung aus, indem sie aufeinander zugehen und sich dabei körperlich berühren, streicheln oder umarmen – je nachdem, welche Art von Körperkontakt jedem Einzelnen möglich ist. Anschließend geht jeder einen Schritt nach links, sodass er dem nächsten Teilnehmer gegenübersteht.

c) **Therapeutisches Modell**

Die Therapeutin führt die Übung mit einer Gruppenteilnehmerin vor.

d) **Durchführung der Übung**

Nachdem sich die Teilnehmer wie unter 4.b beschrieben aufgestellt haben, erfolgt Paar für Paar der Austausch von »Lob äußern« und »Lob annehmen« so lange, bis sich alle Gruppenteilnehmer gegenseitig »körperlich und seelisch gestreichelt haben«.

Anschließend setzen sich alle auf den Boden oder auf Stühle, schließen die Augen und lassen das Erlebte nachwirken. Schließlich schreibt jeder Teilnehmer die Lobäußerung, die für ihn persönlich am wichtigsten war, auf, um sich anschließend bei dem entsprechenden Teilnehmer dafür zu bedanken.

Dabei wird nochmals Lob äußern und Lob annehmen in Form von »Dank äußern« und »Dank annehmen« geübt und kann von der Therapeutin entsprechend korrigiert werden, falls nötig. Das Bedanken kann ebenfalls mit Körperkontakt verbunden werden.

Anschließend beschäftigen sich die Teilnehmer in der Großgruppe mit ihren persönlichen Einstellungen, Erfahrungen, Lernprogrammen zum Thema Lob, z. B.:

- *Eigenlob stinkt!*
- *Wie komme ich wohl an?*
- *Keiner mag mich.*
- *Was ist an mir schon lobenswert?*
- *Gelobt zu werden ist peinlich und muss abgewehrt werden.*
- *Ich lobe nie, deshalb werde ich selbst nicht gelobt …*

5. Effekte der Übung

Diese Übung schafft ein sehr positives Gruppenklima und eine hohe emotionale Beteiligung. Die Teilnehmer spüren, dass der Umgang mit angenehmen Gefühlen ebenso verschiedene soziale Kompetenzen erfordert wie der Umgang mit unangenehmen Gefühlen (vgl. Übung *Tröster*).

Um den Körperkontakt zu erleichtern und die Intensität der positiven Gefühlsreaktionen zu erhöhen, kann auch eine körperorientierte Übung (z. B. *Kopfwiegen* oder *Partner-Atmen*) vorgeschaltet werden.

6. Mögliche Anschlussübungen

- weitere Kommunikationsübungen wie Wünsche äußern oder Kritik äußern
- kognitive Umstrukturierung der erarbeiteten negativen Lernprogramme
- Rollenspiele zum Thema Lob äußern mit Familienmitgliedern, Bekannten usw.
- Video-Rückmeldung der Übung
- Übung *Gefühlskreis*
- Übung *Elternvorstellung* (siehe Band *Aufbauübungen, Lebensgeschichte*)
- Therapiematerial *Glücksmomente*
- Therapiematerial *Ressourcen-Erforschung* (siehe *Band Aufbauübungen, Lebensgeschichte*)

7. Schwierigkeitsgrad (0 = sehr leicht bis 100 = sehr schwer)

a) für Patienten mit sozialen Ängsten: 50
b) für depressive Patienten: 60
c) für körperlich missbrauchte Patienten: 60
d) für narzisstisch gestörte oder Borderline-Patienten: 10
e) für Kollegen in verhaltenstherapeutischer Selbsterfahrung: 30

Einfühlen

1. **Psychotherapeutische Ziele**
   a) **Verhaltensbeobachtung**
      - Umgang mit Emotionen
      - Selbsthilfepotential
      - Fähigkeiten und Defizite im Bereich sozialer Wahrnehmung
   b) **Wirkfaktoren**
      - Unterstützung
      - Modelllernen
      - Altruismus
      - Hoffnung
      - Existentielle Einsicht
   c) **Inhaltliche Ziele**
      - Umgang mit angenehmen und unangenehmen Gefühlen im sozialen Kontext
      - Aufbau emotionaler Kompetenzen
      - Entkatastrophisieren
      - Erlernen paradoxer Interventionen
      - Verknüpfung emotionaler mit kognitiver Therapie
      - Mobilisierung von Selbsthilfefähigkeiten durch Anleitung zur Selbst-Desensibilisierung zwischen den therapeutischen Sitzungen

2. **Rahmenbedingungen**
   a) **Material**
   Therapiematerial *Einfühlen*
   evtl. auch Therapiematerial *Basisgefühle*
   leere Blätter und Farbstifte
   b) **Raum**
   ca. 20 qm freier Raum für 8 Teilnehmer
   c) **Teilnehmer**
   geeignet für Einzeltherapie
   geeignet für Psychotherapiegruppen: 2 bis 10 Teilnehmer
   geeignet für Weiterbildungs- und Selbsterfahrungsgruppen bis max. 15 Teilnehmer

3. **Dauer**
   Einzelübung ca. 15 Min.
   Gesamtübung ca. 100 Min.

4. **Ablauf**
   a) **Partnerwahl**
   beliebig
   b) **Anordnung im Raum**
   Die Teilnehmer sitzen auf Stühlen oder auf dem Boden.
   c) **Therapeutisches Modell**
   keines
   d) **Durchführung der Übung**
   Die Übung beginnt mit einer Besinnung, welche die Teilnehmer zunächst allgemein auf das Thema »Einfühlen in sich selbst und in andere« vorbereitet. Den Teilnehmern wird dann in sechs Etappen der Text »Instruktion zur Übung Einfühlen« vorgelesen, mit genügend Pausen, um die Vorstellungssituationen entsprechend emotional wirken zu lassen. Insgesamt werden 6 gefühlsauslösende Situationen vorgestellt, die den meisten Menschen im Laufe ihres Lebens bereits begegnet sind. Diese 6 Situationen können auch über verschiedene Sitzungen verteilt werden. Bei jeder einzelnen Situation werden unterschiedliche Aspekte des kognitiv/emotionalen Umgangs mit Gefühlen eingeübt, wie:
   - *Einlegen einer Schweigepause*
   - *Akzeptanz von unangenehmen Gefühlen*
   - *achtsamer, tröstender Umgang mit Gefühlen*
   - *Beobachtung von Gefühlswellen, die kommen, ansteigen und wieder vergehen*
   - *Mitgefühl und wertschätzender Umgang mit anderen Menschen*
   - *Einfühlen und Einübung von Verständnis*

Nach jeder einzelnen Vorstellungssituation erhalten die Teilnehmer genügend Zeit für ihre persönlichen Eintragungen in das »Arbeitsblatt Einfühlen«, um ihre individuellen hilfreichen Kognitionen und Bewältigungsstrategien zu entwickeln.
Die entwickelten »Einfühlungs-Fertigkeiten« werden im Anschluss an die gesamten Vorstellungsübungen im sozialen Kon-

takt eingeübt, sodass auch Verhaltensaspekte Berücksichtigung finden.
Der Text kann den Teilnehmern auch nach der Sitzung ausgehändigt werden.

5. Effekte der Übung

Die Übung wird von den Teilnehmern häufig als Eintauchen in einen intensiven emotionalen Zustand erlebt. Durch die Dauer und die Ausführlichkeit, den Wechsel von emotionaler, kognitiver, physiologischer und verhaltensorientierter Ebene werden bei den Teilnehmern zahlreiche Gefühle unterschiedlicher Qualität provoziert. Diese Übung kann sowohl für Gruppenleiter als auch Teilnehmer sehr anstrengend sein. Falls die Intensität verringert werden sollte, können die einzelnen Situationen auch auf verschiedene Sitzungen verteilt werden.

6. Mögliche Anschlussübungen

- Austausch in der Groß- oder Kleingruppe
- Rollenspiele zu lebensgeschichtlich bedingten oder aktuellen Konfliktsituationen
- therapeutische Übungsaufgaben zwischen den Sitzungen zur Einübung emotionaler Wahrnehmungs- und Expressionsfähigkeit
- Übung *Gefühlskreis*
- Übungen *Familienbotschaften* (siehe Band *Aufbauübungen, Lebensgeschichte*)
- Therapiematerial *Erfahrung mit unangenehmen Gefühlen*
- Therapiematerial *Katastrophengedanken* (siehe Band *Aufbauübungen, Angstbewältigung*)

7. Schwierigkeitsgrad (0 = sehr leicht bis 100 = sehr schwer)

a) für Patienten mit sozialen Ängsten: 40
b) für depressive Patienten: 30
c) für körperlich missbrauchte Patienten: 40
d) für narzisstisch gestörte oder Borderline-Patienten: 70
e) für Kollegen in verhaltenstherapeutischer Selbsterfahrung: 30

Instruktion zur Übung: Einfühlen

Wir machen nun gemeinsam einige Vorstellungsübungen:
Setzen Sie sich in bequemer Körperhaltung auf den Stuhl oder legen Sie sich auf den Rücken auf den Boden, Arme und Beine auseinander. Lassen Sie Ihre Schultern sinken, die Bauchdecke weich werden, lockern Sie die Kiefermuskeln, lassen Sie Ober- und Unterkiefer auseinander fallen.
Der Text, den ich Ihnen nun vorlesen werde, ist lange und ausführlich. Sicherlich trifft davon einiges besser, anderes weniger gut auf Sie persönlich zu. Manches werden Sie sich vielleicht deutlich bildhaft vorstellen können, anderes wird Ihnen möglicherweise unbekannt und fremd sein. So wie Sie es für sich selbst erleben, ist es in Ordnung. Achten Sie vor allem auf die Stellen, die Ihnen weiterhelfen im gesunden Umgang mit Ihren persönlichen Gefühlen.

Übung 1: Schweigepause

Stellen Sie sich nun folgende Situation vor:
Ein Freund oder ein Bekannter hat Sie versetzt. Sie warten 30 lange Minuten, bei kühlem Herbstwetter auf dem Bürgersteig an einer verkehrsreichen Straße. Er kommt nicht. Sie hatten sich sehr auf dieses Treffen gefreut. Sie beginnen zu frieren. Sie spüren, wie Ihre Enttäuschung und Ihr Ärger immer größer werden.

Gestatten Sie sich die Enttäuschung, diesen Ärger und alle anderen Gefühle, die Sie im Moment bei dieser Vorstellung spüren. Sagen Sie zu sich: »Ich bin jetzt enttäuscht und ärgerlich, diese Gefühle gehören jetzt zu mir, sie sind angemessen, ich gebe ihnen die Zeit und den Raum, die sie brauchen. Mit jedem Atemzug lasse ich diese Gefühle sich körperlich ausbreiten, das gehört zu mir und zu dieser Situation.« Verwenden Sie keine Energie dafür, sich oder ihren Freund zu entschuldigen oder zu verteidigen. Lenken Sie sich nicht von Ihren ärgerlichen und enttäuschten Gefühlen ab. Legen Sie eine Schweigepause ein und genießen Sie Ihr Recht auf Ihre Gefühle.
Wenn Sie innerhalb oder außerhalb der therapeutischen Sitzungen intensive Gefühle spüren, wie z. B. Enttäuschung, Scham, Aufregung, Wut, so versuchen Sie keines der üblichen Ventile (Spre-

chen, Lesen, Musik hören, Ablenken, Übergehen usw.) zu benutzen.

- **Lenken Sie sich nicht von Ihren Gefühlen ab, legen Sie stattdessen eine Schweigepause ein.**

Beobachten Sie Ihre Gefühle, lassen Sie sie kommen und gehen, ohne sie festzuhalten, und akzeptieren Sie diese schlicht als Teil Ihrer Erfahrung. Dieses Schweigen und die Wertschätzung der eigenen Gefühle unterstützen Ihre Bereitschaft, sich selbst samt Ihrer schmerzhaften oder unangenehmen Empfindungen anzunehmen. Weichen Sie nicht durch Aktivitäten aus.

Versuchen Sie dabei, nicht so oder anders zu sein, sondern sind Sie einfach so, wie Sie sind. Es ist unmöglich, so wie ein anderer zu werden, wohl aber, immer mehr und vollkommener man selbst zu sein.

Richten Sie jetzt Ihre Aufmerksamkeit nochmals für eine gewisse Zeit auf die Gefühle, die soeben durch die geschilderte Situation – *von einem Bekannten versetzt zu werden* – ausgelöst wurden … beobachten Sie diese Gefühle jetzt noch einmal und geben Sie ihnen Raum und Zeit, sich auszubreiten, üben Sie, eine Schweigepause einzulegen (ca. 1 Minute).

Machen Sie sich nun auf dem vor Ihnen liegenden Blatt *Einfühlen* Notizen über das soeben Erlebte. Schreiben Sie Ihre Gefühle auf, auch die Gefühle, die Sie zusätzlich zu den genannten selbst empfunden haben. Welche Körperreaktionen haben Sie bei der Vorstellung dieser Situation bemerkt? Welche hilfreichen Gedanken entwickeln Sie, um mit dieser oder ähnlichen Situationen in Zukunft anders umzugehen, sich hilfreicher zu verhalten?

Übung 2: Akzeptanz

Stellen Sie sich nun folgende Situation vor:
Eine gute Freundin, eine Bekannte, Verwandte oder Arbeitskollegin, mit der Sie häufig zusammen waren, die Sie sehr gerne mochten, wandert nach Australien aus. Sie hatten viele Gespräche miteinander. Sie erinnern sich an glückliche Augenblicke, an erlebnisreiche gemeinsame Unternehmungen, und nun haben Sie diesen Menschen verabschiedet, ihn ein letztes Mal mit feuchten Augen

umarmt. Sie verspüren Trauer über den Verlust einer für Sie wichtigen Person.

Lassen Sie alle Gefühle, die Sie jetzt erleben, zu. Es ist vielleicht ein Gemisch aus liebevollen, glücklichen, angenehmen, traurigen und unangenehmen Gefühlen. Alle diese Gefühle sind Teil Ihrer Person und gehören zu Ihnen.
Auch die Trauer ist angemessen und wichtig. Dieses Gefühl braucht Raum, Zeit und Akzeptanz, um den Trennungsschmerz überwinden zu können, statt ihn wegzudrängen. Akzeptanz der Trauer ist gleichbedeutend mit der inneren Erlaubnis, traurig sein zu dürfen, wenn Sie an den Verlust dieses Menschen denken.

- **Akzeptanz bedeutet, Schmerzen und alle anderen Gefühle, die damit verbunden sind, anzunehmen.**

Einmal abgesehen von den großen Tragödien des Lebens, deren Wunden nur langsam heilen, vergeuden wir viel kostbare Energie damit, unangenehme Gefühle nicht akzeptieren zu wollen, uns gegen Gefühle aufzulehnen, die nun einmal anders sind, als wir sie gerne hätten.
Akzeptanz bedeutet nicht, einfach alles gut zu finden oder mit allem zufrieden zu sein. Es bedeutet auch nicht, schlechten Gewohnheiten freien Lauf zu lassen oder den Wunsch nach Veränderung aufzugeben. Akzeptanz ist vielmehr die Bereitschaft, die eigenen Gefühle und die der anderen Menschen möglichst unvoreingenommen und möglichst frei von eigenen Bewertungen und Interpretationen zu betrachten.
Richten Sie jetzt Ihre Aufmerksamkeit nochmals für eine gewisse Zeit auf die Gefühle, die soeben durch die geschilderte Situation – *den Verlust eines geliebten Menschen* – ausgelöst wurden ... beobachten Sie diese Gefühle jetzt noch einmal und geben Sie ihnen Raum und Zeit, sich auszubreiten, üben Sie, sich die Gefühle zu erlauben, sie als einen wichtigen Teil Ihres Daseins zu akzeptieren (ca. 1 Minute).
Machen Sie sich nun auf dem vor Ihnen liegenden Blatt *Einfühlen* Notizen über das soeben Erlebte. Schreiben Sie Ihre Gefühle auf, auch die Gefühle, die Sie zusätzlich zu den genannten selbst empfunden haben. Welche Körperreaktionen haben Sie bei der Vor-

stellung dieser Situation bemerkt? Welche hilfreichen Gedanken entwickeln Sie, um mit dieser oder ähnlichen Situationen in Zukunft anders umzugehen, sich hilfreicher zu verhalten?

Übung 3: Achtsamkeit

Stellen Sie sich nun folgende Situation vor:
Ein Bekannter kritisiert Ihr Verhalten auf einer gemeinsamen Feier. Sie waren auf dieser Feier sehr ausgelassen, fühlten sich begeistert, übermütig, zufrieden, selbstbewusst, überlegen. Sie hatten wild getanzt und mit verschiedenen Gästen geflirtet. Ihr Bekannter fand Ihr Verhalten unpassend. Sie selbst hatten sich aber ausgesprochen wohl, heiter und entspannt gefühlt. Nun fühlen Sie sich durch diese Kritik sehr verletzt, missverstanden, verunsichert und beschämt.

Statt zurückzuschießen oder sich zu verteidigen, können Sie jetzt behutsam und achtsam mit Ihren Gefühlen umgehen, den angenehmen Gefühlen, die Sie auf dem Fest erlebt hatten, und den durch die Kritik ausgelösten.

Sie können achtsame Selbstgespräche führen:
- *Ich achte darauf, welche wunden Punkte diese Kritik getroffen hat.*
- *Was schmerzt mich so?*
- *Welche Wahrheit steckt in dieser Kritik?*
- *Warum habe ich selbst die Situation so ganz anders empfunden als mein Bekannter?*
- *Schmerzt der Inhalt oder der Ton oder die Tatsache, kritisiert worden zu sein?*
- *Bin ich unachtsam mit den Gefühlen anderer Menschen umgegangen?*
- *Was kann ich für mich daraus lernen?*

Seelischem Schmerz können Sie ebenso wie körperlichem Schmerz mit **Achtsamkeit** begegnen und die ihm innewohnende Energie für Ihr persönliches Wachstum nutzen. Der Schlüssel dazu ist die Bereitschaft, den Schmerz zu erforschen, zu beobachten und sich ihm bewusst zu öffnen, anstatt ihn zu verdrängen. Natürlich ist es in schmerzvollen und emotionsgeladenen Situationen schwierig, den eigenen Standpunkt so zu verändern, dass Sie die Situation, so wie sie sich darbietet, akzeptieren können. Dennoch ist es wichtig, ja unerlässlich, gerade im Augenblick der Verwirrung, der Scham, der Verunsicherung oder des Schmerzes ganz bewusst den Gefühlen Aufmerksamkeit zu schenken, statt sie abzulehnen. Sie selbst hatten sich bei dieser Feier sehr wohl gefühlt – das ist Ihr gutes Recht. Diese Gefühle kann Ihnen niemand streitig machen. Gleichzeitig hat Ihr Verhalten bei Ihrem Bekannten eher unangenehme Gefühle ausgelöst. Auch diese Gefühle sind sein gutes Recht und sie kann ihm niemand streitig machen.

- **Sie selbst sind aber nur der Auslöser für seine Gefühle, Sie sind nicht Schuld an seinen unangenehmen Gefühlen.**

Bei einem anderen Menschen könnte Ihr Verhalten völlig andere Gefühle auslösen.
Sie können nicht von allen Menschen geliebt und akzeptiert werden, so wie Sie sind, und es ist oft schmerzlich, diese Wahrheit in Form einer Kritik zu erfahren.
Wenn Sie stets mit dem Kampf beschäftigt sind, unangenehme Gefühle abzulehnen, sehen Sie möglicherweise gar nicht, was in Ihrem Leben alles in Ordnung oder gut ist, weil sie sich so sehr damit beschäftigen zu überlegen, was Ihnen alles fehlt. Viele Patienten stellen nach Monaten der Übung, ihre intensiven und oft unangenehmen Gefühle genauer zu erforschen, fest, dass sie ihr Leben eigentlich gar nicht so schlecht finden. Diese Einsicht entwickelt sich, wenn Sie verstehen lernen, dass alle angenehmen und unangenehmen Gefühle ein Teil des Lebens sind und nicht notwendigerweise wie ein Feind bekämpft werden müssen.

- **Achtsamkeit heißt, den Gefühlen Aufmerksamkeit zu schenken, sich ihnen zu öffnen und stets darauf zu achten, dass Gefühle ein Teil des Lebens sind.**

Richten Sie jetzt Ihre Aufmerksamkeit nochmals für eine gewisse Zeit auf die Gefühle, die soeben durch die geschilderte Situation – *die Kritik eines Bekannten über Ihr ausgelassenes Verhalten bei einer Feier* – ausgelöst wurden … beobachten Sie diese Gefühle jetzt noch einmal und geben Sie ihnen Raum und Zeit, sich auszubreiten, ihnen so viel Aufmerksamkeit zu schenken, wie Ihnen

heute möglich ist, behutsam und achtsam mit ihnen umzugehen (ca. 1 Minute).
Machen Sie sich nun auf dem vor Ihnen liegenden Blatt *Einfühlen* Notizen über das soeben Erlebte. Schreiben Sie Ihre Gefühle auf, auch die Gefühle, die Sie zusätzlich zu den genannten selbst empfunden haben. Welche Körperreaktionen haben Sie bei der Vorstellung dieser Situation bemerkt? Welche hilfreichen Gedanken entwickeln Sie, um mit dieser oder ähnlichen Situationen in Zukunft anders umzugehen, sich hilfreicher zu verhalten?

Übung 4: Gefühlswellen

Nehmen Sie sich nun ein wenig persönliche Zeit, um sich an irgendeine größere oder kleinere Belastungssituation Ihres Lebens zu erinnern.
Es kann sich dabei um irgendeinen Wendepunkt in Ihrem Leben handeln, eine Prüfungssituation, eine Enttäuschung oder Trennung, Zeiten von Arbeitsüberlastung, Krankheiten, Pflege oder Ähnliches.
Wenn Sie sich für eine Situation entschieden haben, dann versuchen Sie die Gefühle, die damit verbunden sind, zu spüren.
Vielleicht spüren Sie die Überlastung, die Anspannung, den Missmut, die Ungeduld, Leere oder Einsamkeit.
Möglicherweise gibt es dabei auch angenehme Gefühle wie z. B. Stolz, Erleichterung, Dankbarkeit, Zufriedenheit oder andere.

Lassen Sie diese oder andere Gefühle, so gut es Ihnen heute schon gelingt, in den Vordergrund treten. Beobachten Sie Ihre Gefühle – ohne irgendetwas daran zu verändern.
In Zeiten großer Belastung, wie z. B. bei schweren Krankheiten, vor Prüfungen, Trennungen usw., kommt es vor, dass bestimmte Gedanken und Gefühle immer wieder auftauchen, dass Sie eine quälende Situation immer wieder von neuem erleben und sich scheinbar hilflos im Kreis drehen. Wenn Sie in einem solchen Fall Ihre Gefühle zulassen können, wenn Sie alles genau und so unvoreingenommen wie möglich betrachten, werden Sie schnell merken, dass auch diese sich wiederholenden Gefühle wie Wellen sind, die kommen und auch wieder vergehen.

- **Wenn Sie Ihre Gefühlszustände einmal wirklich beobachten, werden Sie bemerken, dass jeder Gefühlszustand nur eine begrenzte Zeit dauert.**

In einem Augenblick fühlen Sie sich wie gelähmt, im nächsten geraten Sie in Panik oder Wut, dann versinken Sie wieder in Gleichgültigkeit oder Erschöpfung, zwischendurch spüren Sie vielleicht auch Stolz und Zufriedenheit mit Ihrer Leistung usw.

Die Wertschätzung von Gefühlen ist wie ein Ort der Zuflucht und Ruhe in Zeiten des Aufruhrs, vergleichbar einer Mutter, die ihrem Kind Trost und Hilfe geben kann, weil sie aus Erfahrung weiß, dass alles vorübergeht, was ihr Kind beunruhigt.
Wenn wir uns selbst gegenüber eine ähnlich mitfühlende Einstellung entwickeln, ist dies ein wichtiger Schritt, um zufriedener leben zu können.
Richten Sie jetzt Ihre Aufmerksamkeit nochmals für eine gewisse Zeit auf die Gefühle, welche soeben durch die vorgestellte *Belastungssituation* ausgelöst wurden … beobachten Sie diese Gefühle jetzt noch einmal und geben Sie ihnen Raum und Zeit, sich auszubreiten. Beobachten, wie Ihre Gefühle in Bewegung sind, wie sie – gleichsam wie Gefühlswellen – kommen und gehen und sich verändern. (ca. 1 Minute)
Machen Sie sich nun auf dem vor Ihnen liegenden Blatt *Einfühlen* Notizen über das soeben Erlebte. Schreiben Sie Ihre Gefühle auf, auch die Gefühle, die Sie zusätzlich zu den genannten selbst empfunden haben. Welche Körperreaktionen haben Sie bei der Vorstellung dieser Situation bemerkt? Welche hilfreichen Gedanken entwickeln Sie, um mit dieser oder ähnlichen Situationen in Zukunft anders umzugehen, sich hilfreicher zu verhalten?

Übung 5: Mitgefühl

Denken Sie nun an einen Menschen, mit dem Sie Schwierigkeiten haben oder dem Sie eher ablehnend gegenüberstehen. Nehmen Sie zunächst Ihre ablehnenden Gefühle wahr.
Sind es eher Gefühle der Verletzung, Enttäuschung, der Eifersucht oder andere?
Sind es eher unangenehme Erinnerungen, abwertende Gedanken, unangenehme Körperempfindungen wie Ekel, Anspannung oder

Sinneseindrücke, die Sie stören, oder ein ungeklärter Konflikt, der Sie kränkt, oder bewundern Sie diese Person sogar und halten dies nur schwer aus oder genießen Sie vielleicht sogar Ihre Ablehnung?

Nehmen Sie sich Zeit für Ihre Gefühle. Erlauben Sie sich alle unangenehmen und vielleicht auch angenehmen Gefühle ... und während Sie diese Gefühle in einem Teil Ihres Körpers so lassen, wie sie eben sind ... gehen Sie noch einen Schritt weiter:
Erzeugen Sie nun ganz bewusst in sich ein Gefühl des Respekts und versuchen Sie, Vorbehalte diesem Menschen gegenüber loszulassen, indem Sie sich vor Augen führen, dass er ebenso vollkommen oder unvollkommen ist, wie Sie selbst, dass auch er nur ein Mensch mit Stärken und Schwächen ist wie Sie selbst es sind, und dass er ebenso wie Sie Gefühle und Wünsche hat, Angst und Schmerz empfindet und sich nach Glück sehnt.
Wir sind alle soziale Wesen, die dafür geschaffen sind, in einer Gemeinschaft mit anderen Menschen zurechtzukommen. Jeder Mensch hat das Recht auf seine Gefühle, und den wertschätzenden Umgang durch andere.

- **Das Erlernen des hilfreichen Umgangs mit den eigenen Gefühlen bedeutet auch, dass Sie verstärkt Mitgefühl für alle anderen Menschen entwickeln können.**

Das Entwickeln von Mitgefühl und Liebe anderen gegenüber entlastet Sie im Laufe der Zeit von negativen Gedanken über andere Menschen, die häufig überflüssige Kraft kosten. Versuchen Sie zunächst, bewusst freundliche, verständnisvolle Gefühle sich selbst gegenüber zu entwickeln, und übertragen Sie diese Emotionen dann auch auf andere.
Richten Sie jetzt Ihre Aufmerksamkeit nochmals für eine gewisse Zeit auf die Gefühle, die soeben durch die vorgestellte Situation – *einen Menschen, mit dem Sie Schwierigkeiten haben, den Sie eher ablehnen* – ausgelöst wurden ... beobachten Sie diese Gefühle jetzt noch einmal und geben Sie ihnen Raum und Zeit, sich auszubreiten. Üben Sie, Mitgefühl zu entwickeln für andere Menschen, die ebenso wie Sie Schwächen und Stärken haben und sich auch nach einem zufriedenen Dasein sehnen (ca. 1 Minute).

Machen Sie sich nun auf dem vor Ihnen liegenden Blatt *Einfühlen* Notizen über das soeben Erlebte. Schreiben Sie Ihre Gefühle auf, auch die Gefühle, die Sie zusätzlich zu den genannten selbst empfunden haben. Welche Körperreaktionen haben Sie bei der Vorstellung dieser Situation bemerkt? Welche hilfreichen Gedanken entwickeln Sie, um mit dieser oder ähnlichen Situationen in Zukunft anders umzugehen, sich hilfreicher zu verhalten?

Übung 6: Einfühlen – Bewusstes Spüren

Suchen Sie sich jetzt eine Person Ihrer Umgebung aus (bei Gruppen – ein Gruppenmitglied), bei der es Ihnen besonders schwer oder besonders leicht fällt, sie zu verstehen oder sich in sie einzufühlen, ihre Gefühle zu erkennen und sie nachzuvollziehen.
Setzen Sie sich in der Vorstellung einander gegenüber, halten Sie sich bei den Händen und versuchen Sie, sich zunächst mit geschlossenen, dann mit offenen Augen – so gut es Ihnen heute gelingt – einzufühlen, d. h. Ihre Aufmerksamkeit auf diese Person zu richten.

Versuchen Sie, mit jedem Atemzug Ihrem Partner noch mehr Aufmerksamkeit zu schenken. Wie fühlen sich seine Hände an, was sehen Sie in seinem Gesicht, seiner Körperhaltung und dem übrigen Äußeren? Können Sie seinen Atemrhythmus wahrnehmen, wie erwidert er Ihr Lächeln? Deuten Sie nicht, beobachten Sie nur! Pendeln Sie jetzt zu Ihren eigenen Gefühlen, fühlen Sie sich in sich selbst hinein. Welche Gefühle und Empfindungen nehmen Sie jetzt bei sich wahr und was hat sich verändert in diesem gegenseitigen Prozess des Einfühlens? Pendeln Sie wieder hinüber und herüber und immer so weiter (ca. 3 Minuten).
Lösen Sie nun Ihre Hände und tauschen Sie sich über Ihre Erfahrungen aus.
Machen Sie sich nun auf dem vor Ihnen liegenden Blatt *Einfühlen* Notizen über das soeben Erlebte. Schreiben Sie Ihre Gefühle auf, auch die Gefühle, die Sie zusätzlich zu den genannten selbst empfunden haben. Welche Körperreaktionen haben Sie bei der Vorstellung dieser Situation bemerkt? Welche hilfreichen Gedanken entwickeln Sie, um mit dieser oder ähnlichen Situationen in Zukunft anders umzugehen, sich hilfreicher zu verhalten?

Stellen Sie sich nun eine weitere Situation vor:
Ihr Partner / Ihre Partnerin flirtet und lacht mit anderen Frauen / Männern, während sie sich nicht beachtet fühlen.
Sie spüren Ihre Eifersucht.

Gehen Sie in Gedanken nach innen und erforschen Sie, in welchem Teil Ihres Körpers diese Eifersucht besonders gut spürbar ist. Legen Sie Ihre Hand auf diese Stelle Ihres Körpers. Versuchen Sie bewusst zu spüren, wie sich der seelische und körperliche Schmerz, den Eifersucht verursachen kann, anfühlt. Atmen Sie in diese körperliche Empfindung hinein, spüren Sie bewusst die Unterschiede beim Ein- und Ausatmen.
Spüren Sie gleichzeitig auch die ganze Kraft Ihrer Zuneigung, die in diesem eifersüchtigen Schmerz steckt. Lassen Sie auch diese Kraft zu, pflegen Sie diese Kraft, anstatt Ihrem Partner Vorwürfe zu machen oder sich trotzig zurückzuziehen. Fühlen Sie sich in Ihren Partner ein. Wie zufrieden, entspannt, übermütig, stolz, fröhlich er/sie sich jetzt wohl fühlen mag. Wie gut ihm/ihr diese Gefühle im Moment tun – und dass seine guten Gefühle nicht dazu da sind, Sie zu verletzen. Im Gegenteil, wenn sich Ihr Partner / Ihre Partnerin für eine gewisse Zeit des Tages so wohl fühlt, wird das auch Ihrer Beziehung zugute kommen können und umgekehrt.

- **Einfühlen in sich und andere ist ein Pendeln zwischen Ich und Du, die Selbst- und Fremdwahrnehmung der Gedanken und Gefühle**

Richten Sie jetzt Ihre Aufmerksamkeit nochmals für eine gewisse Zeit auf die Gefühle, welche soeben durch die vorgestellte Situation – *Ihr Partner / Partnerin flirtet mit anderen Frauen / Männern* – ausgelöst wurden ... beobachten Sie diese Gefühle jetzt noch einmal und geben Sie ihnen Raum und Zeit, sich auszubreiten, üben Sie, sich in Sie beide einzufühlen (ca. 1 Minute).
Machen Sie sich nun auf dem vor Ihnen liegenden Blatt *Einfühlen* Notizen über das soeben Erlebte. Schreiben Sie Ihre Gefühle auf, auch die Gefühle, die Sie zusätzlich zu den genannten selbst empfunden haben. Welche Körperreaktionen haben Sie bei der Vorstellung dieser Situation bemerkt? Welche hilfreichen Gedanken

entwickeln Sie, um mit dieser oder ähnlichen Situationen in Zukunft anders umzugehen, sich hilfreicher zu verhalten?
Statt der genannten Bereiche können auch ähnliche, reale Gefühlssituationen der Teilnehmer genannt werden.

Abschluss

Wie der körperliche Schmerz ist auch der *emotionale Schmerz ein Signal.* Gefühle müssen beachtet werden, und sei es nur von uns selbst. Wir müssen uns ihnen stellen und auch ihre Kraft spüren. Es gibt keine andere Möglichkeit, um durch sie hindurch zu gelangen um sie als Teil von uns annehmen zu können. Wenn wir sie ignorieren, sie unterdrücken oder uns von ihnen ablenken, entwickeln sie sich zu einem seelischen Geschwür und lassen uns nicht mehr zur Ruhe kommen. Wenn wir uns in sie hineinsteigern und sie dramatisieren, verstricken wir uns vollkommen in ihnen.

Wie stark auch ein Gefühl in Ihnen toben mag, es ist möglich, auch in diesem Augenblick achtsam zu sein, zu wissen, dass Sie Ärger oder Wut empfinden, dass Sie sich verletzt fühlen, beleidigt oder schuldig. So eigenartig es vielleicht auch klingen mag, aber

- **der Samen für den gesunden Umgang mit Gefühlen liegt in dem bewussten Spüren der Gefühlsregung.**

Wenn Sie dies versuchen, täglich zu üben, werden Sie sich sicher nach einer gewissen Zeit nicht mehr länger als hilfloses Opfer äußerer Gewalten fühlen oder anderen die Verantwortung oder Schuld für Ihre ureigensten Gefühle übertragen, sondern Sie werden sich als Mitschöpfer Ihrer Gefühle erleben. Sich mit schmerzlichen Erfahrungen auseinander zu setzen, während sie noch in Ihnen stecken, bedeutet, sie mitzugestalten und ihnen nicht mehr hilflos ausgeliefert zu sein.
Wenn Sie diese Übungen regelmäßig wiederholen, können Sie feinfühliger werden im Umgang mit sich selbst und im Umgang mit anderen. Sie können fähiger werden zu sehen, dass alle Wesen ebenso viel Liebe und Mitgefühl verdienen wie Sie selbst. Sie werden dann eher in der Lage sein, klar zu bleiben, und Ihr Herz wird

sich nicht sofort verschließen in negativen Gefühlszuständen, die letztlich nur Ihnen selbst schaden.

Therapeutische Übungsaufgabe zwischen den Sitzungen

Üben Sie täglich 10 Minuten lang, sich eine persönliche emotionsgeladene Situation vorzustellen, und üben Sie abwechselnd eine der oben erwähnten hilfreichen Umgangsmöglichkeiten mit Ihren Gefühlen.
Machen Sie sich dann auf dem Blatt *Einfühlen* Notizen über das Erlebte. Schreiben Sie Ihre Gefühle auf. Welche Körperreaktionen haben Sie bei der Vorstellung dieser Situation bemerkt? Welche hilfreichen Gedanken entwickeln Sie, um mit dieser oder ähnlichen Situationen in Zukunft anders umzugehen, sich hilfreicher zu verhalten?
Nach *Grawe* (2004, S. 414) werden mit Übungen zur inneren Achtsamkeit auch Stresstoleranz und Emotionsregulation trainiert. »Das Konzept der ›mindfulness‹, das in der kognitiv-behavioralen Therapie in der letzten Zeit zunehmend Beachtung findet, kann als Schritt in die richtige Richtung verstanden werden.« (vgl. hierzu auch das Buch *Mindfulness and Acceptance* von *Hayes, Follette* & *Linehan,* 2004 sowie Michalak & Heidenreich (2021).

5. Therapiematerialien

Basisgefühle

Grundgefühle	Begleitgefühle	Situationen
Freude	• Zuneigung • Begeisterung • Liebe • Zufriedenheit •	
Trauer	• Bedrücktheit • Freudlosigkeit • Einsamkeit • Verzweiflung •	
Furcht und Angst	• Hilflosigkeit • Befangenheit • Unsicherheit • Aufregung •	
Wut	• Ärger • Aggression • Zorn • Hass •	
Überraschung	• Verwunderung • Erstaunen • Verwirrung • Fassungslosigkeit •	
Ekel	• Missmut • Abneigung • Widerwille • Überdruss •	
Verachtung	• Abscheu • Gleichgültigkeit • Missbilligung • Ablehnung •	

Görlitz, G. Körper und Gefühl in der Psychotherapie – Basisübungen.
Klett-Cotta. Reihe Leben Lernen, 120

Gefühlstopf

Tragen Sie bitte Ihr Grundgefühl und alle anderen damit verbundenen Situationen und Gefühle ein und überlegen Sie sich entsprechende Lösungen für einen angemessenen Umgang mit diesen Gefühlen.

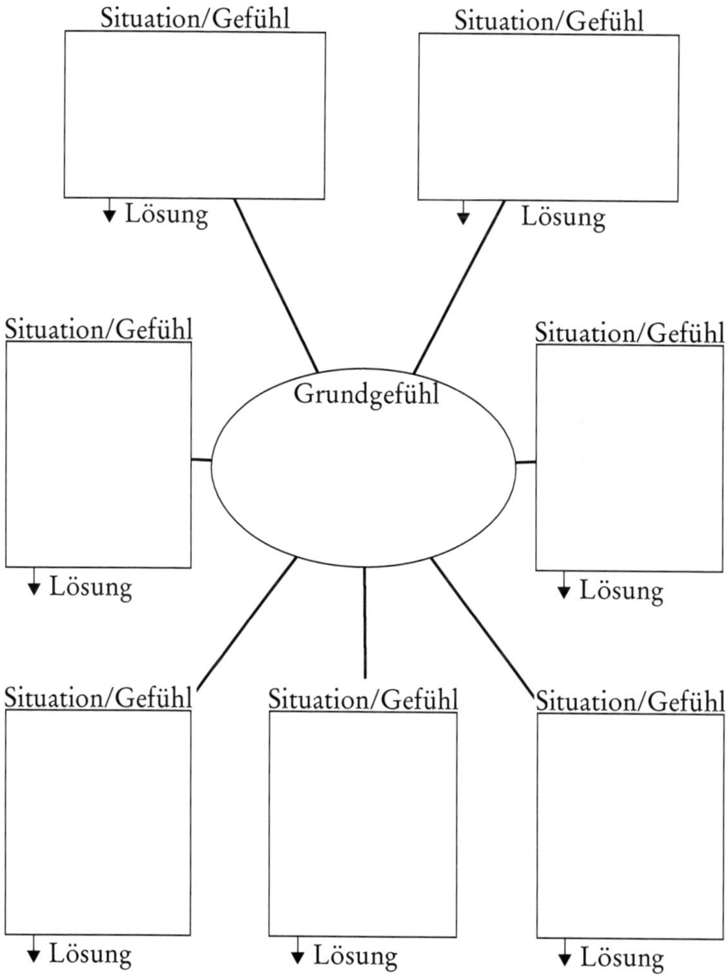

✎ Erfahrung mit unangenehmen Gefühlen

Ich möchte Sie bitten, folgende Übungen als mögliche Anregungen zu betrachten, um zwischen den einzelnen Sitzungen zu üben, bewusst Ihre eigene Unsicherheit, Angst, Aufregung oder andere unangenehme Gefühle intensiver zu spüren und sie kennen zu lernen. Bitte suchen Sie sich zwei der folgenden Übungen aus und entwickeln Sie zusätzlich zwei weitere Übungen, die ganz persönlich zu Ihnen passen.

1. *Drei Personen unterschiedlichen Alters und Geschlechts auf der Straße so lange ansehen und anlächeln, bis sie an Ihnen vorbeigegangen sind.*
2. *Fünf bis zehn Minuten am Fuß einer Rolltreppe die Ihnen entgegenfahrenden Menschen anlächeln.*
3. *Sich auf der Straße in englischer, französischer oder italienischer Sprache dreimal nach der Uhrzeit erkundigen.*
4. *In einem Restaurant einen Gast ansprechen: Wie heißt das Gericht, das Sie essen, es sieht so lecker aus?*
5. *In einem Restaurant, Bus oder Straßenbahn eine Person für kurze Zeit um einen Teil der Zeitung bitten oder die eigene Zeitung anbieten.*
6. *Zweimal möglichst langsam ein Restaurant durchqueren und mit den Gästen freundlichen Blickkontakt halten.*
7. *In einem Lokal um ein Gericht bitten, das nicht auf der Speisekarte steht.*
8. *Auf dem Rathausplatz stehen und für längere Zeit nach oben deuten.*
9. *Auf der Straße jemandem, der auf der anderen Straßenseite läuft (einem Gruppenmitglied, einem Bekannten oder Fremden), laut zurufen.*
10. *Einen Passanten auf der Straße ansprechen: Sie haben eine sehr gut geschnittene Frisur. Können Sie mir Ihren Friseur nennen?*
11. *Einen Passanten des anderen Geschlechts auf der Straße ansprechen: Ihre Jacke/Mantel/Kleid etc. finde ich sehr chic. Ich*

suche gerade noch ein Geschenk für meine Frau/Mann. Können Sie mir sagen, wo Sie das gekauft haben?

12. *Zehn Minuten gemeinsam singend durch die Straße gehen.*
13. *In ungewöhnlicher Haltung an einer Straßenbahnhaltestelle stehen.*
14. *Sich einige Minuten auf den Bürgersteig setzen.*
15. *In einer vollbesetzten Straßenbahn/Bus/Aufzug sich laut zurufen.*
16. *In einer vollbesetzten Straßenbahn/Bus/Aufzug laut äußern: Mir wird schwindlig, schlecht, unwohl usw.*
17. *Mit einem Gruppenmitglied »Arm in Arm« gehen.*
18. *Außerhalb der Faschingszeit mit Faschingsschminke im Gesicht durch die Stadt laufen, in ein Restaurant gehen etc.*
19. *Durch die Stadt rennen, joggen, hüpfen, schleppend oder rückwärts gehen usw.*

Eigene Übungen:

20. ....

    ....

21. ....

    ....

22. ....

    ....

(vgl. auch *Ullrich u. Ullrich de Muynck*, 2003)

✎ Glücksmomente

Auf der Suche nach dem großen Glück und Feuerwerk übersehen wir nur leicht, dass sich Glück am ehesten einstellt in einer Vielzahl besonderer Augenblicke, die wir fast täglich erleben können. Für diese Momente lohnt es sich zu leben und von ihnen können wir lange zehren. Es sind Erlebnisse, die das Leben plötzlich in einem anderen Licht erscheinen lassen, wenn wir sie uns bewusst machen.

Sollten Sie auf der Suche nach Ihrem persönlichen Lebensglück sein, dann nehmen Sie sich jetzt etwas Zeit, um herauszufinden, welche der genannten Momente Ihre Sinne anregen und für Ihre alltäglichen Glückssekunden bedeutsam sind. Bewerten Sie folgende Augenblicke von 0 (macht mir keine Freude) bis 100 (macht mich glücklich):

- *Abendruhe für ein Buch*
- *aus Resten im Eisschrank doch noch ein richtig schönes Abendessen zaubern*
- *ein frisch bezogenes Bett*
- *einen Freund um Rat fragen*
- *nach 10 Jahren wieder Schlittschuh laufen und spüren, dass man es immer noch kann*
- *jemandem eine Freude machen*
- *ein Frühstück im Bett*
- *im Frühjahr zum ersten Mal wieder draußen sitzen können*
- *ein Spaziergang durch einen verschneiten Wald*
- *nach einem anstrengenden Tag nach Hause kommen und die Wohnungstür hinter sich schließen*
- *frisch gewaschene Haare*
- *am Feuer sitzen und singen*
- *nach einem Spaziergang durch beißende Kälte warmen Tee trinken*
- *durch einen schönen Morgen zur Arbeit radeln*
- *ein Frühstück mit Ei und Schinken*
- *sich Zeit nehmen, die Zeitung von vorne bis hinten durchzulesen*

Görlitz, G. Körper und Gefühl in der Psychotherapie – Basisübungen.
Klett-Cotta. Reihe Leben Lernen, 120

- *der Geruch von frischen Brötchen*
- *Tomaten kaufen, die nach Tomaten schmecken*
- *Tanzen bis zum Umfallen*
- *Zwetschgendatschi*
- *Picknick im Wald*
- *Füße im Herbstlaub*
- *ein Versprechen halten*
- *an einem heißen Tag der Sprung ins kühle Wasser*
- *eine frische Rose auf dem Schreibtisch*
- *alte Fotos ansehen*
- *die Erschöpfung nach dem Sport*
- *Füße auf den Tisch legen nach getaner Arbeit*
- *Sonnenaufgang*
- *frisch gepresster Orangensaft*
- *die Sonne auf dem Bauch*
- *rote Grütze mit Sahne*
- *der Blick auf den leeren Schreibtisch am Ende eines langen Arbeitstages*
- *Grimms Märchen wieder lesen*
- *zwei alleinstehende Menschen zueinanderbringen*
- *mit dem Fahrrad statt mit dem Auto fahren*
- *mit geschlossenen Augen dem Rauschen eines Wasserfalls lauschen*
- *alte Schlaflieder singen*
- *das Prickeln auf der Haut nach einem Bad*
- *zum ersten Mal eine kleine Melodie auf einem Musikinstrument beherrschen*
- *selbst gepflückte Äpfel*
- *Sonne, die aus den Wolken hervorbricht*
- *frische Erdbeeren*
- *zum ersten Mal in einer Fremdsprache verstanden werden*
- *ein kleines Kätzchen beim Spielen beobachten*
- *nach 498 erklommenen Stufen an der Turmspitze ankommen*
- *einen Baum pflanzen*
- *frischer Spargel*
- *nach dem Bad in einen kuscheligen Frotteemantel schlüpfen*
- *Zuckerwatte auf dem Jahrmarkt*
- *das Lieblingsbuch noch einmal lesen*

- *ein Nachmittag in der Hängematte*
- *20 Minuten Mittagsschlaf*
- *ein Risiko eingegangen zu sein*
- *der Duft von blühendem Flieder*
- *private Post öffnen/verschicken*
- *der Geruch von frischem Heu*
- *einen Wunschzettel schreiben*
- *die Erleichterung, eine Angstsituation bewusst durchgestanden zu haben*
- *einer alten Frau die Einkaufstaschen tragen*
- *strahlender Sonnenschein am Sonntagmorgen, nachdem die Wettervorhersage schlechtes Wetter angekündigt hatte*
- *nach langem Zögern endlich jemandem die Meinung sagen*
- *ein Fest gestalten*
- *sich vor Übermut einen Hügel hinunterrollen lassen*
- *das Versinken in Musik*
- *das Träumen in einer Blumenwiese*
- *barfuß gehen*
- *mit seinen Geschwistern alte Kindheitserinnerungen austauschen*
- *eine Nacht unter freiem Himmel*
- *im Biergarten mit lieben Menschen sitzen*
- *durch Spenden Notleidenden helfen*
- *eine Spieluhr*
- *laue Sommernächte*
- *mit dem Rad den Berg hinuntersausen*
- *feststellen, dass es noch viel mehr Glücksmomente gibt.*
-

Modifiziert nach Langenscheidt, S. & G (1994). Liebe das Leben. München, Heyne

Einfühlen

Tragen Sie bitte Ihre Erfahrungen und Beobachtungen mit Ihrem persönlichen Umgang mit Gefühlen in diese Liste ein.

Übung	Gefühle	Körperreaktionen	hilfreiche Gedanken
1. Schweigepause *(Gefühle wahrnehmen)*			
2. Akzeptanz *(sich Gefühle erlauben)*			
3. Achtsamkeit *(sich öffnen, Gefühle erforschen)*			
4. Gefühlswellen *(sich Zeit lassen für Gefühle, die kommen und gehen)*			
5. Mitgefühl *(sich für die Gefühle anderer öffnen)*			
6. Einfühlen *(liebevolles Einfühlen in sich und andere entwickeln)*			
Eigene Übung Situation: *(mein persönlicher Umgang mit Gefühlen in einer vorgestellten Situation)*			

Lob äußern

a) **konkret** (genau beschreiben, kein allgemeines Lob)

....

b) **keine Einschränkung** (ganz, ziemlich, fast)

....

c) **keine negativen Nachsätze** (ist ja ganz schön, aber ...)

....

d) **partnerschaftliches Lob** (Übereinstimmung von Inhalts- und Beziehungsebene, kein falscher Unterton)

....

Beispiele:

1. *Das Fleisch ist gut gewürzt*
2. *Ich freue mich darauf, morgen mit dir ins Kino zu gehen*
3. *Die Farbe deines Pullovers gefällt mir gut*
4. *Ich freue mich, dich zu sehen*
5. *Ich bin erleichtert, dass du mich besuchst*
6. *Dein Lächeln bezaubert mich*
7. *Ich bin beeindruckt, wie gut du Basketball spielst*
8. *Es macht mir Spaß, mit dir ins Theater zu gehen*
9. *Es tut mir gut, mit dir Fahrrad zu fahren*
10. *Ich höre dir so gern beim Singen zu*

Eigene Beispiele:

....

....

....

....

Görlitz, G. Körper und Gefühl in der Psychotherapie – Basisübungen.
Klett-Cotta. Reihe Leben Lernen, 120

Lob annehmen

a) **Freude über die Tatsache des Lobs ausdrücken** (auch wenn der Pulli schon alt ist oder Sie Ihr Äußeres gar nicht lobenswert finden)

....

b) **keine Abwertungen** (auch wenn Sie gewohnt sind, Ihre eigene Unsicherheit durch abfällige Bemerkungen über sich selbst zu kaschieren)

....

c) **partnerschaftliche Ebene** (Übereinstimmung von Inhalts- und Beziehungsebene, Worten, Tonfall, Mimik, Gestik)

....

Beispiele:

1. *Ich freue mich, dass es dir auch schmeckt, es ist mir heute auch besonders gut gelungen*
2. *Nett, das von dir zu hören, ich freue mich auch darauf*
3. *Ich freue mich, dass dir die Farbe meines Pullovers gefällt, jetzt ziehe ich ihn gleich noch lieber an*
4. *Es tut mir gut, dass du das sagst, ich habe mich auch auf dich gefreut*
5. *Ich bin froh, dass du das auch so empfindest, ich habe einfach Sehnsucht, dich zu sehen*
6. *Das ist ein wunderschönes Lob, das baut mich richtig auf*
7. *Danke für dein Lob, es tut mir richtig gut, dass du mein Talent bemerkst*
8. *Deine lieben Worte motivieren mich, häufiger etwas mit dir zu unternehmen*
9. *Mir tut es auch gut, gemeinsam mit dir zu radeln*
10. *Es freut mich, dass dir das gefällt, das ermuntert mich weiterzumachen.*

6. Information für Patienten: Gefühle

Gefühle sind ein wichtiger Teil unseres Lebens. Gefühle bereichern, machen unseren Alltag lebendig und farbenfroh. Sie schützen uns vor Eintönigkeit und Langeweile, lassen uns Unterschiede in Beziehungen und in verschiedenen Situationen deutlich erleben.

- **Gefühle geben unserem Leben Intensität und Lebendigkeit.**

Sie kennen verschiedene angenehme Gefühle wie *Freude, Glück, Zufriedenheit, Selbstvertrauen, Zuneigung* usw. und andere Gefühle, die Sie meist als eher unangenehm erleben wie *Traurigkeit, Furcht, Wut, Ungeduld, Scham* usw. Forscher haben sich mit den sog. Basis-, Grund- oder Primärgefühlen beschäftigt und verschiedene Modelle von Primärgefühlen entwickelt. Das bekannteste dieser Modelle, aus denen sich alle anderen Gefühle zusammensetzen besagt, dass folgende sieben Emotionen weltweit in gleicher Weise erkannt und ausgedrückt werden: Freude, Trauer, Furcht, Wut, Überraschung, Ekel, Verachtung.

Einig sind sich alle Forscher darüber, dass Gefühle im Erbmaterial aller Menschen angelegt sind.

- **Gefühle sind allen Menschen gemeinsam. Auch die Ausdrucksäußerungen des Gesichts, welche die Grundgefühle begleiten, sind angeboren.**

Gefühle drücken sich aber nicht nur im Gesicht, sondern auch in der Stimme, im Gang und durch die Körperhaltung aus. Sie tragen dazu bei, dass wir uns – über einen gewissen Zeitraum hinweg betrachtet – in einem Gleichgewichtszustand befinden. Gefühle haben auch eine wichtige Anpassungs- und Überlebensfunktion.
Liebe, Zuneigung, Lust, Begeisterung sind z. B. Gefühle, die u. a. dem Menschen Antrieb geben, bestimmte Ziele zu verfolgen, und auch der Fortpflanzung dienen. *Furcht, Angst, Schreck, Misstrauen* warnen uns in Gefahrensituationen.
Selbstvertrauen, Zufriedenheit, Gelassenheit, Vertrauen helfen uns, Gefühle bei uns und anderen zu erkennen und sie auszudrücken.

- **Gefühle sind als etwas Positives zu betrachten, da sie dem Überleben des Organismus dienen und der Anpassung an die Umwelt.**

Insbesondere auch die unangenehmen Gefühle haben eine wichtige Signal-, Warn- und Überlebensfunktion. Deshalb ist es wichtig, sich mit diesen Gefühlen zu befassen und sie als wichtigen Teil unserer Existenz zu erkennen.
Einige Gefühlstheorien besagen auch, dass sich der Gesichtsausdruck auf das, was wir fühlen, auswirkt, sodass z. B. ein bewusstes Lächeln oder ein freundliches Gesicht tatsächlich auch angenehme Gefühle auslösen kann.
Gefühle, Gedanken, Körperreaktionen und Verhalten gehören zusammen und beeinflussen sich gegenseitig. Jeder Mensch ist für seine Gefühle ebenso wie für seine Gedanken, seine Körperreaktionen und sein Verhalten selbst verantwortlich. Wir sind zwar manchmal versucht, anderen Menschen die »Schuld« für unsere Gefühle zuzuschreiben (du bist schuld, dass ich traurig bin, weil du mich kritisiert hast), aber in Wahrheit hat z. B. die Kritik gerade bei Ihnen das Gefühl *Traurigkeit* ausgelöst. Bei einem anderen Menschen könnte diese Kritik, je nach Vorerfahrungen, Wahrnehmung und Deutung der Situation ganz andere Gefühle auslösen wie z. B. *Wut, Dankbarkeit, Scham, Vertrauen* usw.
Deshalb ist es auch immer wichtig, Gefühle in Ich-Form auszudrücken: z. B. »ich fühle mich glücklich, ärgerlich usw.« und nicht in Du-Form »du machst mich glücklich, ärgerlich oder traurig« und auch nicht in Du-bist-Form (du bist so unpünktlich und machst mich ärgerlich).

- **Gefühle gehören zum ganz persönlichen Erleben eines jeden Einzelnen und müssen deshalb auch in der Ich-Form ausgedrückt werden.**

Leider haben wir uns sehr daran gewöhnt, unangenehme Gefühle als etwas Störendes zu behandeln und sie möglichst wegzudrängen, zu vermeiden oder zu verleugnen. Die meisten unangenehmen Gefühle – soweit es sich nicht um übersteigerte, krankhafte Formen, etwa von Angst, Aggression, Traurigkeit usw. handelt – spielen aber eine äußerst bedeutende Rolle in unserem Leben.

Deshalb ist es wichtig, sich Zeit für angenehme und unangenehme Gefühle zu nehmen, um sie zu genießen, zu erforschen und ihre Signale zu erkennen.
Selbstsicherheit und die Fähigkeit, Gefühle wahrnehmen und ausdrücken zu können, liegen eng beieinander. Für den Umgang mit Gefühlen geben *Hinsch und Pfingsten* (2006) in ihrem *Gruppentraining sozialer Kompetenzen* die im Folgenden (von mir etwas gekürzten) hilfreichen Empfehlungen:

Anleitung zum Umgang mit Gefühlen:

1. *Machen Sie sich bewusst, was Ihr Gefühl ist*
2. *Überlegen Sie, welches konkrete Ereignis dieses Gefühl ausgelöst hat*
3. *Sagen Sie sich innerlich: Ich habe das Recht auf meine Gefühle*
4. *Bleiben Sie ganz bei Ihren Gefühlen, sie gehören Ihnen und können von niemandem bestritten werden*
5. *Sprechen Sie Ihre Gefühle direkt an*
6. *Erläutern Sie den Anlass für Ihre Gefühle, verallgemeinern Sie nicht, sondern beschreiben Sie nur das konkrete Ereignis*
7. *Versuchen Sie durch Zuhören und Nachfragen die Gefühle des anderen zu verstehen*
8. *Auch Ihr Gegenüber hat das Recht auf seine Gefühle*
9. *Äußern Sie auch Ihr Bedauern, wenn Sie erkennen, dass Sie einen Fehler gemacht haben*
10. *Zeigen Sie auch positive Gefühle wie Freude und Zufriedenheit usw., wenn Sie diese empfinden.*

Leider sind wir alle allzu sehr daran gewöhnt, das Negative, das, was fehlt oder nicht in Ordnung ist, zu beachten. Das Positive wird meist sehr schnell zur Selbstverständlichkeit. Falls Sie sich in Therapie befinden oder selbst Therapeut sind, dann achten Sie darauf, neben den Problemen auch Ihre Stärken und positiven Gefühle zu beachten und für den therapeutischen Prozess zu nutzen. Hierfür gibt es eine Menge an Therapiematerialien und therapeutischen Übungen. Für die psychotherapeutische Arbeit mit den positiven Aspekten und Gefühlen einer Person hat sich der Begriff *»ressourcenorientiertes Vorgehen«* eingebürgert.

- **Fragen Sie Ihren Therapeuten, ob er in der Therapie ressourcenorientiert arbeitet, d. h. auch mit Ihren positiven Seiten und Gefühlen.**

Die Stärken, Fähigkeiten und Begabungen eines Menschen sind seine wichtigsten Quellen für angenehme Gefühle. Daneben spielen auch komplizierte neurophysiologische und biochemische Prozesse im Körper eine wichtige Rolle. Sie wissen vielleicht, dass bestimmte Hormone oder auch ein Hormonmangel unterschiedliche Gefühle auslösen können, wie *Ausgeglichenheit, Übermut oder Antriebslosigkeit* und *Traurigkeit.* Viele Frauen kennen diese von ihrer Periode abhängigen Gefühlsschwankungen, die teilweise hormonell erklärt werden können. Andererseits haben Wissenschaftler auch herausgefunden, dass ein regelmäßiges Ausdauertraining dafür sorgen kann, Körper und Seele durch die Ausschüttung sogenannter Glückshormone in einem Gleichgewichtszustand zu halten.
Es wird unterschieden zwischen *Basisgefühlen*, die nur Sekunden andauern, sowie *Sekundärgefühlen* (Angst vor der Angst), *Mischgefühlen* und *Stimmungen.* Stimmungen können Stunden oder sogar Tage andauern.

- **Sich Ziele setzen, aktiv und engagiert sein, Kontakte pflegen erhöht die Wahrscheinlichkeit für Freude, eine gute Stimmung und ab und zu ein Glücksgefühl.**

Die Glücksforschung hat herausgefunden, dass wir wirkliches Glück nur dann genießen können, wenn wir es uns selbst erarbeitet haben.

Im Folgenden finden Sie hierzu eine kleine Anleitung.

Anleitung zum Glücklichsein:

1. *Nehmen Sie Ihre Gefühle ernst*
2. *Lernen Sie, den Augenblick zu genießen*
3. *Gestalten Sie die Beziehungen zu anderen Menschen so, dass Sie Ihre Gefühle ehrlich mitteilen und die der anderen auch wahrnehmen können*
4. *Setzen Sie sich immer wieder Ziele, die Sie fordern und die Ihnen Auftrieb geben*

5. Suchen Sie sich »kleine glückliche Momente« und versuchen Sie nicht, das große Glück zu erzwingen

Der glücklichste Beruf soll der des Gärtners sein. Er tut Nützliches, hat viele jahreszeitlich bedingte, stets sich verändernde Ziele, lebt mit den Rhythmen der Natur, hat Kontakt mit Menschen, fordert seinen Körper regelmäßig und genießt in vielen Augenblicken des Tages mit allen Sinnen die Natur.

Die Erforschung des Wohlbefindens war auch ein Schwerpunkt auf dem Weltkongress der Psychologie im Sommer 2008 in Berlin. *Ed Diener* von der University of Illinois, cin Vertreter der sogenannten »Glücksforschung« hat hierzu auch einen Kurz-Fragebogen zur Lebenszufriedenheit entwickelt.
Ein immer noch aktuelles Buch zum Thema Glück stammt ebenfalls von Ed Diener und Robert Biswas-Diener (2008). »Happiness: Unlocking the Mysteries of Psychological Wealth«

7. Patientenbericht: Bilanz einer Gruppentherapie (Brief an zukünftige Patienten)

Ich möchte dir gerne als zukünftigem Patienten erzählen, wie ich unsere Gruppentherapie erlebt habe, damit du dir ein Bild davon machen kannst, was auf dich zukommt.

Für mich und meine Gruppenmitglieder (vier Frauen und vier Männer) bestand das Ziel der Psychotherapie darin, wieder ein Gleichgewicht zwischen Körper und Seele herzustellen.

- *Um wieder besser mit anderen Menschen umgehen zu lernen, schulst du zunächst dein* **soziales Verhalten** *durch bestimmte gemeinsame Übungen. Du lernst dabei, Interesse für dich und andere Menschen zu entwickeln, das heißt, so mit anderen umzugehen, dass du Sympathien gewinnen kannst.*
- *Einen wichtigen Stellenwert hat der Umgang mit deinem* **Körper**. *Du lernst, was dein Körper alles braucht, um gesund leben zu können. Du entdeckst die Vielfalt deines Körpers, die Wichtigkeit, ihm genügend Bewegung, Schlaf, Entspannung, Nahrung, Genussmomente usw. zu verschaffen und ihn gut zu pflegen.*
- *Du übst den Umgang mit deinen eigenen angenehmen und unangenehmen* **Gefühlen**. *Du lernst sie kennen, spüren, sie zuzulassen und auszuhalten.*
- *In verschiedenen neuen Situationen erprobst du deinen* **Mut**, *überwindest verschiedene Schwellen und erweiterst deine eigenen Möglichkeiten.*
- *Du lernst deine* **Angst**- *und Katastrophengedanken kennen, du beschäftigst dich mit deinen Befürchtungen und dem »schlimmsten Fall« der dir passieren könnte. Damit baust du deine Ängste ab – durch viele verschiedene Übungen in der Praxis und in der Öffentlichkeit.*
- *Das Thema* **Kommunikation** *wird sicherlich auch für dich ganz besonders interessant sein und ebenso wie wir wirst du davon viel im Alltag gebrauchen können. Du lernst deine Meinung zu sagen, zu loben und beziehungsfördernd zu kritisieren. Du erfährst, wie du Lob und Kritik besser annehmen kannst, ohne gleich in heller Aufregung zu sein, und verinnerlichst mit der Zeit einen partnerschaftlichen und selbstbewussten Umgang mit deinen Mitmenschen.*
- *Dein Selbstbewusstsein wird sich vor allem auch dadurch stärken, dass du immer wieder dein Augenmerk auf deine* **Talente** *und Begabungen richtest. Du wirst erstaunt sein, was alles in dir steckt.*

Den Erfolg deiner Psychotherapie hast du auch selbst in der Hand, indem du dir täglich genügend Zeit nimmst, zwischen den Sitzungen zu üben, Beobachtungen aufzuschreiben, dir Pausen zu gönnen, Fragen und Übungsblätter zu bearbeiten.

Ich kann dir nur dringend empfehlen – falls dir dein Therapeut diese Möglichkeit anbietet – eine Gruppentherapie mitzumachen. Du lernst dich, deine Gefühle und deinen Körper besser kennen und viele zusätzliche Veränderungsmöglichkeiten.

Viel Glück und Mut wünscht dir
Leo M.

C) Planung und Durchführung einer Therapie

I. Integration der Übungen in ein ganzheitliches Behandlungskonzept

1. Behandlungsplan: Der Fall Karl B.

Der zu Beginn des Buches beschriebene Patient, Herr Karl B., erhielt eine ganzheitliche verhaltenstherapeutische Behandlung, bei der insbesondere auch alle vier Ebenen des menschlichen Erlebens Berücksichtigung fanden.
Für den *Kassenantrag* kann folgender Behandlungsplan in ähnlicher Weise, auch in reduzierter Form, je nach Behandlungsdauer für die Bereiche *Behandlungsziel und Behandlungsplan* übernommen werden. Damit möchte ich besonders für die mit den Krankenkassen abrechnenden ärztlichen und psychologischen Kollegen eine Richtlinie darstellen, wie sie die in diesem Buch beschriebenen Übungen als Bausteine in ein umfassendes Behandlungskonzept integrieren können. Die verwendeten Übungen wurden zur schnelleren Übersicht jeweils hervorgehoben.
Im Folgenden habe ich einzelne Behandlungsschritte und Behandlungsmethoden einschließlich der Möglichkeiten zur Förderung des Transfers und der Eigeninitiative bewusst sehr ausführlich aufgelistet, um auch für Laien und Kollegen anderer Schulen das Vorgehen in einer verhaltenstherapeutischen Psychotherapie transparent zu machen. Für den Kassenantrag genügt eine Kurzform, ohne spezielle Ausführung der im Einzelnen geplanten Übungen und des zu verwendenden Therapiematerials (siehe hierzu den exemplarischen Kassenantrag im Band *Aufbauübungen*).

Nun aber möchte ich Sie nochmals um Ihre Aufmerksamkeit für den sozial ängstlichen Patienten bitten, den ich bereits zu Beginn dieses Buches vorgestellt habe:

Die **Diagnose** bei Herrn Karl B. lautete:
Soziale Ängste und soziale Defizite (ICD 10. F40.1)
mit Überforderungssyndrom, sekundären depressiven Verstimmungszuständen und zeitweisem Alkoholmissbrauch; bei selbstunsicherer Persönlichkeit mit dependentem Verhalten

Folgender *Behandlungsplan*, einschließlich entsprechender *Behandlungsziele* wurde festgelegt:

- **Im Bereich der körperlichen Ebene/ Physiologie**

ZIEL Nr. 1: Reduzierung des erhöhten Erregungsniveaus

a) Geplante Methoden:
   - Patienteninformation zum Thema Stress und Entspannung
   - *Entspannung*straining nach *Jacobson*
   - Therapiematerial *Glücksmomente*
   - Selbstbeobachtungs- und Selbstkontrollmethoden

b) Transfer und Förderung von Eigeninitiative:
   - Teilnahme an einem *Feldenkraisseminar** »der aufrechte Gang« zur Generalisierung von Entspannung und als Maßnahme gegen die Rückenprobleme

ZIEL Nr. 2: Verbesserung der Körperwahrnehmung und des Gesundheitsbewusstseins, einschließlich körperlicher Aktivitäten

a) Geplante Methoden:
   - Patienteninformation zum Thema Gesundheit, Gesundheitsbogen
   - Übungen zur Schulung der Körperwahrnehmung, z. B. *Übung Genießen* oder *Sinneskanäle**
   - Einführung eines Ausdauertrainings, z.B. *Indianertrab**
   - *Information für Patienten: Bewegung**

b) Transfer und Förderung von Eigeninitiative:
   - Integration in den Alltag des Patienten mit Hilfe einer *Selbstbeobachtungsliste** und Übungsblättern
   - bei niedriger Compliance wird die Teilnahme an einer Laufgruppe empfohlen

---

* (Die mit einem * versehenen Übungen finden sich im Band *Aufbauübungen*, die restlichen Übungen im vorliegenden Band *Basisübungen*)

- **Im Bereich der gedanklichen Ebene / Kognitionen:**

ZIEL: Kognitive Umstrukturierung der angst- und depressionsauslösenden und der symptomverstärkenden Gedanken

a) geplante Methoden:
   - Angstinformation
   - Therapiematerial zur kognitiven *Angstbewältigung**
   - Übungen zur Angstbewältigung, z. B. *Das Befürchtete tun**
   - Therapiematerial *Katastrophengedanken**

b) Transfer und Förderung von Eigeninitiative:
   - Integration in den Alltag des Patienten mit Hilfe von Tagesplänen und/oder
   - der häuslichen Umsetzung der Übung *Dialog mit der Angst**
   - tägliche Diskriminationsübung zwischen angstauslösenden und hilfreichen Gedanken mit der *Spaltentechnik*

- **Im Bereich der Gefühlsebene / Emotionen**

ZIEL: Förderung der emotionalen Wahrnehmungs- und Expressionsfähigkeit zum Aufbau von adäquaten Kausal- und Kontrollattributionsfertigkeiten und zur gleichzeitigen Reduzierung depressionsauslösender Hilflosigkeitszustände

a) geplante Methoden:
   - Übungen zur Gefühlsdifferenzierung, z. B. Therapiematerial *Gefühlstopf*
   - Übungen zum hilfreichen Umgang mit unangenehmen Gefühlen, z. B. Übung *Tröster*
   - Wahrnehmungsschulung im Bereich angenehmer Gefühle, z. B. *Einfühlen*

b) Transfer und Förderung von Eigeninitiative:
   - therapeutische Übungsaufgaben zwischen den Sitzungen zur Förderung der Emotionalen Ausdrucksfähigkeit, z. B. *Gefühlspolaritäten*
   - therapeutische Übungsaufgaben zur Förderung der Genussfähigkeit, z. B. *Sinneskanäle*
   - Exposition in vivo, siehe z. B. Therapiematerial *Erfahrung mit unangenehmen Gefühlen* in Kombination mit dem Therapiematerial *Basisgefühle*

- **Im Bereich der Verhaltensebene / Motorik**

ZIEL Nr. 1: Abbau sozialer Ängste und Aufbau sozialer Kompetenzen

a) Geplante Methoden:

- Teilnahme an einer Selbstsicherheitsgruppe, siehe *Übungen zum Aufbau von Selbstsicherheit**

b) Transfer und Förderung von Eigeninitiative:
   - Übungsaufgaben für die Teilnehmer ohne Gruppenleiterin, bei sog. Außenterminen, z. B. Therapiematerial *Selbstsicherheitsfragebogen**

ZIEL Nr. 2: Förderung der Autonomieentwicklung

a) Geplante Methoden:
   - Übungen und Rollenspiele zur Förderung des Ablösungsprozesses von primären Bezugspersonen und Aufbau selbstständiger Verhaltensweisen, z. B., Übung *Familienbotschaften**, *Übung Ich bin nicht allein, ich habe mich**

b) Transfer und Förderung von Eigeninitiative:
   - in vivo Übungen
   - therapeutische Übungsaufgaben, z. B. Übung *Biographiereflexion**
   - Durchführung von Familiensitzungen, z. B. mit Hilfe der Übung *Familiensoziogramm**

ZIEL Nr. 3: Abbau des vorhandenen Vermeidungsverhaltens

a) Geplante Methoden:
   - Übungen zur Reizkonfrontation, z. B. Übung *Das Befürchtete tun**

b) Transfer und Förderung von Eigeninitiative:
   - Therapeutische Übungsaufgaben zur Reizkonfrontation zwischen den Sitzungen

ZIEL Nr. 4: Abbau der pathologischen Strategie des Alkoholkonsums zur Spannungsreduktion, bei gleichzeitigem Aufbau alternativer Verstärker und neuer Möglichkeiten zur Spannungsreduktion

a) Geplante Methoden:
   - Information zum Thema Alkohol
   - Aufbau alternativer Verstärker unter Nutzung vorhandener Ressourcen, z. B. Übung *Reise zu den Stärken* oder Übung *Sieben Säulen**

b) Transfer und Förderung von Eigeninitiative:
   - Therapiematerial *Beobachtungsbogen Entspannung* und *Wohlbefindlichkeitsprofil*
   - Bei Bedarf Teilnahme an einer begleitenden Selbsthilfegruppe trockener Alkoholiker

Therapeutische Strategie

- *Die übergeordneten Ziele bestehen in Nachreifung, Ablösung und Selbstständigkeitsentwicklung*
- *Bezüglich der sozialen Phobie und des Alkoholmissbrauchs ist sowohl ein symptomorientiertes Vorgehen, als auch eine »Strategie am Symptom vorbei« geplant.*
- *Bezüglich des Überforderungssyndroms und der depressiven Verstimmungszustände liegt der Schwerpunkt auf der »Strategie am Symptom vorbei«*
- *Nach einer Phase von ca. 15 bis 20 Einzelsitzungen ist eine Kombination von Einzel- und Gruppensitzungen erforderlich.*

Umfang und Dauer der Psychotherapie

- *Die Therapie ist auf etwa 60 Sitzungen à 50 Min. konzipiert, davon 40 Einzel- und 20 Gruppensitzungen*
- *Die Sitzungen erstrecken sich voraussichtlich über eine Dauer von ca. 1 1/2 Jahren, bei einer Sitzungsfrequenz von monatlich 4 Sitzungen anfangs bis zu monatlich 1 bis 2 Sitzungen nach Abklingen der akuten Symptomatik.*

2. Behandlungsverlauf: Patient Karl B.

Die Behandlung von Herrn B. erstreckte sich insgesamt über 22 Monate (40 Einzelsitzungen à 50 Minuten und 20 Gruppensitzungen à 100 Minuten). Glücklicherweise hatte er, unterstützt durch psychiatrische Begleitbehandlung, bereits zu Beginn der Therapie den Entschluss gefasst, auf Alkohol zu verzichten. Nach zwei dramatischen Rückfällen und einem letzten Glas Sekt anlässlich einer Geburtstagsfeier gelang es ihm, bis zum Ende der Therapie »trocken« zu bleiben. Damit wurde es möglich, die Behandlung der sozialen Ängste und deren Hintergründe in den Mittelpunkt der Behandlung zu stellen.

Nach Abschluss der probatorischen Sitzungen legten wir gemeinsam die *Reihenfolge* der zu verfolgenden *Therapieziele* fest. Es gelang uns relativ gut – von kleineren Abweichungen aufgrund aktueller Ereignisse abgesehen – an dieser Struktur festzuhalten. In unserer letzten gemeinsamen Bilanz- und *Abschlusssitzung* kamen wir zu folgendem, für den Patienten befriedigenden Ergebnis:

1. Durch verschiedene Übungen zur kognitiven Umstrukturierung (z. B. Spaltentechnik und ressourcenorientiertes Vorgehen) gelang es Herrn B. zunehmend, seine depressions- und angstauslösenden Kognitionen durch hilfreiche, lösungsorientierte Gedanken und entsprechendes Verhalten zu ersetzen. Seinem damals entmutigenden Gedanken »ich kann nichts« kann er nun z. B. ein risikobereiteres Verhalten, begleitet vom Gedanken »ich probiere es einfach«, entgegensetzen. In Verbindung mit der zunehmenden Fähigkeit, Gefühle wahrnehmen und auszudrücken, gelang es ihm damit – neben anderen durchgeführten Interventionen –, sein *depressives Grübelverhalten* deutlich zu reduzieren.

2. Herr B. konnte durch regelmäßige körperliche und andere verstärkende Aktivitäten sowie durch Integrieren von Entspannungsphasen in seinen Alltag sein *körperliches Wohlbefinden* verbessern.

3. Seine sozialen Ängste und das damit verbundene Vermeidungsverhalten konnte der Patient mit zunehmendem Aufbau seiner sozialen Kompetenzen – v. a. im Verlauf der begleitenden Gruppentherapie – zwar deutlich verringern, dies bedarf jedoch noch weiterer Einübung. Zur Stabilisierung seiner *sozialen Fertigkeiten* und seines Kontaktverhaltens möchte der Patient nach Abschluss der Therapie verschiedene Angebote der Volkshochschule wahrnehmen. Er beabsichtigt, auch den Kontakt zu den Gruppenteilnehmern weiterhin zu pflegen.

4. Erst im letzten Drittel der Behandlung war der Patient bereit und in der Lage, sich mit unverarbeiteten Erfahrungen seiner *Lebens- und Familiengeschichte* auseinander zu setzen. In Familiensitzungen und durch verschiedene Übungen und Rollenspiele gelang es dem Patienten, sich von den Erwartungen seiner Eltern zu lösen. Im Verlauf dieses allmählichen Ablösungsprozesses konnte er sich auch zunehmend besser vom depressi-

ven Verhalten seiner Mutter und dem Konflikttrinken seines Vaters abgrenzen und eigene, hilfreichere Strategien der erwachsenen Lebens- und Konfliktbewältigung entwickeln. Seit er z. B. den Mut gefunden hat, sich mit seinem Vater auseinander zu setzen, gelingt es ihm auch immer wieder einmal, seine Meinung gegenüber seinem Chef und anderen Autoritätspersonen zu vertreten. Diese neuen Erfahrungen und Verhaltensweisen bedürfen jedoch noch weiterer Stabilisierung durch Selbstkontrolle und regelmäßiges Üben, auch nach Abschluss der therapeutischen Sitzungen.

Herr B. hatte eine hohe Therapiemotivation. Durch aktive Mitarbeit ist es ihm gelungen, sein Selbsthilfepotential zu mobilisieren. Als sein größtes Erfolgserlebnis bezeichnet er seine Alkoholabstinenz. Er besucht weiterhin regelmäßig eine Alkoholiker-Selbsthilfegruppe. Froh ist er auch darüber, einige Gruppenmitglieder als Freunde gewonnen zu haben. Auch nach Abschluss der Therapie kämpft er weiterhin den ganz natürlichen Lebenskampf, jedoch einen gesünderen als zu Beginn der Therapie und mit weniger Anstrengung.

Hier noch ein aktueller Hinweis für die Diagnosestellung (1) und Beantragung (2) einer Psychotherapie:
Ad 1) Seit Januar 2022 ist die Veröffentlichung und Umsetzung der ICD 11 in Vorbereitung. »Laut Bundesinstitut für Arzneimittel und Medizinprodukte (BfArM) wird die Evaluierung und Einführung – insbesondere für die Codierung von Krankheiten – noch mindestens fünf Jahre in Anspruch nehmen. Das BfArM stellte im Februar 2022 eine deutsche Entwurfsfassung der ICD-11 auf dessen Homepage zur Verfügung. Die durch das BfArM erstellte deutsche Übersetzung wird momentan mit den wissenschaftlichen medizinischen Fachgesellschaften abgestimmt.« (https://de.wikipedia.org 10. 2022)
Ad 2) Für die Beantragung einer Psychotherapie können die entsprechenden Formulare unter www.kbv.de heruntergeladen werden.

II. Therapie-Informationen

Am Ende dieses Buches möchte ich sowohl für Therapeuten als auch für Patienten noch einige abschließende Informationen geben. Für diejenigen Leser, welche die dargestellten Übungen zum ersten Mal anwenden, sind die *Ratschläge zur Handhabung der Übungen* besonders nützlich.
Werden die Übungen im Rahmen einer psychotherapeutischen Behandlung angewandt, so kann zur sinnvollen Integration der Übungen der *Fragebogen zum Lebenslauf* als Explorationshilfe und Gerüst für ein ganzheitliches Behandlungskonzept verwendet werden.
Die eher kognitiv ausgerichtete *Psychotherapie-Information* für Patienten kann ebenso wie der erlebnisorientiert formulierte *Brief an zukünftige Patienten* an Klienten weitergegeben bzw. auch für eigene Zwecke modifiziert werden.

1. Informationen für Therapeuten: Ratschläge zur Handhabung der Basis- und Aufbauübungen

Allgemeine Hinweise

a) Die Übungen dürfen nicht mit schnellem esoterischen Heilsversprechen verwechselt werden, sie wirken nur langfristig im Rahmen eines **umfassenden Behandlungskonzepts.** Jede einzelne Übung kann zwar Veränderungsprozesse in Gang setzen, diese bedeuten jedoch – ohne kontinuierliche Einübung, Begleit- und Anschlussarbeit – keine Heilung per se.

b) Da die Übungen erlebnisorientiert sind, ist das Motto *»mehr* **Tun und Erleben** *statt zu viel Reden und Denken«* oberstes Gebot. Das bedeutet auch, dass die Übungen in erster Linie erlebt werden und wenig »über« sie geredet wird. Ausführliche

Erklärungen, über den Text der Instruktion hinaus, vor Beginn der Übungen sind selten nötig.

c) Sich raus aus dem Therapiesessel zu bewegen, tut auch den meisten Therapeuten und ihren therapeutischen **Energien** gut (z. B. *Winken, Gangarten**).

d) Einige Übungen eignen sich ganz besonders gut zur Vorbeugung gegen ein **Burn-out-Syndrom** in helfenden Berufen (z. B. *Genießen, Energiekuchen**).

e) Therapeuten können auch von ihren Patienten bei erlebnisorientierten Übungen Neues erfahren und dazulernen, so können erlebnisorientierte Sitzungen gleichzeitig auch **neue Lernprozesse** für Therapeuten einleiten (z. B. *Phantasiereise Traumland, Theaterprojekt**).

f) **Ja-Aber**-Einwände der Teilnehmer vor den Übungen (die häufig nur Ausdruck von Unsicherheit sind, was wohl auf sie zukommen mag) sollten ernst genommen werden. Sie können meist auf die Zeit nach den Übungen verschoben werden. (z. B. »Bitte merken Sie sich Ihre Frage gut, wir werden dann, wenn Sie Ihre ganz persönliche Erfahrung mit dieser Übung gemacht haben, nochmals darauf zurückkommen.«)

g) Durch kreative Medien (Musik, Percussion-Instrumente, Modelliermasse, Masken, Wachsmalkreiden usw.) kann der erlebnisorientierte Aspekt der Übungen verstärkt werden und oft eine bessere **Verankerung im Gedächtnis** erzielt werden (z. B. *Gefühlsfarben, Körperrhythmen**).

h) Verschiedene Materialien sind bei erlebnisorientiertem Vorgehen nur **Hilfsmittel,** um den Patienten neue Erfahrungen zu ermöglichen. Es geht nicht darum, die Geschicklichkeit der Patienten (beim Malen, Modellieren usw.) zu üben oder zu prüfen, das sollte auch immer wieder betont werden (z. B. *Gefühlskörper, Biographiekarte**).

---

* (Die mit einem * versehenen Übungen finden sich im Band *Aufbauübungen*, die restlichen Übungen im vorliegenden Band *Basisübungen.*)

i) Das reale psychotherapeutische Geschehen darf nicht »in naiver und vorschneller Weise gedeutet werden«. »Der Therapeut, der beispielsweise das Anlehnen eines Patienten an eine Heizung während einer Therapiestunde als dessen Suche nach einem mütterlichen Selbstobjekt interpretiert und entsprechend damit umgeht, läuft Gefahr, von der Realität des Patienten (er hatte kalte Füße und wollte sich deshalb wärmen) abzukoppeln und sich in abstrusen Konstruktionen zu verlieren.« (*Maaser* et al., 2002) In der Verhaltenstherapie wird nur beobachtet, **nicht gedeutet oder interpretiert.** Der Patient wird angeleitet, die für ihn persönlich geltenden Zusammenhänge sich mit Unterstützung des Therapeuten selbst zu erarbeiten.

j) Für Therapeuten, Gruppenleiter, Patienten und Teilnehmer empfiehlt sich dezente und **bequeme Kleidung.**

k) Zur Wahrung der notwendigen therapeutischen Distanz ist es sinnvoll, dass sich Therapeut und Patienten mit **»Sie« und nicht mit »Du«** ansprechen. Wenn sich Teilnehmer gegenseitig mit Vornamen ansprechen und duzen, erleichtert dies oft den persönlichen Kontakt untereinander, falls dies therapeutisch erwünscht ist.

l) Vor Beginn einer Gruppentherapie müssen alle Teilnehmer eine gegenseitige **Schweigepflicht** – Erklärung gegenüber Außenstehenden unterzeichnen. Der Therapeut selbst steht sowohl in der Einzel- als auch in der Gruppentherapie gegenüber jedem Einzelnen und natürlich auch Außenstehenden unter Schweigepflicht.

m) Privater Kontakt des Gruppenleiters außerhalb des therapeutischen Settings führt zu **Rollenkonflikten** und sollte vermieden werden.

n) Bitte setzen Sie die **Übungen sehr individuell** ein. Nicht für jeden Patienten und jede psychotherapeutische Behandlung sind alle der genannten Übungen geeignet. Es ist sicherlich auch nicht wünschenswert, die Psychotherapie mit körper- und gefühlsorientierten Übungen zu »überfrachten« und dabei das kognitive und verhaltensorientierte Vorgehen zu kurz kommen zu lassen (siehe hierzu auch die Therapiematerialien).

Indikationen und Kontraindikationen

a) Nahezu alle der beschriebenen Übungen eignen sich für wachstumsfördernde Prozesse bei **psychisch stabilen Menschen** auch im Bereich von Selbsterfahrung und Weiterbildung.

b) Die beschriebenen Übungen wurden zwar überwiegend im Rahmen der **Erwachsenen-Therapie** entwickelt, viele Übungen können aber auch, teilweise etwas modifiziert, in der **Kinder- und Jugendtherapie** Anwendung finden (z. B. *Phantasiereise Traumland, Blind führen, Abklatschen, Rücken an Rücken, Winken, Elternvorstellung**, Gangarten**, Scheinwerfer**, Familie in Tieren** *usw.*).

c) Die überwiegende Zahl der Übungen eignet sich für alle Patienten mit **Selbstsicherheitsproblemen,** sozialen Ängsten und sozialen Defiziten unterschiedlicher Genese als Krankheitsursache oder Begleitsymptomatik. Für diese Patientengruppe wurden auch viele der Übungen speziell entwickelt (z. B. *Party, Laufsteg**).

d) Für die Arbeit mit **Hochbegabten** sind Übungen, die eine »Verbindung zwischen Kopf, Herz und Bauch« herstellen, besonders empfehlenswert (z. B. *Partner-Atmen, Gefühlskreis*).

e) Viele Übungen eignen sich auch für **Stotter-Patienten** zum Aufbau von Selbstsicherheit. Einige Übungen haben sich für die symptomorientierte Behandlung dieser Patientengruppe ganz besonders bewährt (z. B. *Atementspannung, Körperrhythmen**).

f) Patienten mit **psychosomatischen Reaktionen** profitieren in besonderem Maße von körper- und gefühlsorientierten Übungen.

g) Die Mehrzahl der Übungen ist auch für Patienten mit **Depressionen** leichter bis mittelschwerer Ausprägung geeignet, im Anschluss an kognitive und verhaltensorientierte Methoden und bei Bedarf auch bei begleitender medikamentöser Behandlung.

h) Für körperlich **missbrauchte Patienten** (Opfer von Gewaltanwendungen, sexuellen Grenzüberschreitungen, Vergewaltigungen usw.) sind besonders Übungen zum Abbau von Ängsten und zum Aufbau von Durchsetzungsverhalten indiziert. Alle Übungen, die mit Körperkontakt verbunden sind, haben für diese Patientengruppe einen erhöhten Schwierigkeitsgrad und sollten daher nur mit Vorsicht eingesetzt werden.

i) Patienten mit **Persönlichkeitsstörungen** sollten nur von spezialisierten Therapeuten möglichst mit den für die Störungen existierenden speziellen Therapieprogrammen behandelt werden. Einige der vorgestellten Übungen, für die ein geringer Schwierigkeitsgrad für narzisstisch gestörte und Borderline-Patienten angegeben wurde eignen sich auch für diese Patientengruppe.

j) Bei Patienten mit einer akuten **Psychose** oder psychotischen Episoden in der Vorgeschichte sind v. a. alle aufdeckenden, emotions- oder erregungsauslösenden Übungen kontraindiziert.

k) Bei bestimmten **organischen Erkrankungen** (z. B. des Herz-Kreislauf-Systems) ist bei Übungen zur Reizkonfrontation und körperlichen Aktivierung Vorsicht geboten. In diesen Fällen empfiehlt sich die Rücksprache mit dem behandelnden Arzt (z. B. *Indianertrab**, *Tanzchoreographie**).

Basisregeln für Gruppenleiter

a) Zum **Einstieg für Therapieanfänger** eignen sich eher die leichten bis mittelschweren Übungen (siehe Übersichten zu Beginn der einzelnen Kapitel) mit wortgetreuen Instruktionen (z. B. *Reise zu den Stärken, Genießen*).

b) Der Gruppenleiter sollte die Übungen, die er mit den Gruppenteilnehmern durchführt, möglichst vorher **»am eigenen Leib«** erlebt und ausprobiert haben. Dies kann im Rahmen der Selbsterfahrung, Weiterbildung, Supervision oder einer Intervisionsgruppe geschehen.

c) Der **Patient ist der Experte** für seine Person, der Therapeut ist nicht der Wissende, der dem Patienten seine Deutungen oder

Modelle überstülpt. Der Therapeut ist nur der Experte für sein Fach und die damit zusammenhängenden Methoden. Durch gezieltes Einsetzen dieser Methoden und Förderung der Selbsthilfekräfte des Patienten, einschließlich anamnestischer und therapeutischer Fragen, bringt er den Patienten selbst dahin, die notwendigen Zusammenhänge zu erkennen (z. B. *Gefühlstopf, Körperanalyse**).

d) Der Patient muss die **Freiheit** bekommen, auf die Übungen in seiner persönlichen Art und Weise reagieren zu können. Selten verhält er sich so, wie wir es erwarten. Mit seinen eigenen emotionalen Reaktionen (Ärger, Enttäuschung usw.) muss der Therapeut professionell umgehen und darf sie nicht auf den Patienten übertragen oder im Kontakt mit ihm ausagieren.

e) **Psychotherapie ist ein langfristiger Prozess** und darf nicht mit guten Ratschlägen verwechselt werden. Das Symptom des Patienten kann nicht durch Überredung oder Trösten beseitigt oder durch schnelle Heilsversprechungen »zum Schweigen gebracht« werden. »Tröstungen durch den Therapeuten erleichtern dem Patienten zwar eine Situation, sie greifen jedoch psychotherapeutisch zu kurz, weil sie ihn um eine Erfahrung bringen, nämlich um die Chance, eine schwierige Situation in der ganzen emotionalen Bandbreite und Tiefe durchstehen zu können.« (*Maaser* et al., 2002, S. 120)

f) **Gruppenkonflikte** treten in störungsspezifischen, zielorientierten und strukturierten Psychotherapiegruppen eher selten auf. »Im Unterschied zu einigen zieloffenen Verhaltenstherapiegruppen stellen manualorientierte störungsspezifische Gruppenkonzepte im Allgemeinen Rahmenbedingungen bereit (nämlich Ziel- und Methodentransparenz), die allen Beteiligten Sicherheit, Vertrauen und Zuversicht in eine klare Änderungsperspektive bieten und deshalb für ein kooperatives Arbeitsklima als wesentliche Voraussetzung gelten können.« (*Fiedler* 2005)

g) Bei Übungen, die mit **Körperkontakt** verbunden sind, möchte ich empfehlen, sorgfältig zu prüfen, inwieweit Berührungen und Körperkontakt zur ethischen Forderung einer klar abgegrenzten Patient-Therapeut-Beziehung passt. Dies ist insbesondere auch in der Einzeltherapie wichtig (z. B. *Nonverbales Kennenlernen, Streicheleinheiten*). Körperlicher Kontakt mit Patienten kann eine wichtige therapeutische Unterstützung sein, muss aber auch als reine therapeutische Intervention transparent gemacht werden. Wenn körperlicher Kontakt mit Patienten in Alltagsverhalten abgleiten oder gar persönliche Zuneigung zwischen Patient und Therapeut um ihrer selbst willen ausdrücken sollte, käme dies einem Missbrauch der Therapeutenrolle gleich. Möchte der Therapeut den Patienten anfassen, muss er deutlich machen, warum und wozu er das will.

h) Da bei einer Reihe der Übungen Erregung oder unangenehme Gefühle ausgelöst werden, ist es notwendig, dass der Gruppenleiter eigene **Kompetenzen im Umgang mit unangenehmen Gefühlen** besitzt und nicht selbst z. B. hilflos reagiert, wenn ein Patient zu weinen beginnt, oder ärgerlich, wenn ein Teilnehmer seinen Unmut äußert.

Methodische Hinweise

a) Wenn der Gruppenleiter selbst länger als etwa 5 bis 10 Min. spricht und erklärt, ist die Wahrscheinlichkeit groß, dass sich bei einzelnen Teilnehmern Langeweile oder aversive Erinnerungen an die Schulzeit einschleichen. Der Leiter selbst ist aktiv und angestrengt und denkt, es erginge den Teilnehmern ähnlich. Diese sind jedoch währenddessen nicht aktiviert, sondern in Ruhe- und Wartehaltung. Wenn Erklärungen zu lange dauern, driften passiv sitzende Teilnehmer allzu leicht ab und gehen in Trance. Der Gruppenleiter sollte daher unbedingt auf die **Begrenzung seiner Redezeit** achten.

b) Neues Verhalten prägt sich bei den Teilnehmern besser ein, wenn sie **selbst etwas herausfinden** und nicht Schritt für Schritt geführt werden.

c) Dem Therapeuten ist der Stoff vertraut, er hat ihn oft schon über Jahre hinweg vermittelt, deshalb beschleunigt er vielleicht von Sitzung zu Sitzung sein **Tempo**. Die Teilnehmer hören den

Stoff zum ersten Mal und brauchen Pausen, um ihn zu verstehen und zu verarbeiten. Deshalb sollten Therapeuten Pausen riskieren und einplanen.

d) **Kleingruppenarbeit entlastet den Leiter.** Sie ermöglicht ihm, den Prozess von außen zu betrachten und die notwendigen eigenen Denk-, Planungs- und Ruhepausen einzulegen. *Kleingruppenarbeit* (2 bis 4 Teilnehmer) ist meist effektiver als die Arbeit in der Großgruppe (8 bis 20 Teilnehmer), da der einzelne Teilnehmer mehr Verantwortung übernehmen kann, die Sprechhemmungen geringer sind, die Dominanz des Dozenten reduziert ist, Verständnislücken diskreter behandelt werden können und der soziale Kontakt stärker gefördert werden kann.

e) **Richtig oder falsch gibt es für die Teilnehmer nicht.** So wie jeder Einzelne eine Übung versteht, erlebt oder durchführt, ist es für ihn persönlich innerhalb seines Erlebnisspektrums in Ordnung. Dies kann immer wieder hervorgehoben werden, um die Ängste der Teilnehmer zu reduzieren und ihre Motivation zu erhöhen.

f) Ein gutes Lernklima kann durch eine gute Beziehung zwischen Gruppenleiter und Teilnehmer gefördert werden. Dazu gehört der **wertschätzende, liebevolle und wohlwollende Umgang** mit allem, was in der Gruppe geschieht, aber nicht Machtausübung oder abwertende Deutungen gegenüber Patienten. Auch mögliche Konflikte sind eine Chance für den Gruppenprozess. Diese können die Gruppenleiter natürlich an die Grenzen ihrer eigenen Belastbarkeit bringen – in diesen Fällen hilft manchmal nur noch der eigene Supervisor.

Fragebogen zum Lebenslauf (Kurzform)

Bitte füllen Sie die folgenden Fragen zur Vorbereitung auf das nächste Vorgespräch so vollständig wie möglich aus.
Sie erleichtern dadurch sich und Ihrem Therapeuten das Erkennen der Problemzusammenhänge.
Ihre Angaben werden streng vertraulich behandelt.

Name: .... Alter: ....

Familienstand: .... Beruf: ....

1. Problembeschreibung / Grund des Kommens

(erstes Auftreten und Verlauf bis heute):

Unter welchen Problemen und Symptomen leiden Sie ?

....

....

....

....

Waren Sie schon einmal bei Psychotherapeuten oder ähnlichen Einrichtungen? (Jahr/Dauer/Therapieform)

....

....

2. Lebensgeschichtliche Entwicklung

Bitte beschreiben Sie nun die wichtigsten angenehmen und unangenehmen Ereignisse Ihrer Lebensgeschichte:

Kindheit: ....

....

Görlitz, G. Körper und Gefühl in der Psychotherapie – Basisübungen.
Klett-Cotta. Reihe Leben Lernen, 120

Jugend:..

....

Erwachsenenalter:.................................

....

Wie war die Atmosphäre in Ihrer Herkunftsfamilie ?

....

Mutter: Alter bei Geburt:........ Beruf:....................
Bitte beschreiben Sie Persönlichkeit, Erziehungsstil und Ihre gegenseitige Beziehung während Ihrer Kindheit:

....

....

Welche Gefühle prägten Ihre Beziehung?

....

....

Was haben Sie von ihr gelernt?

....

....

Vater: Alter bei Geburt:........ Beruf:....................
Bitte beschreiben Sie Persönlichkeit, Erziehungsstil und Ihre gegenseitige Beziehung während Ihrer Kindheit:

....

....

Welche Gefühle prägten Ihre Beziehung?

....

....

Was haben Sie von ihm gelernt?

....

....

Geschwister: Name, Alter, Schule/Beruf, Beziehung

....

....

....

....

andere Bezugspersonen:..............................

....

Schulische Laufbahn:
Bitte zählen Sie alle Schulen, die Sie besucht haben, mit Angabe der entsprechenden Jahreszahlen auf:

....

....

Schul- oder Studienabschluss (Note): ....

....

Berufliche Laufbahn:
Bitte zählen Sie alle bisherigen Beschäftigungsverhältnisse mit Angabe der entsprechenden Jahreszahlen auf:

....

....

erlernter Beruf: ....

Partnerschaft (aktuelle):
Falls Sie in einer Partnerschaft leben, beschreiben Sie hier bitte kurz Ihre Partnerin / Ihren Partner: Persönlichkeit, Alter, Beruf sowie das, was Sie verbindet, Ihre sexuelle Beziehung sowie Ihre Konfliktthemen:

....

....

....

Partnerschaften (frühere):

....

....

Kinder: Name, Alter, Beziehung

....

....

....

Aktuelle Lebenssituation:
Wohnsituation:

....

Freizeit/Hobbys/körperliche Aktivitäten

....

Begabungen/Fähigkeiten/Interessen

heute: ....

früher: ....

Freunde/Bekannte (Vorname, Alter, Beruf, Gemeinsamkeiten, Dauer der Freundschaft)

....

....

....

....

....

....

Was gefällt Ihnen zur Zeit an Ihrem Leben?

....

....

....

Was möchten Sie an Ihrer Lebenssituation verändern?

....

....

3. Körperlicher Befund:

Krankheiten/Unfälle/Operationen usw.:

....

....

Ärztliche und psychologische Untersuchungen, Behandlungen und Befunde der vergangenen 5 Jahre:

....

....

Größe: ...... Gewicht: ...... Blutdruck: ...... Ruhepuls: .....

Schlaf: Std.: ...... von ...... bis ......

Medikamente: früher .... heute ....

Drogen: früher .... heute ....

Alkohol: früher .... heute ....

Zigaretten: früher .... heute ....

Kaffee/schwarzer Tee: früher .... heute ....

Wie sorgen Sie für Ihren Körper und wie halten Sie Ihren Körper fit?

früher: ....

heute: ....

4. Psychischer Befund:

Wie ist gewöhnlich Ihre Grundstimmung?

....

Beschreiben Sie kurz Ihre Persönlichkeit:

....

....

5. Verhaltensanalyse:

Was glauben Sie selbst, wie Ihre Probleme entstanden sind?

....

....

In welchen Situationen und unter welchen Bedingungen treten Ihre Probleme gehäuft auf?

....

....

In welchen Situationen und unter welchen Bedingungen lassen Ihre Beschwerden nach?

....

....

Welche Gefühle, Gedanken, Körperreaktionen und Verhaltensweisen sind für Sie typisch?

....

....

6. Diagnosen der behandelnden Ärzte:

Hausarzt: ....

Fachärzte: ....

7. Behandlungs-Wünsche und realisatische Therapie-Ziele:

a) kurzfristig: Behandlungs-Wünsche: ....

Therapie-Ziele: ....

b) mittelfristig: Behandlungs-Wünsche: ....

Therapie-Ziele: ....

c) langfristig: Behandlungs-Wünsche: ....

Therapie-Ziele: ....

8. Selbsthilfemöglichkeiten:

Wie helfen Sie sich bisher?

....

....

Wer unterstützt Sie?

....

9. Welche zusätzlichen Informationen erscheinen Ihnen noch wichtig?

....

....

Bitte zählen Sie hier noch alle zusätzlichen Informationen, auch zu Tabuthemen wie familiäre Geheimnisse, Erkrankungen, Sexualität, familiäre Belastungen usw. auf, die als direkte oder indirekte Ursache für Ihre Beschwerden in Frage kommen.

....

....

Wie fühlen Sie sich jetzt nach dem Ausfüllen dieses Bogens?

....

....

....

(Langform siehe Görlitz in Keil-Kuri, 1999)

2. Psychotherapie – Information für Patienten

Ebenso wie alle anderen Informationen in diesem Band eignen sich die folgenden Patienten-Informationen und der Brief zur Weitergabe an Patienten, die sich vor Behandlungsbeginn eine genauere Vorstellung von Psychotherapie machen wollen.

Was ist Psychotherapie?

In der Psychotherapie sucht eine Person, die sich selbst nicht mehr zu helfen weiß, eine fachliche Unterstützung von einem Psychotherapeuten. Ein Psychotherapeut stellt sich mit seinem Fachwissen dem Patienten zur Verfügung. Im Mittelpunkt des therapeutischen Geschehens steht der Patient mit seinen Symptomen und Therapiezielen, nicht die persönlichen Probleme des Therapeuten. Diese einseitige Fokusierung auf den Patienten ist ein wesentliches Unterscheidungsmerkmal zwischen alltäglicher und therapeutischer Beziehung. Das Ziel ist die Reduzierung der Symptome des Patienten und eine Verbesserung seiner Lebenssituation. Dabei werden mit fachlicher Unterstützung sowohl die Ursachen der Probleme als auch die aktuellen Auslösebedingungen untersucht. Das Behandlungsziel und die psychotherapeutischen Methoden hängen einerseits von der Ausbildung (methodischen Ausrichtung) des Therapeuten, andererseits von der individuellen Symptomatik, den Ausgangsbedingungen und der Lebenssituation des Patienten ab.

Bei einem ersten Informationsgespräch werden folgende Bereiche abgeklärt:

- *ob Psychotherapie indiziert ist*
- *ob der Therapeut diese spezielle Störung behandeln kann*
- *ob die Beziehung zwischen Patient und Therapeut tragfähig ist*
- *ob der Patient auch bereit ist, längere Zeit an seinem Problem regelmäßig zu arbeiten*
- *ob die Lebenssituation des Patienten eine Veränderung zulässt*

Wenn diese Fragen geklärt sind, folgen weitere diagnostische Befragungs-Sitzungen, sogenannte *Probatorische Sitzungen*, die zur Formulierung gemeinsamer Behandlungsziele führen.
Eine psychotherapeutische Kurzzeittherapie dauert durchschnittlich ein Jahr, eine Langzeittherapie etwa zwei Jahre.

Was ist Verhaltenstherapie?

Verhaltenstherapie ist eine bei vielen Störungen sehr wirksame Methode der Psychotherapie. Ergebnisse der *wissenschaftlichen Psychologie* an Hochschulen und Forschungseinrichtungen werden zur Entwicklung verhaltenstherapeutischer Methoden verwendet. Verhaltenstherapie ist inzwischen zu einem zentralen Bereich der Klinischen Psychologie geworden.
Der *Begriff* »VERHALTENs«-Therapie führt jedoch häufig zu Verwirrung, da er fälschlicherweise die Vermutung nahe legt, es würde sich um eine oberflächliche Behandlung des menschlichen Verhaltens handeln, bei der die Ursachen der Störung vernachlässigt würden. Im Gegensatz dazu geht jedoch die Verhaltenstherapie, in Übereinstimmung mit der *wissenschaftlichen Psychologie*, davon aus, dass man unter Verhalten das ständige Zusammenspiel folgender Ebenen in konkreten Lebenslagen versteht:

1. *der körperlichen Ebene,*
2. *der gedanklichen oder kognitiven Ebene,*
3. *der emotionalen Ebene,*
4. *der motorischen oder Verhaltensebene.*

In diesem *Modell* werden mehrere Ebenen des Verhaltens und deren Wechselbeziehungen betrachtet. Die lebensgeschichtlichen Bedingungen sind dabei ebenso zu berücksichtigen wie die aktuelle Lebenssituation. Der Therapeut sollte dieser Komplexität menschlichen Verhaltens und psychischer Störungen gerecht werden.
Verschiedene Autoren schlagen daher vor, die Bezeichnung Verhaltenstherapie zu ersetzen, z. B. durch den Begriff *Wissenschaftliche Psychotherapie* oder *Allgemeine Psychotherapie oder Psychologische Psychotherapie* (vgl. *Grawe* 1998)
Verhaltenstherapie ist auf den einzelnen Menschen ausgerichtet, da jeder Mensch eine ganz persönliche Lebensgeschichte mit-

bringt, unterschiedliche Fähigkeiten und Stärken hat und individuellen Umwelteinflüssen ausgesetzt ist. Es gibt kein routinemäßiges, mechanisches Vorgehen in der Verhaltenstherapie. Verhaltenstherapie geht schrittweise vor, sie ist für den Patienten durchschaubar und einsichtig und sie aktiviert den Patienten.

Verhaltenstherapie respektiert die Eigenart des Menschen und den Grundsatz, dass keine Psychotherapie zu einem Experiment mit Menschen werden darf. Es dürfen nur Methoden angewandt werden, deren Wirksamkeit überprüft ist. Sie folgt dem Prinzip des minimalen Eingriffs, das besagt, dass in das Leben und die Persönlichkeit nur so weit eingegriffen werden darf, wie es unbedingt nötig ist, um den Menschen von seelischen Krankheiten und Störungen zu befreien

Verhaltenstherapie bei Erwachsenen, Kindern und Jugendlichen wird von Diplompsychologen mit einem abgeschlossenen Universitätsstudium in Psychologie oder Ärzten mit einem abgeschlossenen Medizinstudium und einer jeweils anschließenden drei- bis fünfjährigen Weiterbildung in Verhaltenstherapie an einem dafür anerkannten Ausbildungsinstitut durchgeführt.

Im Rahmen einer verhaltenstherapeutischen Behandlung werden häufig verschiedene *Bezugspersonen* einbestellt und *Übungen* in und auch außerhalb der Therapieräume sowie *Hausbesuche* durchgeführt. Verhaltenstherapie findet in Einzeltherapie, in einigen Fällen auch mit begleitender Gruppentherapie statt. Verschiedene Fragebögen und Testuntersuchungen sind Bestandteil der verhaltensanalytischen Untersuchung.

Fiedler (2005) hat Basismodule einer phänomen- und störungsspezifischen Verhaltenstherapie zusammengestellt, die aus folgenden Elementen bestehen:

1. **Patientenschulung**
   Information und Aufklärung der Patienten über
   Störung
   Ätiologie
   Bedingungswissen
   Behandlungsmöglichkeiten

2. **Problemaktualisierung/-bewältigung**
   Instruktion und direkte Unterweisung der Patienten in
   Problembewältigung
   Aktivierung persönlicher Ressourcen

3. **Selbstmanagement**
   Selbstbeobachtung
   Selbstkontrolle
   Selbstevaluation
   Anleitung der Patienten zum eigenen Therapeuten

4. **Aktivierung sozialer Ressourcen**
   Schulung und Unterweisung von Angehörigen
   soziale Unterstützung
   Netzwerkintervention
   Selbsthilfegruppen
   Einbeziehung von Experten

5. **Transfersicherung**
   Schulung und Unterweisung von Patienten und evtl.
   der Bezugspersonen
   in Rückfall-Ursachen und
   in Rückfall-Vermeidung

Diese Behandlungsbausteine können als Gerüst bei der Therapieplanung in der modernen Verhaltenstherapie dienen.

Zum Schluss: Brief an zukünftige Patienten

Da Patienten ihre psychotherapeutischen Erfahrungen sehr viel erlebnisorientierter darstellen können, als dies die psychotherapeutische Fachsprache vermag, habe ich aus verschiedenen Abschlussberichten und Briefen den folgenden anonymisierten Brief ausgewählt.

Meine verhaltenstherapeutische Psychotherapie

Es war ganz anders, als ich dachte:
*Ich fand keine **Ärztin**, die mir ein schnell wirksames Medikament wusste, keine **Zauberin**, die zaubern konnte, oder eine **Mutter**, die mich getröstet hätte, keine **Pfarrerin**, die mir das Heil vom Himmel versprach, oder eine **Lehrerin**, die dozierte. Meine Therapeutin war auch keine **Richterin**, die mir Recht gab und meine Eltern oder andere schuldig sprach, keine **Beraterin**, die schnell wirksame Ratschläge parat hatte, keine **Freundin**, die mir ebenso viel von sich erzählte, wie ich ihr. **Nein, das war sie alles nicht!** Sie war meine **fachkundige Begleiterin**, die mir klarmachen konnte, dass ich alleine die Expertin für die einzigartigen, schwachen und starken Teile meiner Persönlichkeit bin. Sie half mir, mein Leben wieder selbst in die Hand zu nehmen und Bewältigungsmöglichkeiten für meine Probleme einzuüben. Gerne hätte ich mehr Nähe gehabt, oder auch privaten Kontakt, aber darauf ließ sie sich nicht ein, das war manchmal schmerzlich und ärgerlich, aber heute weiß ich, es war gut so. Ich habe mich abgenabelt. **Ich brauche sie nicht mehr, denn ich weiß jetzt, nach zwei Jahren,** wie ich mir selbst helfen kann.*
Ich versuche dir nun, so gut wie es eben geht, zu sagen, wie ich die verhaltenstherapeutische Psychotherapie erlebt habe, aber denke daran, dass auch du einzigartig bist, ebenso wie es auch deine persönliche Therapie sein wird.
*Du kommst mit einem bestimmten **Problem** zu einer Therapeutin oder einem Therapeuten. Wenn es dir so schlecht geht, dass du es fast nicht mehr aushältst, kümmerst du dich wahrscheinlich selbst*

darum, einen Therapeuten zu finden, mit dem du gut zurechtkommst. Es kann auch sein, dass dir dein Arzt einen Therapeuten empfiehlt.

Bei deinem Therapeuten hast du zunächst ein paar **Vorgespräche** *zum Beschnuppern. Während dieser Zeit füllst du Fragebögen aus, die dann besprochen werden. Manchmal werden auch verschiedene Tests durchgeführt. Wenn ihr euch versteht und gleich ein Therapieplatz frei ist, dann musst du noch ein bisschen warten, bis die Krankenkasse deine Therapie genehmigt hat.*

Manche Psychotherapeuten haben aber auch eine längere **Wartezeit**, *bis die Therapie endlich beginnen kann. Für die Wartezeit bekommst du meist ein paar Aufgaben oder Selbstbeobachtungsbögen, damit du dich schon mal mit der Therapiearbeit vertraut machen kannst, denn in der Tat, Psychotherapie ist manchmal ganz schön viel Arbeit an sich selbst. Ich kann dir aber nur bestätigen, dass es sich lohnt, an sich zu arbeiten. Du lebst hinterher leichter, freier, müheloser und hast mehr Freude am Leben.*

Meine Therapeutin hat mir erklärt, dass **Psychotherapie ein langfristiger Prozess** *ist. Seelische Probleme und Psychotherapie ist nicht vergleichbar mit Kopfschmerzen, die durch ein Medikament schnell verfliegen.*

Seelische Probleme haben meist viele verschiedene **Ursachen** *und eine lange Geschichte, die bis zurück in die Kindheit reicht. Diese Ursachen, die zu deinen Problemen geführt haben oder heute noch dein Problem aufrechterhalten, werden im Rahmen der Therapie herausgefunden und bearbeitet. Die Ursachen werden wirksam angegangen (durch Übungen, Aufschreiben, alte Fotos, therapeutische Briefe, Aufmalen, Rollenspiele, Besinnungsübungen, Körperübungen, verschiedene Therapiematerialien, Erarbeitung von neuen Lösungen, Suche nach deinen Talenten und Begabungen, Blick auf die hilfreichen und positiven Seiten deines Lebens usw.). Es kann sein, dass du auch ab und zu Mitglieder deiner früheren und heutigen Familie mitbringst, dass dein Therapeut einen Hausbesuch macht oder Übungen mit dir in der Stadt.*

Wie ich schon sagte, glaube ich fest daran, dass jede Therapie etwas ganz Persönliches ist. Ich kann dir daher nur ganz allgemein sagen, dass das **Ziel der Therapie** *darin besteht, dass du mit deinem Therapeuten gemeinsam Lösungen suchst, damit du dein Leben in Zu-*

kunft zufriedener und unbelasteter so fortsetzen kannst, dass dein Problem entweder verschwindet oder du lernst, besser mit deinem Problem umzugehen. Das heißt, dass wieder neue Energien frei werden, die vorher durch das Problem aufgefressen wurden. In der Verhaltenstherapie werden die ***Probleme ziemlich direkt*** *angegangen, ohne große Seelenwäsche und ohne unnötig lange in deiner Vergangenheit rumzuackern. Natürlich beschäftigst du dich auch mit der Vergangenheit und deiner Lebensgeschichte. Die Fragestellungen heißen z. B.:*

Was hat zu meinem Problem geführt?
Was führt heute noch dazu, dass das Problem besteht?
Wie kann ich mich von Belastungen aus meiner Lebensgeschichte befreien?
Wie kann ich mein Leben selbstverantwortlich in die Hand nehmen?

Du beschäftigst dich z. B. mit den Sätzen deiner Eltern, die heute immer noch dein Leben belasten. Meine Sätze, die meines Vaters, die mir das Leben schwer gemacht hatten waren z. B: »Aus dir wird nie etwas, Ohne mich wärst du ein Nichts, Erst denken, dann reden« usw. Ich habe gelernt, mich von diesen Sätzen zu verabschieden und mich nicht mehr selbst so abzuwerten, sondern häufiger zu ermutigen. Mich hat sehr erstaunt, dass meinen Eltern keine Schuld gegeben wurde. Meine Therapeutin sagte immer »nahezu alle Eltern versuchen ihren Kindern das Beste zu geben«. Ich hatte so einen Hass auf meine Eltern und war erstaunt, dass er sich durch eine andere Sichtweise ihrer eigenen Situation, durch Gefühls- und Körperübungen, meine therapeutischen Briefe, Rollenspiele, Veränderung der Kommunikation und durch sogenanntes ***»beziehungserhaltendes Vorgehen«*** *meiner Therapeutin stark abgebaut hat. Heute kann ich wieder mit ihnen reden, ohne gleich auf 180 sein zu müssen.*

Das war nur ein ganz grober Überblick, der Versuch, meine zweijährige Psychotherapie kurz zusammenzufassen. Lass dich selbst darauf ein, du kannst nichts verlieren, nur gewinnen! Ich hoffe, ich konnte dir ein wenig Mut machen.

Deine Ingrid

Alphabetisches Gesamtverzeichnis der *Übungen* Basis-Band (1) und Aufbauband (2)

Alphabetisches Gesamtverzeichnis der *Therapiematerialien* Basis-Band (1) und Aufbau-Band (2)

Literatur

Bandler, R.; Grinder, J. (2001). Neue Wege der Kurzzeittherapie. Junfermann. Paderborn

Bernstein, D. A.; Borkovec, T. D. (2007). Entspannungstraining. 12. Aufl. Klett-Cotta. Stuttgart

Birbaumer, N.; Schmidt, R. F. (2005). Biologische Psychologie. Lehrbuch. Springer. Berlin

Boal, A. (1989). Theater der Unterdrückten. Frankfurt a.M.

Boeckmann, K.; Heymen, N. (2005). Fachwissen vermitteln - aber ohne Schulmeisterei. Schneider. Hohengehren

Bommert, C. (2010). Körperorientierte Psychotherapie nach sexueller Gewalt. Beltz. Psychologie Verlags Union. Weinheim

Consbruch, K. & Stangier, U. (2010). Ratgeber Soziale Phobie. Hogrefe. Göttingen

Clement, U.; Löwe, B. (1996). Fragebogen zum Körperbild (FKB-20). Hogrefe. Göttingen

Damasio, A.R. (2002). Ich fühle also bin ich. Econ Ullstein List. München

Derra, C. (2017). Progressive Relaxation. Springer. Heidelberg, Berlin

Diener, E. & Biswas-Diener, R. (2008). Happiness: Unlocking the Mysteries of Psychological Wealth. Blackwell Publishing. Boston

Disse, O. (2004). Wie Körpertherapie im Rahmen kognitiver Verhaltenstherapie stattfinden kann. In: Zeitschrift Psychotherapie. Bd.9, Heft 2. (S. 219-229). CIP-Medien. München

Deutsche Gesellschaft für Verhaltenstherapie (1996). Verhaltenstherapie und Körperarbeit. In: Verhaltenstherapie u. Psychosoziale Praxis (2/96) dgvt. Tübingen

Downing, G. (2000). Körper und Wort in der Psychotherapie. Kösel. München

Ehring, Th. & Ehlers, A. (2018). Ratgeber Trauma und Posttraumatische Belastungsstörung. Hogrefe. Göttingen

Ellis, A. (1977). Die rational-emotive Therapie. Das innere Selbstgespräch bei seelischen Problemen und seine Veränderung. Pfeiffer. München (Neuausgabe 1994 unter dem Titel »Grundlagen und Methoden der Rational-Emotiven Verhaltenstherapie«. Klett-Cotta. Stuttgart

Ernst, H. (1997). Wer ist glücklich? In: Zeitschrift Psychologie heute. 3.97, S. 21-27. Beltz. Weinheim

Feldenkrais, M. (2004). Bewußtheit durch Bewegung. Der aufrechte Gang. Suhrkamp. Frankfurt a. M.

Fiedler, P. (2005). Verhaltenstherapie in und mit Gruppen. Beltz. Psychologie Verlagsunion. Weinheim

Franke, A.; Möller, H. (1993). Psychologisches Programm zur Gesundheitsförderung. Quintessenz. München

Freyberger, H. J.; Stieglitz, R.-D. (2002). Kompendium der Psychiatrie und Psychotherapie. Karger. Basel

Görlitz, G. (1993/1999). Fragebogen zum Lebenslauf. In: Keil-Kuri, E.; Görlitz, G. Vom Erstinterview zum Kassenantrag. Gustav Fischer. Ulm

Görlitz, G. (2019). Körper und Gefühl in der Psychotherapie – Aufbauübungen. 6. Aufl. Klett-Cotta. Stuttgart

Görlitz, G. (2021). Psychotherapie für Kinder und Jugendliche – Erlebnisorientierte Übungen und Materialien. 9. Aufl. Klett-Cotta. Stuttgart

Görlitz, G. (2022). Selbsthilfe bei Depression. 8. Aufl. Klett-Cotta. Stuttgart

Görlitz, G. (2023). Psychotherapie für Kinder und Familien – Übungen und Materialien für die Arbeit mit Eltern und Bezugspersonen. 7. Aufl. Klett-Cotta. Stuttgart

Görlitz, G. & Bachetzky, N. (2022). Selbsthilfe bei Ängsten. Klett-Cotta. Stuttgart

Grawe, K. (2004). Neuropsychotherapie. Hogrefe. Göttingen

Grawe, K.; Donati R.; Bernauer F. (1994). Psychotherapie im Wandel. Von der Konfession zur Profession. Hogrefe. Göttingen

Grawe, K. (1998) Psychologische Therapie. Hogrefe. Göttingen

Greenberg, L. S. und Safran, J. D. (1987). Emotion in psychotherapy: Affect, cognition and the process of change. Guilford. New York

Greenberg, L. S. (2006). Emotionsfokussierte Therapie. DGTV-Verlag. Tübingen

Hand, J. (1986). Verhaltenstherapie und kognitive Therapie in der Psychiatrie. In: Kisker, H. et al. Psychiatrie der Gegenwart; Band 1. Springer. Berlin

Hanisch, E.; Ferstl, R. (1993). Düfte als Stimuli für angenehme Erlebnisse. In: Zeitschrift Verhaltenstherapie 1993/3. Basel-München. S. 198–206

Hautzinger, M. (2010). Akute Depression. Hogrefe. Göttingen

Hayes, C.S.; Folette, V:M.; Linehan, M. (2004). Mindfulness and Acceptance. Guilford Press. New York

Herrmann, I. & Auszra, L. (2021). Emotionsfokussoierte Therapie. Hogrefe. Göttingen

Hinsch, R. & Pfingsten, U. (2006). Gruppentraining sozialer Kompetenz. BeltzPVU. Weinheim

Hippler, B. (1994). Angst- und Panikstörungen. In: Sulz, S.K.D. (Hrsg). Das Therapiebuch. CIP- Medien. München

Hippler, B. u. Görlitz, G. (2001). Selbsterfahrung in der Gruppe. Person- und patientenorientierte Übungen. Klett-Cotta. Stuttgart

Hoffmann, N. (1990). Verhaltenstherapie und kognitive Verfahren. Was sie kann, wie sie wirkt und wem sie hilft. PAL Verlagsgesellschaft. Mannheim

ICD-10. (2005). Internationale Klassifikation psychischer Störungen. Huber. Bern

ICD-11 (2022) https://de.wikipedia.org 10.2022

Jacobson, E. (2006). Entspannung als Therapie. 6. Aufl. Klett-Cotta. Stuttgart

Kabat-Zinn, J. (1990). Full Catastrophy Living. Delacorte Press

Kanfer, F. H.; Reinecker, H.; Schmelzer, D. (2004). Selbstmanagement-therapie. 2. überarbeitete Auflage. Springer-Verlag. Berlin-Heidelberg

KBV (2020). Formulare in der ambulanten psychotherapeutischen Versorgung. www.kbv.de

Klinkenberg, N. (2007). Achtsamkeit in der Körperverhaltenstherapie. Klett-Cotta. Stuttgart

Langenscheidt, S.& G. (1994). Liebe das Leben. Heyne. München

Langlotz-Weis, M. (Hrsg.) (2002). Die Verhaltenstherapie und der Körper – Eine Beziehung mit Zukunft? Zeitschrift Praxis Klinische Verhaltensmedizin und Rehabilitation. Pabst Science Publishers. Heft 59. Lengerich, Berlin

Lausberg, H. (2021). Der Körper in der Psychotherapie. Kohlhammer. Stuttgart

Lazarus, A. (2006). Innenbilder. Imagination in der Therapie und als Selbsthilfe. 4. Aufl. Klett-Cotta. Stuttgart

LeDoux, J. (2001). Das Netz der Gefühle. Hanser. Dtv

Linehan, M. (1996). Dialektisch-Behaviorale Therapie der Borderline-Persönlichkeitsstörung. CIP-Medien. München

Lühr, K. & Zens, C. (2021). Therapie-Tools Posttraumatische Belastungsstörung. Beltz. Weinheim

Lukoschik, A. Bauer, E. (1993). Die richtige Körpertherapie. Ein Wegweiser durch westliche und östliche Methoden. Goldmann. München

Lutz, R. (2009). Gesundheit und Genuß. Euthyme Grundlagen der Verhaltenstherapie. In Margraf, J. (Hrsg.). Lehrbuch der Verhaltenstherapie. Band 1: Grundlagen. Springer. Heidelberg

Maaser, R.; Besuden, F.; Bleichner, F.; Schüfi, R. (2002). Theorie und Methoden der körperbezogenen Psychotherapie. Kohlhammer. Stuttgart

Margraf, J. und Schneider, S. (1989/2006). Panik. Angstanfälle und ihre Behandlung. Springer-Verlag. Berlin

Maurer, Y. (1993). Körperzentrierte Psychotherapie. Hippokrates. Stuttgart

Michalak, J. & Heidenreich, T. (2021). Achtsamkeit. Hogrefe. Göttingen

Müßigbrodt, H.; Kleinschmidt, S.; Schürmann, A.; Freyberger, H. J.; Dilling, H. (2006). Psychische Störungen in der Praxis. Huber. Bern

Nuber, U. (1997). Body Bilder. In: Psychologie heute. 9.97. (21–27). Beltz. Weinheim

Oerter, R.; Montada, L. (1995). Entwicklungspsychologie. Ein Lehrbuch. Beltz. Psychologie Verlags Union. Weinheim

Oerter,R. & Montada, L. (Hrsg.) (2002). Entwicklungspsychologie. 5. vollst. überarb. Aufl. Weinheim. Beltz. PVU

Pauli, P.; Rau, H.; Birbaumer, N.; Biologische Grundlagen der Verhaltenstherapie. In: Margraf, J. (Hrsg.). (2000). Lehrbuch der Verhaltenstherapie. Band 1: Grundlagen. Springer. Berlin

Reinecker, H. (2005). Grundlagen der Verhaltenstherapie. Beltz. Psychologie VerlagsUnion. Weinheim

Revenstorf, D. (1996). Verhaltenstherapie und andere Therapieformen. In: Margraf, J. (Hrsg.). Lehrbuch der Verhaltenstherapie. Band 1: Grundlagen. Springer. Berlin

Röhricht, F. (2000). Körperorientierte Psychotherapie psychischer Störungen. Hogrefe. Göttingen

Rösler, H.-D.; Szewczyk, H.; Wildgrube, K. (1996). Medizinische Psychologie. Spektrum Lehrbuch. Spektrum Akademischer Verlag. Heidelberg

Sammer, U. (2017). Entspannung erfolgreich vermitteln. 7. Aufl. Klett-Cotta. Stuttgart

Schaub, A.; Roth, E.; Goldmann, U. (2006). Kognitiv psychoedukative Therapie zur Bewältigung von Depressionen. Hogrefe. Göttingen

Schubert, A. (1996). Das Körperbild in der Verhaltenstherapie. In: Verhaltenstherapie u. Psychosoziale Praxis (2/96) dgvt. Tübingen (203 – 215)

Stevens, J.O. (1977). Die Kunst der Wahrnehmung. Übungen der Gestalttherapie. Chr. Kaiser Verlag. München

Sulz, S. K. D. u. Lenz, G. (Hrsg.) (2000). Von der Kognition zur Emotion. Psychotherapie mit Gefühlen. CIP-Medien. München

Sulz, S. K. D.; Schrenker, L.; Schricker, C. (Hrsg.). (2005). Die Psychotherapie entdeckt den Körper. CIP-Medien. München.

Traue, H. C. (1998). Emotion und Gesundheit. Spektrum. Akademischer Verlag. Heidelberg

Traue, H. C. u. Deighton, R. M. (2000). Emotionale Hemmung. In: Sulz und Lenz (2000). CIP-Medien. München. S. 149 – 171

Ullrich R.; de Muynck R. (2003). ATP 2. Einübung von Selbstvertrauen. Leben lernen 122. Klett-Cotta. Stuttgart

Vocks, S. & Legenbauer, T. (2010). Körperbildtherapie bei Anorexia und Bulimia Nervosa. Hogrefe. Göttingen

Wagner-Link, A. (2010). Verhaltenstraining zur Streßbewältigung. Klett-Cotta. Stuttgart

Wannenmüller, A. & Margraf, J. (2022). Ratgeber Phobische Störungen. Hogrefe. Göttingen

Weitzman, B. (1979). Entspannung. In: Goldfried, M. R. u. Davidson, G. G. Klinische Verhaltenstherapie. Springer. Berlin

Wendlandt, W. (2005). Entspannung im Alltag. Ein Trainingsbuch. Beltz. Weinheim

Wildman, F. (2002). Feldenkrais. Übungen für jeden Tag. Frankfurt a. M.

Wlazlo, Z. (1995). Soziale Phobie. Karger. Basel

Yalom, I. D. (2019). Theorie und Praxis der Gruppenpsychotherapie. Ein Lehrbuch. 13. Aufl. Klett-Cotta. Stuttgart

Zimbardo, Ph. G.; Gerrig, J. (2016). Psychologie. 16. Auflage Pearson Studium, München